D1920616

Der Autor über sein Buch:

Aus Verpflichtungssätzen folgen entsprechende Imperative nicht, wie Hare annimmt, logisch, sondern auf andere („katapragmatische"), formal nicht erfaßbare Art. Doch folgen aus ihnen auch „ich will"-Sätze, und zwar auf eine („Mooresche" oder „pragmatische") Art, die einer formalen Behandlung in „Kalkülen der Behauptbarkeit" zugänglich ist. Das legt den Versuch nahe, mit Hilfe pragmatisch-semantischer Kombinationstests die verschiedenartigen Implikate moralischer Verpflichtungssätze herauszufinden und in die Konstruktion einer formalen Verpflichtungssatz-Paraphrase einzubringen. Dieses Verfahren erlaubt erstmals detaillierte Einblicke in die Binnenstruktur des Verpflichtungsbegriffs; die Deutung moralischer Verpflichtungssätze als Verbindungen subjektiv verifizierbarer Wollensprinzipien mit Tatsachensätzen; den Nachweis, daß bestimmte Versionen der „Goldenen Regel" analytisch wahr sind.

Professor Dr. phil. Hans-Ulrich Hoche, geb. 1932, lehrt Philosophie an der Ruhr-Universität Bochum. Buchveröffentlichungen: Nichtempirische Erkenntnis. Analytische und synthetische Urteile a priori bei Kant und bei Husserl (1964); Handlung, Bewußtsein und Leib. Vorstudien zu einer rein noematischen Phänomenologie (Alber 1973); Analytische Philosophie (mit Werner Strube, Alber 1985); Einführung in das sprachanalytische Philosophieren (1990).

Hans-Ulrich Hoche

Elemente einer Anatomie der Verpflichtung

Alber-*Reihe*
Praktische Philosophie

Unter Mitarbeit von
Norbert Hoerster, Reinhart Maurer,
Manfred Riedel, Robert Spaemann
und Meinolf Wewel

herausgegeben von
Günther Bien, Karl-Heinz Nusser
und Annemarie Pieper

Band 44

Hans-Ulrich Hoche

Elemente einer Anatomie der Verpflichtung

Pragmatisch-wollenslogische Grundlegung einer Theorie des moralischen Argumentierens

Verlag Karl Alber Freiburg / München

Die Deutsche Bibliothek – CIP-Einheitsaufnahme

Hoche, Hans-Ulrich:
Elemente einer Anatomie der Verpflichtung: pragmatisch-wollenslogische Grundlegung einer Theorie des moralischen Argumentierens / Hans-Ulrich Hoche. – Freiburg (Breisgau) ; München: Alber, 1992
(Reihe: Praktische Philosophie; 44)
ISBN 3-495-47740-3
NE: GT

Gedruckt auf alterungsbeständigem Papier (säurefrei)
Printed on acid-free paper

Satz und Druck: Presse-Druck Augsburg
Gedruckt mit Unterstützung
der Deutschen Forschungsgemeinschaft
ISBN 3-495-47740-3

Für meinen Enkel Mathias

Inhalt

Vorwort

„Moral predigen ist leicht, Moral begründen schwer", zitiert Arthur Schopenhauer 1840 – nicht ganz wörtlich – sich selbst. „Moral predigen ist schwer, Moral begründen unmöglich", widerspricht ihm neunzig Jahre danach Ludwig Wittgenstein. „Moral predigen ist sinnlos, Moral begründen unmöglich", wandelt nach weiteren vierzig Jahren Günther Patzig dieses Diktum abermals ab – wenn auch nur als Ausdruck der herrschenden Meinung unserer siebziger Jahre, von der er sich, was den zweiten Halbsatz angeht, sogleich distanziert.[1]
Ob es nun leicht, oder schwer, oder sinnlos ist, andere Menschen Moral – oder ‚Mores' – zu lehren, muß hier dahingestellt bleiben. Die Erfahrung zeigt jedenfalls, daß die Moral der Klugheit oder dem, was man von Fall zu Fall dafür hält, fast immer nachgibt, wenn sie mit ihr in Konflikt zu geraten droht. Überdies ist Moral-Predigen kein Geschäft des Moralphilosophen; sein Einfluß auf die Sittlichkeit – private und öffentliche – braucht nicht gleich Null zu sein, ist aber von subtilerer Art.
Hinsichtlich des Moral-Begründens kann ich dagegen ohne jedes Zögern Partei ergreifen: Hier hat der sonst so scharfsinnige Wittgenstein meiner Ansicht nach Unrecht: Moral begründen ist *möglich* – wenn auch nicht so, wie Patzig optimistischerweise annimmt[2] –, und es ist ganz gewiß *schwer*.

---

1 Schopenhauer 1840: 143; vgl. 1836: 336; Wittgenstein 1930; Patzig 1971: 3.

2 Nämlich nicht als „eine allgemeingültige Begründung moralischer Normen": ebd.

Wie *groß* das Ausmaß dieser Schwierigkeit ist, wird ein Leser der folgenden „Elemente einer Anatomie der Verpflichtung“ schon beim flüchtigen Durchblättern merken. Daß jedoch die Begründung moralischer Normen – in der hier durchgehaltenen Beschränkung auf deontische Urteile, das soll heißen: Urteile über das Bestehen einer moralischen Verpflichtung – trotz dieser Schwierigkeit *möglich* ist, davon wird man sich nur dann überzeugen können, wenn man sich auf die zahlreichen und teilweise sicherlich ungewohnten Argumente, die ich hier zur Diskussion stellen werde, ohne Vorurteile, mit Sorgfalt und unter Berufung auf seine jeweils eigene Phantasie- und Idiolekt-Kompetenz[3] wirklich einläßt.

Aufgrund einer – als pragmatisch-wollenslogisch zu charakterisierenden – Analyse des Verpflichtungsbegriffs, die meines Wissens zum erstenmal systematisch darauf abzielt, die komplexe Binnenstruktur dieses Begriffes Schritt für Schritt zu entfalten, werde ich im folgenden zu zeigen versuchen, daß sich singuläre Verpflichtungsurteile – Urteile über das Bestehen einer individuell bestimmten moralischen Verpflichtung – aus subjektiv begründbaren Wollensprinzipien und objektiv begründbaren Tatsachenurteilen konjunktiv zusammensetzen, also elementar ableiten lassen.[4]

---

[3] Vgl. zu dieser wichtigsten Voraussetzung sprachanalytischen Philosophierens bes. Hoche 1985 a: 109-113, 145-147; 1990: 141 f., 146 Anm. 429.

[4] Wer deswegen annehmen sollte, ich verstieße gegen ‚Humes Gesetz‘, daß sich „ought“-Sätze nicht aus Tatsachensätzen ableiten lassen, würde das Wesen singulärer und universeller „ich will“-Sätze gründlich verkennen; s. u. 3.11. Und wer aus diesen Worten (und dem ganzen Buch) entnehmen zu dürfen meint, hier werde der Begriff der moralischen Verpflichtung nicht analysiert, sondern umgedeutet und die moralische Verpflichtung selbst geleugnet, der begeht einen ganz analogen Fehler wie jene, die immer noch glauben, Hume habe die Ereignis-Kausalität nicht begrifflich zu klären versucht, sondern bezweifelt oder bestritten (vgl. Hoche 1985 a: 88-90; 1990: 185 f.).

Die pragmatisch-wollenslogische Analyse des Verpflichtungsbegriffes erlaubt es weiter, das uralte und in fast allen Kulturen und Religionen in vielfachen Varianten anzutreffende Moralprinzip der Goldenen Regel im Anschluß an seine altgriechische Fassung als einen deontischen Satz zu rekonstruieren, der im Begriff der moralischen Verpflichtung analytisch beschlossen liegt, also elementar beweisbar ist. Dies scheint mir auf dem Boden der Ethik die von Gottlob Frege wohl vor allem im Hinblick auf die Mathematik geäußerte Vermutung zu bestätigen, „dass durch eine Definition, sofern sie eine Zerlegung bewirkt, ein Beweis möglich sein kann, der ohne diese Zerlegung nicht möglich wäre".[5]
Die allgemeinste so beweisbare Fassung der Goldenen Regel kann man auf die folgende Standardform bringen: „Wenn ich will, daß jeder in einer Situation von der und der Art soundso handelt, dann ist jeder moralisch verpflichtet, in einer Situation von der und der Art soundso zu handeln." Diesen rein metaethischen, gegenüber allen moralischen Normen völlig neutralen Satz kann man nun als ‚Brückenprinzip' verwenden, um von einem subjektiv begründbaren Wollensprinzip der Form „Ich will, daß jeder in einer Situation von der und der Art soundso handelt." nach der schlichten aussagenlogischen Abtrennungsregel des Modus ponendo ponens zu einem universellen Verpflichtungsurteil der folgenden Form zu gelangen: „Jeder ist moralisch verpflichtet, in einer Situation von der und der Art soundso zu handeln."

Durch die soeben skizzierten wichtigsten Resultate – die Beweisbarkeit deontisch gefaßter allgemeiner und allgemeinster Versionen der Goldenen Regel und die Deduzierbarkeit universeller und singulärer Verpflichtungsurteile aus subjektiv oder objektiv zu begründenden

---

5 Frege 1914: 226.

Prämissen – unterscheiden sich die folgenden „Elemente einer Anatomie der Verpflichtung“ ganz erheblich von der Ethik Richard M. Hares. Trotzdem stehen sie zu dieser in einem äußerst engen Bezug: Zwar nicht ihrem Ursprung, wohl aber ihrer Ausgestaltung und ihren Ergebnissen nach lassen sie sich als ein – mir unerläßlich erscheinender – Gegen-Entwurf zu Hares Theorie des moralischen Argumentierens verstehen – genauer gesagt: zu seiner Theorie des deontischen Argumentierens, das er in der Form von ‚Goldene-Regel‘-Argumenten rekonstruieren zu können glaubt.
Diese metaethische Theorie hat Hare vor allem in seinen drei moralphilosophischen Monographien „The Language of Morals“ (1952, dt. 1972 a), „Freedom and Reason“ (1963, dt. 1973) und „Moral Thinking“ (1981) entwickelt. Er charakterisiert sie als einen „universellen Präskriptivismus“, nämlich „als eine Verbindung von Universalismus (der Ansicht, daß moralische Urteile universalisierbar sind) und Präskriptivismus (der Ansicht, daß sie – jedenfalls in den für sie charakteristischen Fällen – präskriptiv sind)“.[6] Neben seiner Deutung der Universalisierbarkeit oder Verallgemeinerungsfähigkeit als einer nicht moralischen, sondern logischen Eigenschaft, die moralische Sätze beispielsweise mit ästhetischen oder Tatsachensätzen teilen,[7] hat sich besonders seine Explikation des Präskriptivitäts-Begriffs als methodologisch außerordentlich fruchtbar erwiesen. Wenn man nämlich mit Hare davon ausgeht, wertend gebrauchte Verpflichtungssätze – also Sätze, mit denen man sich zum Bestehen einer moralischen Verpflichtung persönlich bekennt – seien in dem Sinne präskriptiv (vorschreibend oder handlungsleitend), daß sie entsprechende Imperative logisch implizieren (‚entail‘),[8] dann

---

6 Hare 1963, dt. 1973: 2.5.

7 Ebd.: bes. 2.2, 3.2, 8.2.

8 Hare 1952, dt. 1972 a: bes. 11.1-3.

kann man das deontische Argumentieren als ein Falsifikationsverfahren beschreiben, das demjenigen analog ist, durch das sich nach der wissenschaftstheoretischen Auffassung Poppers die empirischen Wissenschaften auszeichnen.[9]

Obwohl diese Haresche Theorie des deontischen Argumentierens in methodologischer Hinsicht allen mir bekannten Ethiken überlegen sein dürfte, weist sie doch eine Reihe von Mängeln auf, die zu konstruktiver Weiterarbeit herausfordern. Die drei gravierendsten dieser Mängel scheinen mir die zu sein: (1) Der Falsifikationismus erlaubt keine Übertragung aus der Metawissenschaft in die Metaethik.[10] (2) Hares Definition des Begriffs der logischen Implikation oder Folge (‚entailment')[11] ist nicht haltbar und kann für seine metaethischen Zwecke auch nicht verbessert werden.[12] (3) Selbst wenn man um des Argumentes willen von diesen Mängeln absieht, führt Hares Theorie der ‚Goldene-Regel'-Argumente in der von ihm tatsächlich dargelegten Gestalt nicht zum Ziel; allenfalls kommt man weiter, wenn man jeweils vom konträren Gegenteil der von Hare ins Auge gefaßten Verpflichtungssatz-Hypothesen ausgeht.[13]

---

[9] Hare 1963, dt. 1973: bes. 6.2-4.

[10] Hoche 1978 c; vgl. 1978 a: Abschnitt IX und (mit ganz anderer Begründung) Kese 1990: 3.1.

[11] Hare 1952, dt. 1972 a: 2.4; vgl. 11.3.

[12] Hoche 1981 a: 2.7; 1981 b: 2.5; 1983: 6.2 mit Anm. 53; 1985 a: IV.3.a und d; 1992 a.

[13] Im Gegensatz zu Hoche 1981 a: 2.10-2.12; 1983: bes. 8.1-9.7 glaube ich jetzt, daß dabei keine ‚Indifferenz-Verläufe', wie sie Kese 1990: 3.1-3.3 mit bemerkenswerten, wenn auch letztlich wohl nicht ganz überzeugenden Argumenten kritisiert hat, ins Spiel kommen müssen – vorausgesetzt, daß man auch bei Hares ‚Goldene-Regel'-Argumenten von ähnlichen Überlegungen Gebrauch macht wie denen, die ich unten in Abschnitt 4.7 anstellen werde. Auf diesen Zusammenhang bin ich kürzlich durch einen Kolloquiumsbeitrag von Frau Claudia Schwanewilms aufmerksam geworden.

Damit ist in wenigen Worten die *objektive* Lage geschildert, die es nahelegt, in der Theorie der moralischen Verpflichtung einen ganz neuen Anfang zu wagen. *Subjektiv* hat mich allerdings nicht das Ungenügen an der Theorie Hares zu dem hier unternommenen Versuch motiviert. Vielmehr geht mein Interesse an einer Strukturanalyse – einer ganz bewußt auch *vergleichenden* ‚Anatomie' – von Verpflichtungs- und unterschiedlichen Sollens- und „sollte"-Sätzen auf meine erste Lektüre Husserls in den fünfziger Jahren zurück.[14] Doch mußte dieses Interesse beinahe zwangsläufig unwirksam bleiben, bis ich – erst wesentlich später – die methodischen Möglichkeiten kennen- und schätzenlernte, die die sprachanalytische Philosophie zu bieten hat. So entstanden die ersten nennenswerten Vorarbeiten zu den hier vorgelegten „Elementen einer Anatomie der Verpflichtung" erst 1973, und zwar von Anfang an in der Auseinandersetzung mit Hare, dem ich für die Herausbildung meiner metaethischen Interessen, Ansichten und Einsichten mehr zu verdanken habe als jedem anderen Moralphilosophen.
Im Spätsommer 1976 brachte ich einen ersten vollständigen Entwurf unter dem bis heute unverändert beibehaltenen Titel zu Papier. Obwohl ich dabei den methodologisch äußerst unbeholfenen Umweg über eine – den Besonderheiten der *Motivations*-Kausalität angepaßte – „zumindest deshalb, weil"-Satz-Analyse einschlug (mein Aufsatz über Kausalgefüge [1977 a] ist in diesem Zusammenhang entstanden), kam ich in jenem Buch-Manuskript im großen und ganzen bereits zu sehr ähnlichen Resultaten wie in der jetzigen Fassung.[15] Die metho-

---

14 Vgl. bes. Husserl 1900: § 14.

15 Weil ich mich in schon vorliegenden Publikationen wiederholt auf bestimmte Abschnitte der Fassung von 1976 bezogen habe, seien hier die Verschiebungen dieser Abschnitte wenigstens in grober Annäherung vermerkt (vor dem Pfeil die ursprüngliche, nach dem Pfeil die jet-

dologischen Mängel und Umständlichkeiten konnte ich allerdings erst beheben, als ich nach und nach lernte, Freges Gedanken der Gleichheit der Folgerungsmengen,[16] Moores Unterscheidung zwischen logischen Kontradiktionen und den nach ihm benannten Paradoxien[17] sowie das besonders von dem verstorbenen Bochumer Sprachpsychologen Hans Hörmann beschriebene psycholinguistische Phänomen der Sinnkonstanz[18] in ihrer philosophischen Tragweite ernst zu nehmen und für die begriffsanalytische Arbeit fruchtbar zu machen.[19]

Damit will ich freilich nicht sagen, daß das Buch in methodologischer Hinsicht inzwischen voll ausgereift sei. Im Gegenteil bin ich mir noch mancher Unvollkommenheiten bewußt, und deshalb möchte ich auch von bloßen ‚Elementen' einer bloßen ‚Anatomie' der Verpflichtung sprechen – im Gegensatz insbesondere zu einer durchgeführten Funktionslehre oder ‚Physiologie' moralischer Pflichten (und Rechte). So ist das Ergebnis eigentlich nichts anderes als ein Arbeitsbuch, das aber, wie ich hoffe, gerade wegen seiner Unzulänglichkeit (nach einem bekannten Goethe-Wort) „produktiv" ist und wirklich *philosophierende* Leser zum „Nachahmen und Bessermachen"[20] herausfordert.

---

zige Fassung): 1.5-1.8 → 1.5-1.11; 3.4 → Kap. 2-4; 3.6 → 4.4-4.5; 3.8 → 3.3-3.4, 5.10; 3.9 → 3.10; 3.10 → 4.6; 3.11 → 4.7.

16 Frege 1879: § 3.

17 Vgl. bes. Moore 1942: 540-543; 1944: 175 f.

18 Hörmann 1976 a; 1976 b: Kap. VII.

19 Übrigens war es in erster Linie das fortdauernde Interesse an der methodologischen Absicherung meiner metaethischen Untersuchungen, das mich bewogen hat, die Abfassung meiner beiden Methodenbände zur sprachanalytischen Philosophie (1985 a; 1990) zu übernehmen. Auf diese Bände werde ich in den Anmerkungen oft verweisen, um das vorliegende Buch nicht noch mehr mit Quellen- und Literaturangaben zu überfrachten.

20 Nietzsche 1874: 274.

Dieser Herausforderung sind zwei meiner (ehemaligen) Schüler, die frühere Fassungen dieser „Elemente“ aus Vorlesungen oder Manuskripten kennen, bereits gefolgt, und das sei hier dankbar anerkannt:
Einerseits hat mich Herr Friedrich Dudda dazu gedrängt – und durch den Entwurf zu einem früher einmal geplanten Anhang zu diesem Buch auch wirksam dabei gefördert –, der *formallogischen* Seite der folgenden, von ihrem Ansatz her ‚informallogischen‘ Untersuchungen wesentlich mehr Beachtung zu schenken, als ich ursprünglich vorhatte.[21] Ich muß zwar befürchten, daß ihn meine Behandlung des verwendeten ‚wollenslogisch-pragmatischen‘ Kalküls des natürlichen Schließens noch immer nicht ganz überzeugt; doch hoffe ich meine Gedanken nun wenigstens soweit entfaltet zu haben, daß sie philosophisch interessierten Formallogikern als entwicklungswürdig erscheinen. Andererseits hat Herr Dr. Ludger Pfeil in seiner Dissertation (1990) versucht, an die Stelle einer *logischen* Formalisierung meiner sprachanalytischen Resultate eine möglicherweise noch leistungsfähigere – weil von bestimmten logischen Grundsatzproblemen weniger betroffene und bei hochkomplexen moralischen Fragen (insbesondere des öffentlichen Lebens) sicherer und leichter anwendbare – Formalisierung in Gestalt eines lauffähigen *Computerprogramms* zu setzen. Auch für viele lebhafte Diskussionen habe ich beiden Herren zu danken; manche ihrer Anregungen sind in kaum noch identifizierbarer Weise in dieses Buch eingegangen.

---

[21] Dabei setze ich so gut wie keine formallogischen Kenntnisse voraus; alles Nötige wird im Buch selbst entwickelt, und was dem Leser an den elementarsten Grundlagen der Aussagen- und Prädikatenlogik etwa doch fehlen sollte, könnte er sich, wie ich glaube, aufgrund der Literaturhinweise in wenigen Stunden aneignen. Auch in allen anderen Hinsichten habe ich mich bemüht, das Buch so ‚autark‘ zu schreiben, daß man es lesen kann, ohne zuvor noch dieses oder jenes andere lesen zu müssen. – Zu Begriffen von ‚informaler Logik‘ s. u. Anm. 205.

Dank schulde ich aber auch zahlreichen anderen Teilnehmern meiner Lehrveranstaltungen zu metaethischen und verwandten Themen. Stellvertretend seien nur drei genannt: der jetzige Zürcher Psychoanalytiker Dr. Peter Schneider, der mir 1978 in einem Seminar bemerkenswerte „Überlegungen zur Verpflichtung und Berechtigung: War Ödipus verpflichtet, Iokaste nicht zu heiraten?" vorlegte; Herr Andreas Zörner, der 1988 im Bochumer Phänomenologisch-sprachanalytischen Kolloquium ein respektables Gegenmodell zu meinem informallogischen Analyse-Ansatz zur Diskussion stellte („Verpflichtungssatz und Sprechaktanalyse"); und der Polit-Thriller-Autor Peter Schmidt, der mich 1990 zu Recht daran erinnert hat, daß in einer hinreichenden Präzisierung kontrafaktisch ‚vermöglichter' Verpflichtungssätze ausdrücklich von „meinen *jeweils vertretenen* normativen Maßstäben" die Rede sein muß. Wenn ich versuchen wollte, hier weitere Namen zu nennen, so geriete ich in Gefahr, eine unfaire Auswahl zu treffen und damit gegen den Grundsatz der ‚Gleichbehandlung des Gleichen' zu verstoßen; auch müßte ich dann, um des gleichen Grundsatzes willen und bedroht von der gleichen Gefahr, viele andere Menschen dankbar erwähnen, die mir in der einen oder anderen Weise, unmittelbar oder mittelbar, bei der Abfassung dieses Buches förderlich waren – vor allem frühere und jetzige Kollegen, aber auch meinen Vater als meinen ‚ersten bewegten Beweger' in der Philosophie; meine Töchter, die mir vor Jahren, als sie noch Schulkinder waren, mit zeitweise großem Eifer authentische Beispiele literatur- und alltagssprachlicher Verpflichtungs-, Müssens-, Sollens- und „sollte"-Sätze gesammelt haben; und meine Frau, die während mancher Arbeitsphasen viel Geduld mit mir haben mußte und der ich zudem, als einen ungesuchten und von meinen Forschungen gänzlich unabhängigen Fund (was eine wichtige These dieses Buches bestätigt),

die prägnanteste Formulierung jener allgemeinsten Fassung der Goldenen Regel verdanke, die meines Wissens hier erstmals entwickelt wird.
Aus diesen Gründen sei hier namentlich nur noch gedankt: meinen Bochumer Kollegen Dr. Bernd Buldt und Dr. Klaus J. Schmidt für ebenso kompetente wie bereitwillige Beratung in mathematisch-logischen Fragen; dem Bielefelder Rechtsphilosophen Prof. Dr. Ernst-Joachim Lampe, meinem Doktoranden Dr. rer. nat. Ulf Landscheid und meinem Bochumer Kollegen, ‚Collocutor' und früheren Koautor Prof. Dr. Werner Strube für die gründliche Lektüre vorangegangener Entwürfe und mancherlei Verbesserungsvorschläge; Frau Privatdozentin Dr. Eve-Marie Engels für wertvolle Hinweise auf Überlegungen zur Goldenen Regel im Rahmen der ‚Evolutionären Ethik'; Frau Gudrun Sikora für die unermüdliche Geduld und Sorgfalt, die sie bei der Gestaltung immer neuer und neuer Manuskript-Versionen am Computer an den Tag gelegt hat; Frau stud. phil. Claudia Schwanewilms für hilfreiche Anregungen inhaltlicher und stilistischer Art sowie für ihre tüchtige Mitarbeit bei den Korrekturen und Registern; der Deutschen Forschungsgemeinschaft für eine großzügig gewährte Druckkostenbeihilfe; und – ‚last, not least' – Herrn Dr. Meinolf Wewel vom Verlag Karl Alber, der mich über anderthalb Jahrzehnte hinweg immer wieder dazu ermutigt hat, vor den Schwierigkeiten des Projekts nicht zu kapitulieren.

Hattingen, 13. August 1992 Hans-Ulrich Hoche

1. Einführung in das Programm einer logischen Analyse moralischer Verpflichtungssätze

1.1. Die logische Analyse von Sätzen einer natürlichen Sprache wie zum Beispiel der deutschen Umgangssprache[22] ist aus mehreren Gründen von philosophischem Interesse. Erstens wäre es ohne sie nicht möglich, historisch überlieferte philosophische Argumente präzise zu rekonstruieren und streng auf ihre Folgerichtigkeit hin zu prüfen. Zweitens ließen sich ohne sie die Methoden der formalen oder symbolischen Logik, die manchmal auch für den Philosophen hilfreich und fruchtbar sind, auf die jeweils aktuelle philosophische Sachdiskussion gar nicht anwenden.[23] Drittens und vor allem jedoch wird man den philosophischen Wert einer logischen Analyse darin zu sehen haben, daß sie im Bedeutungsge-

---

[22] Von einer ‚natürlichen Sprache' spreche ich hier und im folgenden im Sinne des geläufig gewordenen Ausdrucks „normale Sprache" („ordinary language"), der gewöhnlich dem Ausdruck „formale Sprache" („ideal language") gegenübergestellt wird (vgl. etwa Savigny 1969; Sinnreich 1972). Innerhalb des Bereichs der natürlichen Sprache pflegt man zwischen ‚Umgangssprache' und (nicht-formaler) ‚Fachsprache' zu unterscheiden (vgl. Savigny 1969: 171-177, 192-195; 1976). Die Untersuchung fachspezifischer Ausdrücke (‚Termini technici') wird im folgenden keine Rolle spielen, da sich die sprachanalytischen Philosophen nach meiner Überzeugung vor allem für die ‚logische Grammatik' (‚Tiefengrammatik') oder das ‚logische Verhalten' derjenigen philosophisch relevanten (und oft virulenten) Sprachstrukturen und Grundwörter interessieren sollten, die nicht-formale wissenschaftliche oder philosophische Fachsprachen mit der Umgangssprache des Alltags, der sie ‚phylogenetisch' und ‚ontogenetisch' entstammen, gemein haben (vgl. Hoche 1990: 3.1). Zur besonderen Problematik des Begriffs einer ‚philosophischen Fachsprache' vgl. übrigens Savigny 1969: bes. 176 f., und dazu Wittgenstein 1953: §§ 7, 19, 23.

[23] Vgl. etwa Quine 1960: § 33.

halt eines grammatisch vielleicht ganz einfach gebauten, logisch aber verwickelten Satzes die einzelnen Züge genauer und sozusagen mikroskopisch vergrößert zu erkennen gestattet; denn dadurch kann sie zur besseren Beurteilung der mit diesem Satz erhobenen Ansprüche und gegebenenfalls zu seiner Begründung beitragen.

Für den im folgenden durchgeführten Versuch, Verpflichtungssätze logisch zu analysieren, hat der zuletzt genannte Gesichtspunkt eindeutig Vorrang. Dadurch unterscheidet sich dieser Versuch von den üblichen Unternehmungen der deontischen Logik oder Logik der Normen, deren Vertreter sich nicht von zentralen philosophischen Interessen leiten zu lassen pflegen, sondern sich eher darum bemühen, der symbolisch-logischen Theorie aus einem konstruktiven Bedürfnis heraus immer neue Möglichkeiten der Anwendung zu erschließen oder jedoch, von der entgegengesetzten Seite her kommend, die Praxis des normativen Argumentierens etwa in der Jurisprudenz durch die Einführung modernerer Verfahren zu erleichtern und theoretisch durchsichtiger zu gestalten.[24] In den folgenden Untersuchungen soll es weder um das eine noch um das andere gehen, sondern zunächst nur um Fragen wie die: Was bedeutet es eigentlich, oder was wollen wir ganz genau sagen, wenn wir die Worte äußern, jemand anders oder jeweils ich selbst sei zu einem bestimmten Handeln oder Unterlassen ‚verpflichtet'? Ist die deontische Modalität des Verpflichtetseins oder des ‚Sollens' oder des (praktischen) Müssens, auf die man die Modalitäten des Nicht-zu-tun-brauchens, des Tun-dürfens und des Nicht-tun-dürfens definitorisch zurückführen kann, ihrerseits etwas Irreduzibles, eine elementare Kategorie,[25] oder können wir

24 Vgl. etwa Kalinowski 1973: Vorwort; Lenk 1974: Vorwort.

25 Auf eine solche Behauptung läuft die Kritik hinaus, die Thomas Reid (1785: 675) gegen Hume (1739/1740: III.I.I, p. 469 f.) gerichtet hat

das, was wir in der Sprache der Verpflichtung, des ‚Sollens' und Müssens, ausdrücken wollen, auch auf andere Art und vielleicht sogar in einer Weise zum Ausdruck bringen, die das notorisch spröde und von vielen für unlösbar gehaltene Problem der Normenbegründung,[26] vor allem das der rationalen Rechtfertigung von Verpflichtungssätzen, einer aussichtsreichen Behandlung zugänglich macht?
Entsprechend dieser anderen Fragestellung und Absicht wird die logische Analyse eines Verpflichtungssatzes in den folgenden Untersuchungen etwas anders aussehen müssen als in den üblichen Systemen der deontischen Logik. Daß auf diese Weise jedoch kein Widerspruch zwischen dem einen und dem anderen Unternehmen ins Leben gerufen wird, soll nun im Ausgang von einer kurzen Betrachtung des hier verwendeten allgemeinen Begriffs der logischen Analyse dargelegt werden.

1.2. Unter der logischen Analyse eines Satzes einer natürlichen Sprache werde ich im folgenden stets das Verfahren oder den Vorgang seiner Übersetzung in einen Satz verstehen, in dem künstliche Zeichen oder Symbole in einer Weise vorkommen, die es uns erlaubt, logische Gesetze oder ihnen entsprechende Umformungsregeln (Ableitungs-, Deduktionsregeln) eines formalen Kalküls auf ihn anzuwenden. Wegen des systematischen Doppelsinns der auf „-ung" ausgehenden deutschen Substantive könnte man jeden der so entstehenden Sätze selber als ‚Übersetzung' – etwa als ‚logische Übersetzung' – bezeichnen. Doch möchte ich das Übersetzungsergebnis um der Eindeutigkeit willen lieber ‚logische Paraphrase' oder, da auch dieses Wort noch eine doppelte Auslegung zuläßt, ‚Analysans' nennen. Der zuletzt genannte Aus-

(in Birnbacher/Hoerster 1976: 77 bzw. 70). Auch Sidgwick 1874: I.III.1 argumentiert dafür, daß „ought" eine „unanalysable notion" sei.

26 Siehe o. das Vorwort mit Anm. 1-2.

druck hat überdies den Vorteil, schon rein sprachlich in einer Reihe mit ‚Analyse' und ‚Analysandum' zu stehen, wobei man unter dem ‚Analysandum' den zu übersetzenden Satz der jeweiligen natürlichen Sprache, unter der ‚Analyse' den Übersetzungsvorgang oder das Übersetzungsverfahren und schließlich unter dem ‚Analysans', wie gesagt, das Übersetzungsergebnis, also den logische Zeichen oder Symbole enthaltenden Satz – kurz: den ‚teilsymbolischen Satz' –, zu verstehen hat.
Ein einfaches Beispiel soll das erläutern. Falls man den natürlich-sprachlichen Satz

(1.2.1) Wenn meine Frau nicht beteiligt wird, schließe ich das Geschäft nicht ab.

in den teilsymbolischen, nämlich zwei Junktoren – den Implikator und zweimal den Satznegator – enthaltenden Satz

(1.2.1') $\neg$ (meine Frau wird beteiligt)
$\rightarrow \neg$ (ich schließe das Geschäft ab)

übersetzt, dann ist (1.2.1) das Analysandum, (1.2.1') das Analysans und der Übersetzungsvorgang oder das Übersetzungsverfahren (die Art und Weise der logischen Übersetzung) die logische Analyse von (1.2.1). Der Satz (1.2.1') erlaubt die Anwendung einer Umformungsregel: Gemäß der junktorenlogischen Regel der ‚Kontraposition der Implikation' ist er logisch äquivalent mit Satz

(1.2.2') ich schließe das Geschäft ab
$\rightarrow$ meine Frau wird beteiligt,

also mit dem Analysans des umgangssprachlichen Analysandums

(1.2.2) Wenn ich das Geschäft abschließe, wird meine Frau beteiligt.[27]

[27] Tatsächlich möchte man in der Sprache des alltäglichen Geschäftslebens mit Satz (1.2.1) nichts anderes sagen als: „Ich schließe das Ge-

Dagegen erlauben weder (1.2.1') noch (1.2.2') einen Übergang zu

(1.2.3') meine Frau wird beteiligt
→ ich schließe das Geschäft ab,

und so kann niemand unter Berufung auf (1.2.1) und die Regeln der Logik behaupten,[28] es gelte auch das zugehörige Analysandum

(1.2.3) Wenn meine Frau beteiligt wird, schließe ich das Geschäft ab.

Schon an diesem einfachen Beispiel kann man erkennen, daß eine logische Analyse zur Klärung von – nicht selten auch juristisch bedeutsamen – Streitfragen beitragen kann. Doch wird gleichzeitig deutlich, daß man das, was jemand mit der Äußerung von Satz (1.2.1) tatsächlich ‚meint' oder ‚sagen will', durch die Übersetzung in das

---

schäft nur dann ab, wenn meine Frau beteiligt wird.". Diese Bedeutung bekommt Satz (1.2.2) aber nur dann, wenn man ihn sozusagen gegen den Strich liest und eine Art wahrnehmungspsychologischen ‚Kippbild'-Effekts herbeizwingt. Man möchte sagen: Die Beteiligung der Frau wird hier als *notwendige* Bedingung für den Geschäftsabschluß hingestellt, während in der ungezwungenen Lesart von Satz (1.2.2) der Geschäftsabschluß als *hinreichende* Bedingung für die Beteiligung der Frau erscheint; aber rein junktoren- oder aussagenlogisch macht das überhaupt keinen Unterschied. Deswegen scheint es mir besser zu sagen: Durch die Äußerung von Satz (1.2.1) wird die Nichtbeteiligung der Ehefrau als Motiv für den Verzicht auf den Geschäftsabschluß (durch den Sprecher), durch die Äußerung von Satz (1.2.2) jedoch der Geschäftsabschluß als Motiv für die Beteiligung der Ehefrau (durch den Partner oder einen Dritten) in Aussicht gestellt. Von solchen motivationalen (aber auch kausalen und rein temporalen) Konnotationen natürlich-sprachlicher Satzverbindungen (vgl. auch u. Anm. 356) wird in der Aussagenlogik jedoch abstrahiert; selbst Satzverbindungen wie „Sie wurde krank, und der Arzt gab ihr eine Spritze." und „Der Arzt gab ihr eine Spritze, und sie wurde krank.", bei denen in der natürlichen Sprache ein ‚post hoc' und ein ‚propter hoc' unverkennbar sind, unterscheiden sich aussagenlogisch nicht im mindesten voneinander.

28 Falls man dies überhaupt kann, dann allenfalls unter Berufung auf irgendwelche Regeln der von Grice so genannten ‚konversationellen' oder ‚Gesprächs-Implikatur' (s. u. Anm. 75 und 1.9 mit Anm. 109).

Analysans (1.2.1') in der Regel nicht angemessen paraphrasiert.[29]

Man könnte nun vorschlagen wollen, unter der ,logischen Form' des teilsymbolischen Satzes die Gesamtheit seiner symbolischen Bestandteile zu verstehen, und zwar in genau der Anordnung, in der sie in ihm enthalten sind. Bei dieser Deutung wäre die logische Form des teilsymbolischen Satzes oder Analysans genau das, was von diesem Satz übrigbliebe, wenn man seine symbolischen Elemente sämtlich bewahren, alles übrige aber herauslösen wollte – was etwa dem Ätzvorgang zu vergleichen wäre, dem man einen heliographischen Druckstock oder eine Radierplatte unterwirft. Weniger bildlich gesprochen: Bei dieser Deutung wäre die logische Form des Analysans eine Leerform, nämlich ein sprachlicher Ausdruck, der Lücken oder leere Stellen enthält und insofern ,ungesättigt' oder ,ergänzungsbedürftig' ist – mithin ein Ausdruck, Zeichen oder Name für eine ,Funktion' in dem Sinn, in dem Gottlob Frege 1879 diesen Terminus aus der Mathematik in die Logik eingeführt hat.[30] So wäre z. B. die logische Form von (1.2.1') gemäß dieser Deutung die folgende Leerform:

(1.2.1'') $\neg (\ldots) \rightarrow \neg (- - -)$.

---

29 Man wird sogar sagen dürfen, daß die *wenigsten* „wenn-dann"-Sätze der natürlichen Sprache rein aussagen- oder junktorenlogisch, nämlich allein mit Hilfe des Implikators „→", analysiert werden können (vgl. Frege 1879: §§ 11-12; 1892: 48; Hoche 1977 a).

30 Frege 1879: §§ 9 f.; vgl. 1891 und – zu „Ausdruck", „Name", „Zeichen" – 1969: Register. In der Terminologie Freges dürfte man nur von „Funktionszeichen" oder „Funktionsnamen" sprechen; denn eine Funktion wird durch das zugehörige Sprachgebilde „bezeichnet", aber nicht „ausgedrückt" (Frege 1892: 31: „Wir drücken mit einem Zeichen dessen Sinn aus und bezeichnen mit ihm dessen Bedeutung"; 1892-1895). Sowohl in der Sache wie in der Ausdrucksweise hat man die strenge Position Freges seit Carnap 1947: §§ 1 und 4, aber aufgegeben, was möglicherweise kein Fortschritt war, aber immerhin eine größere Vielfalt der Ausdrucksweise rechtfertigt.

Doch gibt es Gründe, die gegen die Interpretation der logischen Form des Analysans als Leerform oder Funktionszeichen sprechen,[31] und ich ziehe es daher vor, nicht dasjenige als die logische Form des teilsymbolischen Satzes zu betrachten, was aus der gänzlichen Entfernung seiner nicht-symbolischen Elemente hervorgeht, sondern vielmehr das, was man dann erhält, wenn man alle seine nicht-symbolischen – also zur natürlichen Sprache gehörigen – Ausdrucksbestände durch Buchstaben ersetzt, die als Abkürzungen für beliebige, in ihrer Identität aber festzuhaltende Ausdrücke von der Art des ersetzten dienen sollen. Das Ergebnis werde ich als den ‚vollsymbolischen' oder kurz ‚symbolischen Satz' bezeichnen. Die zum teilsymbolischen Satz (1.2.1') gehörige logische Form ist daher ein (voll-)symbolischer Satz wie z. B.

(1.2.1''') $\neg p \rightarrow \neg q$.

Da man jedoch auch die Leerstellen (‚Argumentstellen') einer Funktionsbezeichnung durch Buchstaben, nämlich durch sogenannte ‚Platzhalter' oder ‚(freie) Variable', kenntlich zu machen pflegt, sieht man es einem Ausdruck, der neben logischen Symbolen auch Buchstaben enthält, oft nicht an, ob er eine ungesättigte Leerform mit markierten Argumentstellen, also ein Funktionsausdruck, oder ein durch Abkürzungen für beliebige, in ihrer Identität aber festzuhaltende Zeichen gesättigter Ausdruck ist. Trotzdem muß man sich nicht nur aus philosophisch-logischen – letztlich also erkenntnistheo-

---

31 *Ein* Grund ist der, daß bei einer solchen Interpretation die logische Form eines Gegenstandsnamens zu einem Funktionsnamen – z. B. die logische Form eines Aussagesatzes zu einem Prädikat – werden müßte; ein *anderer* der, daß dann ein Funktionszeichen wie „Fx" eigentlich als ‚zwei Löcher ohne Umgebung' (‚zwei Lücken ohne etwas, worin sie als Lücken vorkommen') aufgefaßt werden müßte: so z. B. bei von Wright 1974 a, wenn man ihn bezüglich der Formulierungen S. 17 unten gegenüber S. 14 unten beim Wort nimmt.

retischen und ontologischen – Gründen vor einer Verwechslung hüten. Vielmehr macht es auch für den technischen Umgang mit symbolischen Sätzen einen erheblichen Unterschied, ob man im Grenzfall einen Buchstaben auch für sich allein – etwa den Buchstaben „p“ als Abkürzung für einen ganzen Aussagesatz – verwenden kann oder nicht, und bei der Deutung eines Buchstabens als Platzhalter oder (freie) Variable dürfte eine solche Verwendung wohl schwerlich möglich sein.[32]

Unter der logischen Form eines teilsymbolischen Satzes – eines Analysans – verstehe ich also, um es noch einmal zusammenzufassen, den (voll-)symbolischen Satz, nämlich denjenigen sprachlichen Ausdruck, der aus dem teilsymbolischen Satz hervorgeht, wenn man für seine nicht-symbolischen, also zur natürlichen Sprache gehörigen, Ausdrucksbestände Buchstaben substituiert, die als Abkürzungen für beliebige, in ihrer Identität aber festzuhaltende Ausdrücke einer bestimmten Art zu betrachten sind. Man muß sich nun dessen bewußt sein, daß die logische Form des Analysans nicht ohne weiteres auch so etwas ausmacht wie ‚die logische Form‘ des Analysandums. Dieses kann ja, je nach seiner Beschaffenheit, auf sehr verschiedene Weisen analysiert, paraphrasiert oder übersetzt werden und entsprechend eine ganze Reihe von Analysantia haben. Doch kann man offenbar sagen, daß *die* logische Form des jeweiligen Analysans immerhin *eine* der logischen Formen des Analysandums darstellt. Die logischen Formen des Analysandums bilden in dem Sinne eine Hierarchie, daß sie einander nicht neben-, sondern unter- bzw. übergeordnet sind: Jede logische Form des Analysandums ist

---

32 Vgl. Hintikka 1962: 1.6. – Im übrigen sei noch daran erinnert, daß in Sätzen, die logische Symbole enthalten, Buchstaben auch noch in ganz anderer Weise vorkommen können: z. B. in logischen Umformungsregeln als metasprachliche *Namen* für Sätze des besprochenen Kalküls oder in quantorenlogischen Formeln als gebundene oder *scheinbare* Variable. Siehe u. 2.1 mit Anm. 154; Anm. 221.

entweder eine Besonderung oder eine Verallgemeinerung jeder anderen seiner Formen, und wenn man die relative Besonderung als die höhere Form bezeichnet, dann kann man auch sagen: Jede höhere Form schließt jede niedere ein, enthält aber außerdem ein Plus an logischer Struktur. So schließt z. B. die prädikaten- oder quantorenlogische Form

(1.2.4) $(x)\,(Fx \rightarrow Gx)\ \&\ (x)\,(Gx \rightarrow Hx)$
$\rightarrow (x)\,(Fx \rightarrow Hx)$,[33]

---

[33] In symbolischen und teilsymbolischen Sätzen verwende ich die folgenden, im klassisch-logischen Sinne als Wahrheitswertfunktoren – also extensional – zu deutenden junktorenlogischen Zeichen: „¬“ für den Satznegator „nicht“, „&“ für den (Satz-) Konjunktor „und“, „v“ für den (nicht ausschließenden) Disjunktor „oder“, „→“ für den Implikator „wenn ..., dann ...“, „↔“ für den Äquivalentor „dann und nur dann (oder: genau dann), wenn“. Wenn mehrere Junktoren in einem Satz stehen, halte ich mich an die übliche Konvention, daß der Negator enger als der Konjunktor, dieser enger als der Disjunktor, dieser enger als der Implikator und dieser enger als der Äquivalentor bindet (vergleichbar der Konvention „Punktrechnung geht vor Strichrechnung“ in der Arithmetik). Im übrigen wird die Reihenfolge der vorzunehmenden Operationen durch Klammern und später aus Gründen der Einfachheit durch verschiedenzahlige Punktgruppen (s. u. Anm. 217) angegeben. Ferner verwende ich für den Alloperator (Allquantifikator, Allquantor) „für jedes x gilt“ das Zeichen „(x)“ und für den Existenzoperator „es gibt mindestens ein x, für das (oder: so daß) gilt“ das Zeichen „(Ex)“. Diese auf Peano, Russell bzw. Hilbert zurückgehende Schreibweise (vgl. Kneale/Kneale 1962: 521) ist in der deutschsprachigen Literatur zwar aus der Mode gekommen, aber sie wird in der fremd-, insbesondere englischsprachigen Literatur auch heute noch oft und, wenn ich recht sehe, bevorzugt verwendet, und außerdem hat sie den Vorteil, keine schreibtechnischen Probleme zu bereiten. (Daß es wegen der spezifischen Beziehungen zwischen Disjunktion und Existenzquantifizierung sowie zwischen Konjunktion und Allquantifizierung gute Gründe gibt, mit den Logikern der Münsteraner, Münchner und Erlanger Schulen den Existenzoperator als ‚großen Disjunktor‘ „V“ und den Alloperator als ‚großen Konjunktor‘ „Λ“ zu schreiben, scheint mir demgegenüber nicht so entscheidend zu sein.) Quantorenhäufungen wie „(x)(y)(z)“ („für jedes x, für jedes y und für jedes z gilt“) oder „(Ex)(Ey)“ („es gibt mindestens ein x und mindestens ein y, so daß gilt“) kürze ich durch „(x,y,z)“ bzw. „(Ex,y)“ ab. Schließlich verwende ich Ausdrücke der Art „Fx“ oder „P_0yza“ als

die dem traditionellen Syllogismus des Modus ‚Barbara' entspricht, die aussagen- oder junktorenlogische Form

(1.2.5) $p \,\&\, q \rightarrow r$

ein, doch enthält sie außerdem eine logische Feinstruktur, der sie es zu verdanken hat, daß sie im Gegensatz zu der allgemeineren, bloß erfüllbaren aussagenlogischen Form (1.2.5) allgemeingültig und in diesem Sinne ein logisches Gesetz ist.

Daß die logischen Formen eines Analysandums eine Hierarchie bilden, schließt offensichtlich ein, daß von der logischen Form eines Satzes einer natürlichen Sprache, im Unterschied zu der Form eines teilsymbolischen Satzes, stets nur in einem relativen, nämlich auf die jeweilige Analyse und das zugehörige Analysans bezüglichen, Sinn die Rede sein kann. Doch könnte man den Begriff der absoluten logischen Form eines natürlichsprachlichen Satzes vielleicht als eine Art von ‚regulativem Prinzip' im Sinne Kants konzipieren, das uns daran erinnern soll, daß es grundsätzlich immer sinnvoll sein kann und in manchen Fällen tatsächlich sinnvoll ist, wenn man die logische Analyse eines Satzes der natürlichen Sprache über das je schon Erreichte hinauszutreiben versucht, um dem Satz auf diese Weise eine Angriffsfläche zu geben, an der Gesetze bzw. Umformungs- oder Ableitungsregeln eines neuen Kalküls ihren Halt finden können.

1.3. Diesem ‚regulativen Prinzip' entsprechend möchte ich nun im folgenden den Versuch unternehmen, in der logischen Analyse von Verpflichtungssätzen einige Schritte weiter zu gehen, als man es in der Normen- oder deontischen Logik bisher für tunlich gehalten hat.

Prädikate der Art „x ist (ein) F" bzw. „y steht zu z und a in der (dreistelligen) Relation P_0".

In der deontischen Logik analysiert man Verpflichtungssätze mit Hilfe von sogenannten ‚deontischen Operatoren', die man sei es auf Handlungs*verben*, sei es auf Handlungs*sätze* anwendet.[34] Wenn wir uns hier auf den zweiten der beiden Fälle – also auf deontische Operatoren mit Handlungssätzen als Argumenten – beschränken, so können wir sagen, daß ein Verpflichtungssatz der natürlichen Sprache von der Art „Otto soll rauchen." oder „Otto muß rauchen."[35] nach deontisch-logischer Auffassung die Form

(1.3.1) O(p)

hat, wobei der deontische Operator „O( )" als „es ist obligatorisch, daß" oder „es ist geboten, daß" gelesen werden kann, während „p" eine Abkürzung für einen beliebigen, in seiner Identität aber festzuhaltenden Aussagesatz über eine menschliche Handlung darstellt – sagen wir, für den Satz: „Otto raucht.". Das Zeichen „O( )" ist als einstelliger (also genau eine leere Stelle enthaltender) Funktionsausdruck und das Zeichen „p" entsprechend als Argumentausdruck, der die leere Stelle (Leerstelle, Argumentstelle) des Funktionsausdrucks ausfüllt, zu interpretieren, und da die Anwendung des Funktionsausdrucks „O( )" auf Satz „p" – etwa: „Otto raucht." – den neuen Satz „O(p)" – etwa: „Otto soll rauchen." – hervorbringt oder erzeugt (daher der Terminus ‚Operator'!), hat man den Ausdruck „O( )" als einen satzbildenden Operator mit genau einem Satzargument zu betrachten.[36] Man kann nun sowohl das Satzargu-

---

34 Vgl. von Wright 1974 b: 26.

35 Vgl. Klein 1973: S. XI f., und unten Kap. 5.

36 Auch die später einzuführenden Wollens- und Glaubensoperatoren „(Wi)" – „i will (beabsichtigt; ist dafür; usw.), daß" – und „(Bi)" – „i glaubt (ist davon überzeugt; usw.), daß" – sind satzerzeugende Operatoren mit einem Satzargument. Bei dieser Operator-Auffassung – im Gegensatz zu der heute oft bevorzugten Prädikat-Auffassung – des Wollens und Glaubens lasse ich mich u. a. von der Sichtweise Dum-

ment wie den neugebildeten Satz verneinen und dabei die folgenden kombinatorisch möglichen vier Fälle unterscheiden:

(1.3.1) O(p) [Otto soll (muß) rauchen.];
(1.3.2) ¬O(p) [Otto braucht nicht zu rauchen.];
(1.3.3) O(¬p) [Otto darf nicht rauchen.];
(1.3.4) ¬O(¬p) [Otto darf rauchen.].

Außerdem kann man der Einfachheit halber auch noch Abkürzungen wie vor allem die beiden folgenden definitorisch einführen:

(1.3.5) $V(p) =_{def} O(\neg p)$;
(1.3.6) $E(p) =_{def} \neg O(\neg p)$,

wobei „V( )" als Abkürzung für „es ist verboten, daß" und „E( )" als Abkürzung für „es ist erlaubt, daß" wiederum deontische Operatoren des gleichen logischen Typs sind.
An die deontischen Operatoren können nun einige intuitiv vernünftig oder plausibel erscheinende Forderungen gestellt werden, die als Postulate oder Axiome eines Kalküls dienen – bzw. seinen Umformungsregeln zu-

metts (1973: 21 f.) leiten, daß „complex sentences arise, through a step-by-step construction, from the application of certain sentence-forming devices to other sentences, or to ‚incomplete' expressions such as predicates themselves formed from sentences", und daß es die Logik eigentlich nur mit solchen – und ähnlichen – ‚Operatoren' zu tun hat. Auf der Basis der Fregeschen Grundunterscheidung zwischen ‚Gegenstand' und ‚Funktion' (vgl. etwa Frege 1891: 18) verliert die Unterscheidung zwischen Operatoren und Prädikaten freilich insofern ihre Wichtigkeit, als sowohl Prädikate wie Operatoren für ihn ‚Funktionszeichen' (wenn man so will: Funktoren) sind. In der Tat spielt es keine theoretisch entscheidende Rolle, ob man etwa die Existenz- und Allquantoren mit Frege als Begriffszeichen (einstellige Prädikate) höherer Stufe (vgl. Hoche 1985 a: II.2) oder als satzerzeugende Operatoren mit einem Prädikatargument betrachtet. Ich werde mich daher in diesem Buch bei meinen Entscheidungen für Prädikat- oder Operator-Schreibweisen vor allem durch Praktikabilitätsgesichtspunkte leiten lassen. Siehe auch u. Anm. 215.

grunde gelegt werden – können, d. h. die Ableitung einer Reihe von Theoremen – bzw. von Sätzen aus anderen Sätzen – gestatten.[37] Doch so nützlich und interessant das in mancher Hinsicht auch ist: Sowohl die Axiome wie die abgeleiteten Theoreme enthalten an Formelementen – selbstverständlich – nur das, was man zuvor in sie hineingesteckt hat, nämlich Junktoren, Quantoren und deontische Operatoren. So kann man in der deontischen Logik zwar vieles beweisen, aber z. B. nicht, daß es – wie ich behaupten werde – in der Natur des Begriffs der Verpflichtung liegt, daß die Äußerung etwa des Satzes

(1.3.7) Ich bin verpflichtet, das Geld zurückzuzahlen, aber ich gedenke es nicht zu tun.

leicht absonderlich klingen und in einem noch näher zu untersuchenden Sinne als widersprüchlich erscheinen kann. Hier zeigt sich die Grenze der logischen Analyse eines Verpflichtungssatzes mit Hilfe deontischer Operatoren, und es stellt sich die Frage, ob man in die logische Feinstruktur der Verpflichtungssätze nicht doch noch tiefer einzudringen vermag, als es in der deontischen Logik bisher versucht worden ist, und zwar dadurch, daß man auch noch Formelemente isoliert und heraushebt, die in den deontischen Operatoren sozusagen zu einem ungeschiedenen Konglomerat zusammengeschlossen sind.

Wenn man sich noch einmal das Verhältnis der oben – in Abschnitt 1.2 – betrachteten Formen (1.2.4) und (1.2.5) zueinander ansieht, könnte man daran denken, über die übliche Normenlogik in einer ähnlichen Weise hinauszugehen, wie man – zwar nicht im historischen Fortgang, aber doch in der Ordnung der Sache – von der Junktoren- oder Aussagenlogik zur Quantoren- oder

37 Vgl. etwa Kutschera 1973: Kap. 1.

Prädikatenlogik weitergeschritten ist und sich dadurch für die Betrachtung der logischen Formen sozusagen ein größeres ‚optisches Auflösungsvermögen' erworben und dienstbar gemacht hat. Dabei stehen die Prädikaten- und die Aussagenlogik zueinander natürlich nicht in einem Verhältnis der Konkurrenz, sondern – als das feinere und das gröbere Instrument – in einem Verhältnis der wechselweisen Ergänzung. Der Vergleich des Mikroskops mit dem Auge, mit dessen Hilfe Frege das Verhältnis der von ihm geschaffenen „Begriffsschrift" zur „Sprache des Lebens" deutlich zu machen versucht hat, kann ebensogut das Verhältnis der Prädikaten- zur Aussagenlogik anschaulich machen, und das gleiche gilt auch für die Beziehung der hier in Angriff zu nehmenden – wie sich zeigen wird, als ‚pragmatisch-wollenslogisch' zu charakterisierenden – Analyse von Verpflichtungssätzen zu deren deontisch-logischer Analyse unter Verwendung der Operatoren „O( )", „V( )" und „E( )": „Sobald [...] wissenschaftliche Zwecke große Anforderungen an die Schärfe der Unterscheidung stellen, zeigt sich das Auge als ungenügend. Das Mikroskop hingegen ist gerade solchen Zwecken auf das vollkommenste angepaßt, aber eben dadurch für alle andern unbrauchbar."[38]

Tatsächlich würde die Praxis des normativen Argumentierens – das ‚Rechnen' mit Implikationen von Geboten, Verboten oder Erlaubnissen beispielsweise in der Jurisprudenz – auf der Basis pragmatisch-wollenslogisch paraphrasierter Verpflichtungssätze sehr viel unbeholfener ausfallen als auf deontisch-logischer Grundlage. Dieser Mangel in technisch-logischer Hinsicht wird aber dadurch wettgemacht, daß die hier vorzuschlagende pragmatisch-wollenslogische Analyse durch ihr größeres ‚optisches Auflösungsvermögen' eine metaethisch inter-

[38] Frege 1879: S. V; einen etwas anderen Vergleich bringt Frege 1882: 52.

essante Möglichkeit bietet, auf die Frage nach der Natur der Verpflichtung eine neue Antwort zu finden und zu erkennen, wo die Gründe, aber auch, wo die Grenzen moralischer Verpflichtung liegen.

1.4. Soeben wurde schon angedeutet, daß man die hier ins Auge gefaßte logische Analyse von Verpflichtungssätzen als eine pragmatisch-wollenslogische kennzeichnen könne. Wenn wir uns jetzt die Frage stellen, ob man, und wie man gegebenenfalls, die deontischen Operatoren ‚aufsprengen', ‚aufbrechen' oder, um dem bisher verwendeten Bilde näher zu bleiben, ‚auflösen' könne, dann liegt es mindestens aus den folgenden vier Gründen in der Tat nahe, an den Begriff des Wollens zu denken.

(1) Daß ein ‚Sollen' im Sinne eines Verpflichtetseins – ein normativ belangvolles Sollen oder ein Sollen im Vollbesitz seiner ‚universell präskriptiven Kraft', wie Richard M. Hare so gern sagt[39] – nicht schon dadurch begründet, ins Leben gerufen oder konstituiert wird, daß jemand will, daß ein anderer etwas tue: das sollte wohl selbstverständlich sein und nach der überzeugenden Kritik, die etwa Husserl und Mally solchen simplifizierenden Überlegungen haben zuteil werden lassen,[40] keiner weiteren Diskussion bedürfen. Doch sollte man auch andererseits die Tatsache nicht geringschätzen, sondern heuristisch fruchtbar zu machen versuchen, daß es eben auch ein sozusagen ‚präskriptiv kraftloses Sollen' gibt und daß man in gar nicht so seltenen Fällen mit der Äußerung eines Satzes wie etwa

(1.4.1) Sie sollen ans Telefon kommen.

keineswegs mehr sagen will als mit

---

[39] Hare 1963: 53, 54, 60, 68; vgl. 1973: 70, 77, 85.
[40] Vgl. Husserl 1900: § 14, S. 53 f.; Mally 1926: 241 f.

(1.4.2) Jemand will, daß Sie ans Telefon kommen.

Da ein Satz wie (1.4.1) allerdings nicht immer ‚präskriptiv kraftlos' ist, gilt es im Deutschen als höflicher – und nur für das Deutsche treffen zunächst einmal auch die übrigen hier gemachten Bemerkungen zu –, die eigene normative Neutralität durch die Äußerung eines Satzes wie

(1.4.3) Sie möchten (bitte) ans Telefon kommen.

deutlich werden zu lassen. Wer jedoch weiß, wie schwierig es ist, ein Kind von (1.4.1) auf (1.4.3) zu ‚konditionieren', der kann die in vielen, aber natürlich nicht allen Redesituationen bestehende Gleichwertigkeit von (1.4.1) und (1.4.2) offensichtlich nur dann bezweifeln, wenn er bereit ist, bei den Benutzern von (1.4.1), insbesondere also bei Kindern eines bestimmten Alters, die Möglichkeit eines normativ neutralen oder desengagierten Sprachverhaltens in solchen Fällen überhaupt in Frage zu stellen. Aber auch wer sich in diesem Sinne für eine psychologische Theorie des Inhalts stark machen wollte, daß für Menschen eines bestimmten Habitus oder Alters alle Imperative und vielleicht sogar auch alle andersartigen Willensäußerungen sofort verbindliche Kraft bekommen, wird doch schwerlich bestreiten können, daß es Situationen gibt, in denen man normative Neutralität z. B. eher mit Hilfe der Worte

(1.4.4) Sie sollen ihm ein Lösegeld von einer Million überbringen.

als durch die Äußerung von

(1.4.5) Sie möchten ihm (bitte) ein Lösegeld von einer Million überbringen.

ausdrücken kann; und dabei braucht (1.4.4) keineswegs immer ironisch gemeint zu sein, obwohl das sicherlich oft der Fall ist.

Einen weiteren, wenn auch vermutlich viel schwächeren Hinweis auf einen – wie auch immer im einzelnen zu verstehenden – Zusammenhang zwischen Sollen und Wollen könnte man in dem Umstand wittern, daß Sätze wie

(1.4.6) Er will in Notwehr gehandelt haben.

und

(1.4.7) Er soll in Notwehr gehandelt haben.

zueinander in einem analogen Verhältnis stehen wie etwa

(1.4.8) Er will nach Berlin fliegen.

und

(1.4.9) Er soll nach Berlin fliegen.,

wobei bemerkenswerterweise die gleiche Analogie auch für die jeweils möglichen, wenn nicht gar nächstliegenden, Interpretationspaare

(1.4.6') Er behauptet, daß er in Notwehr gehandelt hat (oder: in Notwehr gehandelt zu haben).
(1.4.7') Jemand (anders) behauptet, daß er in Notwehr gehandelt hat.

und

(1.4.8') Er will, daß er nach Berlin fliegt.
(1.4.9') Jemand (anders) will, daß er nach Berlin fliegt.

zutrifft.

(2) Neben den bisher genannten Befunden sprachlicher Art sprechen für einen Zusammenhang zwischen Sollen bzw. Verpflichtetsein auf der einen und Wollen auf der anderen Seite natürlich auch einige Ansichten oder Einsichten der Moral (als sozialen Systems) und der Ethik (als der philosophischen Theorie der Moral). Jedermann

ist z. B. die primitiv-theonome, heute freilich auch von katholischen Moraltheologen und evangelischen Ethikern meist verworfene Moralauffassung bekannt, nach der wir zu allem, aber auch ausschließlich zu dem, verpflichtet seien, was Gott ‚von uns will'. Ein auch von Philosophen oft erörtertes Beispiel für diese Auffassung findet sich schon im 1. Buch Mose, Kapitel 22, in der Erzählung von Abraham, der Isaak, seinen einzigen Sohn, auf Jahves Geheiß erst opfern und am Ende dann doch verschonen zu sollen meinte. Als ein Beispiel aus neueren Tagen sei die Äußerung einer Leserbrief-Schreiberin angeführt, die auf die im Spätsommer 1976 von der „Westdeutschen Allgemeinen" ihren Lesern vorgelegte, damals zweifellos brennende, Frage: „Sollen die Frauen von Seveso abtreiben dürfen?" – auf die normativ doppelstufige Frage also, ob es moralisch geboten sei, den werdenden Müttern aus dem dioxinverseuchten Gebiet um Seveso in Oberitalien den Schwangerschaftsabbruch von Rechts wegen zu gestatten –, mit dem Hinweis darauf geantwortet hat, es könne „nicht Gottes Wille sein, mißgebildeten Kindern das Leben zu geben."[41]

(3) Aber auch bei einem der bedeutendsten Ethiker unserer Zeit, nämlich bei Richard M. Hare, der beileibe keine theonome Moralauffassung vertritt (wie übrigens gerade auch aus seinem Herangehen an die Frage des Schwangerschaftsabbruchs deutlich wird, in der er der Sache nach aber zu dem gleichen Ergebnis gelangt wie die völlig anders argumentierende Leserbrief-Schreiberin)[42] – auch bei Hare also wird der Zusammenhang zwi-

---

41 WAZ vom 18. August 1976 („Bericht und Hintergrund"). – Nach R. Handy „deuteten viele amerikanische Studenten das ‚ethisch Richtige' als ‚das, was mit Gottes Willen übereinstimmt'": Lenk 1967: 541. – Siehe auch u. 3.4 mit Anm. 278.

42 Vgl. Hare 1975.

schen Sollen und Verpflichtetsein auf der einen und Wollen auf der anderen Seite geradezu greifbar, und zwar ungeachtet seiner recht spitzen Bemerkung im „Vorwort zur deutschen Übersetzung“ seines Buches „The Language of Morals“ („Die Sprache der Moral“), es habe „in der deutschen Geschichte praktische Folgen“, daß man z. B. sowohl Satz

(1.4.10) You are to shut the door.

wie auch Satz

(1.4.11) You ought to shut the door.

im Deutschen gleichermaßen mit

(1.4.12) Du sollst die Tür schließen.

ausdrücken könne: denn aufgrund dieser Tatsache könne ein Deutschsprachiger „viel leichter als ein Englischsprachiger denken, daß daraus, daß ihm befohlen worden ist, etwas zu tun, logisch folgt, daß er es tun sollte“, daß die Willensäußerung eines anderen also schon aus logischen Gründen für ihn verpflichtend sei.[43] Ein entsprechender Übergang von Satz (1.4.10) – der nach der Versicherung Hares „in einer seiner Gebrauchsweisen ein ungefähres Äquivalent des Imperativs

(1.4.13) Shut the door.

ist“ – zu Satz (1.4.11) ist in der Tat schwerlich möglich, da (1.4.11) im Englischen niemals, wie Hare des weiteren versichert, einem der beiden Sätze (1.4.10) oder (1.4.13) äquivalent ist.[44] Doch trotz dieser fehlenden Äquivalenz – insbesondere zwischen (1.4.11) und (1.4.13) – verwendet man den „ought“-Satz (1.4.11) nach der entscheidenden These Hares nur dann ‚präskriptiv‘ oder ‚hand-

---

43 Hare 1972 a: 10.
44 Ebd.: 9 f.; vgl. unten 5.8 mit Anm. 463.

lungsleitend'[45] oder als echtes ,Werturteil', wenn man den Imperativ (1.4.13) als logisch in ihm impliziert betrachtet. Dies macht Hare zu einer „Sache der Definition"; denn er „würde nicht sagen, daß ein ,ought'-Satz wertend gebraucht wird, es sei denn, man ist der Ansicht, daß Imperative aus ihm folgen".[46]
Sofern man es nun im Sinne der sprechakttheoretischen Vorschläge Searles als eine ,Aufrichtigkeitsbedingung' (,sincerity condition') für die Äußerung eines Imperativs betrachtet, daß man die Handlung, zu der man einen anderen auffordert, auch tatsächlich ausgeführt haben will,[47] kann man die Auffassung Hares von der Präskriptivität von Verpflichtungssätzen auch in der Weise kennzeichnen, daß man sagt, man könne einen wirklich präskriptiv gemeinten Satz der Form

(1.4.14) Der und der ist verpflichtet, das und das zu tun.

bzw.

(1.4.15) Ich bin verpflichtet, das und das zu tun.

nicht aufrichtig äußern, wenn man nicht wolle, daß der und der das und das auch tut, bzw. wenn man nicht selber die betreffende Handlung auszuführen gedenke. Es geht in diesem Fall also nicht, wie bei dem zu Beginn dieses Abschnittes untersuchten ,präskriptiv kraftlosen Sollen' (1), um das Wollen eines anderen Menschen und auch nicht, wie in der primitiv-theonomen Moral (2), um den Willen Gottes als der obersten und allein entscheidenden Wollensinstanz, sondern um das eigene Wollen dessen, der sich aus persönlicher Überzeugung zum Bestehen einer bestimmten Verpflichtung bekennt.

---

45 Hare 1952: 1, 29, 127, 129, 171 f.; 1972 a: 19, 51, 162, 164 f., 214 f.
46 Hare 1952: 164; vgl. 165, 168, 172; dt. 1972 a: 206; vgl. 207, 211, 214 f.; 1963: 79; dt. 1973: 96.
47 Searle 1969, dt. 1971 a: 3.4; vgl. Hoche 1992 a: Abschnitt IV.

(4) Um ein Wollen der letztgenannten Art geht es auch in einem vierten heuristischen Argument für die mögliche Analysierbarkeit des moralischen Verpflichtungsbegriffs mit Hilfe des Wollensbegriffs. Dieses Argument ist im Peirceschen Sinn ‚abduktiv' (‚retroduktiv', ‚reduktiv') und läßt sich als Aufeinanderfolge zweier Abduktionen der folgenden Form verstehen:

(Abd) The surprising fact, C, is observed;
But if A were true, C would be a matter of course,
Hence, there is reason to suspect that A is true.[48]

Eine erstaunliche Tatsache ist es, daß die in fast allen Kulturen und Religionen verbreitete ‚Goldene Regel', auf die ich in den Abschnitten 4.6 bis 4.8 ausführlich eingehen werde, „unabhängig an mehreren Orten entstanden ist"[49] und auch im täglichen Leben Formulierungen findet, die sich durch historische Transmission nicht erklären lassen.[50] Dieses Faktum würde sich freilich dann (aber anscheinend auch *nur* dann) von selbst verstehen, wenn die Goldene Regel allein aufgrund der Bedeutungen der in ihren Formulierungen verwendeten Ausdrücke – in diesem Sinn also: ‚analytisch' – wahr sein sollte; daher hat man Grund zu vermuten, daß dieses alte Moralprinzip analytisch ist. Die Analytizität der Goldenen Regel wäre nun aber ihrerseits dann (und wohl auch *nur* dann) zu erwarten, wenn der Begriff der moralischen Verpflichtung unter Bezug auf das Wollen dessen, der sich von Fall zu Fall zu einer Verpflichtung bekennt, analysiert werden könnte; also spricht zum min-

---

48 Peirce 1931-1935: 5.189; vgl. 2.624, 2.625, 2.628, 2.632, 2.636; Hanson 1958: 85-89; Heede 1971.

49 Philippidis 1929: 96.

50 Siehe u. Anm. 402.

desten einiges dafür, den Versuch einer solchen Begriffsanalyse nicht zu scheuen.
Diese (‚gestaffelte') abduktive Folgerung ist, wie jede Abduktion im Peirceschen Sinne, natürlich nur ein Verfahren zur Gewinnung einer Erklärungshypothese (‚explanatory hypothesis').[51] Eine solche Hypothese weist aber nur auf eine *Möglichkeit* hin und bedarf daher der Überprüfung.[52] Im vorliegenden Fall kann die (erfolgreiche) Überprüfung, anders als in den empirischen Wissenschaften, offensichtlich nur darin bestehen, daß man die Analyse des Begriffs der moralischen Verpflichtung mit Hilfe des Wollensbegriffes tatsächlich *durchführt* und anschließend, aufgrund der erzielten Resultate, die Analytizität der Goldenen Regel – in zumindest *einer* ihrer vielen historisch überlieferten Varianten – *deduktiv beweist.*

1.5. Mit der Implikationsthese Hares in der Deutung, die ich in Abschnitt 1.4 unter Punkt (3) versucht habe, schließt sich zwanglos die in Abschnitt 1.3 schon vorweggenommene Behauptung zusammen, daß uns die Äußerung eines Satzes wie

(1.3.7) Ich bin verpflichtet, das Geld zurückzuzahlen, aber ich gedenke es nicht zu tun.

leicht als befremdlich, ja – in einem noch näher zu prüfenden Sinn – als widerspruchsvoll erscheint.[53]

---

51 Peirce 1931-1935: 5.171, 5.189; vgl. 5.145: „Abduction consists in studying facts and devising a theory to explain them. Its only justification is that if we are ever to understand things at all, it must be in that way."

52 Ebd.: 5.171 bzw. 5.197; vgl. Hanson 1958: 123 f.

53 Vgl. hierzu die von Braithwaite 1955: 174 f. vertretene „konative" Form einer „nichtpropositionalen Ethik": „sie sieht den primären Gebrauch einer moralischen Behauptung darin, daß sie die Intention des Sprechers zum Ausdruck bringt, auf eine ganz bestimmte, in der Behauptung spezifizierte Art und Weise zu handeln" (174); sie läuft im wesentlichen darauf hinaus, „daß jemand mit der Behauptung, er

In gewisser Weise gilt das bereits für die Äußerung eines etwas schlichteren Satzes, der in einer seiner vielen Verwendungsweisen auf das gleiche hinausläuft wie Satz (1.3.7), nämlich für die Äußerung von Satz

(1.5.1) Ich bin verpflichtet, das Geld zurückzuzahlen, aber ich will es nicht tun.

Diese Ausdrucksweise ist freilich noch nicht optimal; denn bei (1.5.1) handelt es sich in dem hier ja gegebenen Falle einer geschriebenen oder gedruckten Fassung, die keinerlei Betonungs- und Intonationshilfen bietet, gar nicht um einen einzigen Satz, sondern sogar bei einer sehr großzügigen Handhabung der Identitätskriterien für Sätze um wenigstens zwei, nämlich

(1.5.1a) Ich bin *verpflichtet*, das Geld zurückzuzahlen, aber ich *will* es nicht tun.
(1.5.1b) Ich bin verpflichtet, das Geld *zurückzuzahlen*, aber ich will es nicht *tun*.,

wobei die Hervorhebungen die kontrastive Betonung angeben sollen.[54] Satz (1.5.1a) stellt nun aber etwas

---

müßte auf eine bestimmte Weise handeln, seinen Entschluß bekannt gibt, nach besten Kräften auf diese Weise zu handeln" (175; im Original S. 79: „when a man asserts that he ought to do so-and-so, he is using the assertion to declare that he resolves, to the best of his ability, to do so-and-so"). Diese „konative Theorie" – und damit auch die in dem vorliegenden Buch vertretene Ethik-Theorie, die sich freilich von derjenigen Braithwaites grundlegend darin unterscheidet, daß sie eine ‚propositionale' Theorie ist – hat den Vorteil, daß sie „eine zufriedenstellende Antwort auf die Frage ermöglicht: Aus welchem Grund handle ich so, wie ich denke, daß ich handeln sollte? Ihre Antwort lautet: wenn ich denke, ich sollte die Handlung tun, dann ist das meine Intention, sie wenn möglich zu tun. Daher ist mein Grund für das Ausführen der Handlung einfach, daß ich intendiere, diese wenn möglich zu tun" (175; im Original S. 79: „What is the reason for my doing what I think I ought to do? The answer it gives is that, since my thinking that I ought to do the action is my intention to do it if possible, the reason why I do the action is simply that I intend to do it, if possible").

[54] Oft wird in dieser Funktion der Acutus (accent aigu) verwendet: vgl. etwa Lyons 1968: 336.

durchaus Alltägliches dar, und das gleiche gilt für den in einer seiner Verwendungsweisen ihm äquivalenten Satz

(1.5.2a) Ich *muß* das Geld zurückzahlen, aber ich *will* es nicht tun.:

In beiden Sätzen wird man den ihnen gemeinsamen Teilsatz

(1.5.3a) Ich *will* es nicht tun.

im Sinne von etwa

(1.5.4) Es macht mir keinen Spaß, es zu tun (ich habe keine Lust, es zu tun; ich brenne nicht darauf, es zu tun; ich tue es wirklich nicht gerne).

zu deuten geneigt sein. Dagegen würde man den in Satz (1.5.1b) wie auch in dem gelegentlich gleichbedeutend gebrauchten Satz

(1.5.2b) Ich muß das Geld *zurückzahlen*, aber ich will es nicht *tun*.

enthaltenen Teilsatz

(1.5.3b) Ich will es nicht *tun*.

wohl nur im Sinne von etwa

(1.5.5) Ich habe nicht die Absicht (beabsichtige nicht; gedenke nicht; bin nicht willens), es zu tun.

interpretieren können; und dieser Satz wird in der deutschen Umgangssprache fast immer als gleichbedeutend mit der negativen Absichtserklärung

(1.5.6) Ich habe die Absicht (beabsichtige; gedenke; bin willens), es nicht zu tun.

aufgefaßt,[55] so daß sich die gesonderte Behandlung von Sätzen wie

(1.5.1c) Ich bin verpflichtet, das Geld *zurückzuzahlen*, aber ich will es *nicht* tun.

---

55 Vgl. hierzu Klein 1973: S. XII f.

(1.5.2c) Ich muß das Geld *zurückzahlen*, aber ich will es *nicht* tun.

(1.5.3c) Ich will es *nicht* tun.

im Rahmen der gegenwärtigen Fragestellung wohl erübrigen dürfte.
Die Sätze (1.5.1b,c) und (1.5.2b,c) sind, wie ich meine, sehr viel schwieriger zu verstehen als die entsprechenden (a)-Formen, und dadurch scheint es sich zu erklären, daß man die hingeschriebene oder gedruckte Wortfolge (1.5.1) und die entsprechende Wortfolge

(1.5.2) Ich muß das Geld zurückzahlen, aber ich will es nicht tun.

in einem normalen Kontext und nach reiflicher Überlegung wohl eher im Sinne der (a)-Betonung als in dem der (b)- oder (c)-Betonung lesen und aussprechen würde. Das soll nun aber nicht heißen, daß man in den (b)- oder (c)-Versionen überhaupt keinen Sinn finden könnte. Vielmehr würde der Hörer im Interesse einer in sich stimmigen Deutung – deren Möglichkeit man dem Sprecher oder dem Schreiber dank dem psycholinguistischen Phänomen der ‚Sinnkonstanz' bis an die Grenzen des gerade noch Zumutbaren einzuräumen bereit ist[56] – auch hier noch einmal nach einem Ausweg suchen und die Äußerung in Ermangelung einer näherliegenden Auslegung möglicherweise so verstehen, als wolle der Sprecher oder der Schreiber sagen, er sei zwar nicht nach seiner eigenen sittlichen Überzeugung, wohl aber etwa

---

[56] Vgl. Hörmann 1976 a; 1976 b: Kap. VII; Hoche 1981 b: 4.3-4.5; 1985 a: IV.4.b; 1990: 8.2. – Den Terminus „Sinnkonstanz" hat Hörmann in Parallele zu den schon etablierten psychologischen Fachausdrücken „Formkonstanz", „Farbkonstanz", „Größenkonstanz" usw. eingeführt. Tatsächlich wird aber nicht der (bestimmte) *Sinn*, sondern nur die *Sinnhaftigkeit* gewahrt, und zwar gerade durch eine Sinnverschiebung. Es würde sich also eher empfehlen, von „Sinnhaftigkeitskonstanz" zu sprechen. Ich werde das im folgenden aber nicht tun, sondern an Hörmanns Terminus technicus festhalten.

nach dem im Bürgerlichen Gesetzbuch niedergelegten staatlichen Recht (über das er sich aus welchen Gründen auch immer hinwegzusetzen gewillt ist) oder in den Augen der öffentlichen, landläufigen oder herrschenden Meinung (von der er sich distanziert) zur Zurückzahlung des Betrags verpflichtet. Auf die gleiche Weise würde man wohl versuchen, solche Entfaltungen der Sätze (1.5.1b,c) und (1.5.2b,c) wie beispielsweise

(1.3.7) Ich bin verpflichtet, das Geld zurückzuzahlen, aber ich gedenke es nicht zu tun.
(1.5.7) Ich muß das Geld zurückzahlen, aber ich gedenke es nicht zu tun.

als noch sinnvoll zu retten.

Für diese Rettung würde man freilich einen sehr hohen Preis zahlen müssen: Man könnte all diese Sätze – oder genauer gesagt: ihre jeweils ersten Teilsätze – niemals als echte Verpflichtungssätze verstehen, mit denen man sich in eigener persönlicher Verantwortung zum Bestehen einer Verpflichtung bekennt und die daher normative oder im Sinne Hares präskriptive (handlungsbestimmende) Kraft haben, sondern bestenfalls als rein deskriptive (wenn auch sozusagen präskriptiv verkleidete) Sätze, mit denen man – prinzipiell in keiner anderen Haltung als z. B. ein Ethnologe, Soziologe, Historiker oder Vergleichender Rechtswissenschaftler – die faktische Geltung einer Norm innerhalb eines begrenzten räumlich-zeitlichen Bereichs konstatiert.

Doch selbst diesen Rettungsweg können wir uns verbauen, indem wir ausdrücklich klarmachen,[57] wir seien nach unserer jeweils eigenen sittlichen Überzeugung, nach unseren jeweils eigenen normativen Maßstäben

---

[57] Ein solcher ‚Abbau von Sinnkonstanz‘ scheint mir in Fällen wie denen, um die es hier und bei ähnlichen philosophischen Untersuchungen geht, *vollständig* möglich zu sein: vgl. Hoche 1981 b: 4.5, und – zum ‚Prinzip der Ausdrückbarkeit‘ – Searle 1969, dt. 1971 a: 1.5.

usw. zu der fraglichen Handlung verpflichtet. So können wir unseren Satz (1.3.7) beispielsweise wie folgt präzisieren:

(1.5.8) Ich bin nach meinen eigenen normativen Maßstäben moralisch verpflichtet, das Geld zurückzuzahlen, aber ich gedenke es nicht zu tun.

Wenn dieser Satz überhaupt noch einer in sich stimmigen Deutung fähig sein sollte, dann wohl allenfalls der: „Im Hinblick auf bestimmte Züge der Situation bin ich nach meinen eigenen sittlichen Maßstäben zwar verpflichtet, das Geld zurückzuzahlen, aber in Anbetracht der Gesamtlage werde ich genau das nicht tun." Das könnte jemand offenbar dann sagen, wenn er davon überzeugt ist, durch seine Rückzahlung einer üblen Sache Vorschub zu leisten – beispielsweise ein Schuldner, der guten Grund zu der Annahme hat, daß sein Gläubiger das Geld sofort in ‚Stoff' umsetzen oder dazu verwenden würde, einen Killer zu dingen; oder ein Steuerzahler, der – wie 1847/1848 der Dichter Thoreau oder im Vietnamkrieg die Sängerin Joan Baez – nicht zur Finanzierung eines ungerechten Krieges beitragen will. Doch in all solchen Fällen würde man – im Sinne der auf W. D. Ross zurückgehenden Unterscheidung[58] – nicht von Pflichten schlechthin (von ‚tatsächlichen' oder ‚wirklichen' [‚actual'] Pflichten), sondern nur von (‚auf den ersten Blick' bestehenden) ‚prima-facie'-Pflichten sprechen, die von anderen, als höherrangig eingestuften moralischen Verpflichtungen überwogen werden. Deshalb wäre es auch richtiger, in solchen Fällen nicht Sätze der Art (1.5.8) zu verwenden, sondern Sätze der Art

[58] Vgl. Ross 1930: bes. 19 f., 28; Searle 1978; Hare 1981: passim, bes. Kap. 3; s. u. 2.2 mit Anm. 164 f.

(1.5.9) Ich wäre nach meinen eigenen normativen Maßstäben (eigentlich zwar) moralisch verpflichtet, das Geld zurückzuzahlen, aber ich gedenke es nicht zu tun (denn höherrangige Pflichten sprechen dagegen).

In Sätzen wie diesem gibt man durch den Irrealis deutlich genug zu verstehen, daß man sich zu der in Rede stehenden Handlung eben doch nicht wirklich verpflichtet glaubt; und so dürfen wir schließen, daß man Sätze wie (1.5.8) korrekterweise nicht äußern kann, ohne unverständlich – weil auf irgendeine Weise widersprüchlich – zu werden.[59]

1.6. Wenn man die natürlich-sprachliche Konjunktion „aber" in der aussagenlogischen Schreibweise einfach durch das Zeichen für das sätzeverbindende „und" wiedergibt,[60] läßt sich ein Satz der Form

(1.6.1) Der und der ist verpflichtet, das und das zu tun, aber es ist nicht mein Wille,[61] daß er es tut.

---

59 Deswegen scheint es mir überflüssig (wenn auch vielleicht nicht geradezu falsch), inkonsistente Sätze der Art (1.5.8) gegen das Walten der ‚Sinnkonstanz' zusätzlich noch dadurch immunisieren zu wollen, daß man „verpflichtet" etwa durch „wirklich und tatsächlich verpflichtet" ersetzt. Etwas anders noch Hoche 1985 a: 136 f. Anm. 10.

60 „‚&' is truth-functional; and truth-functions are especially readily amenable to formal treatment – notably, they allow the possibility of a mechanical decision procedure. This is no doubt why the formal logician has an analogue of ‚and' but none of [...] ‚but'; ‚and', in at least a large class of uses, is truth-functional, whereas [...] the truth-value of ‚A but B' [depends] also upon whether the combination of A and B is surprising": Haack 1978: 34. Zum Verhältnis von „und" und „aber" in logischer Hinsicht vgl. ferner Frege 1892: 45 mit Anm. 12; 1918: 64; 1923: 43; Strawson 1952: 48; Hinton 1967: 253 f.; Dummett 1973: 85 f.

61 Wendungen wie „Ich habe nicht die Absicht (beabsichtige nicht; gedenke nicht; bin nicht willens), daß er es tut.", die denen in Satz (1.5.5) entsprechen, sind im Deutschen nicht sprachüblich, und das gleiche gilt für die zweite grammatische Person. Dagegen könnte man im Englischen zu „I do not intend to do so." durchaus die Form „I do

aussagen- oder junktorenlogisch etwa so formulieren:

(1.6.2) z_0 ist verpflichtet, a_0 zu tun & ¬ (es ist mein Wille, daß z_0 a_0 tut).

Satzverbindungen von dieser Form – so habe ich in den Beispielanalysen des letzten Abschnitts glaubhaft zu machen versucht – weisen wir nach dem Urteil unseres Sprachgefühls aber dann als ungereimt, unverständlich und in sich ‚irgendwie widerspruchsvoll' zurück, wenn wir nicht umhin können, ihre ersten Teilsätze als echte moralische Verpflichtungssätze zu interpretieren. Das ist etwa dann der Fall, wenn wir, wie in Satz (1.5.8), statt „verpflichtet" ausdrücklich „nach meinen (eigenen) normativen Maßstäben moralisch verpflichtet" sagen, aber gewiß auch dann, wenn aus der ganzen Redesituation hervorgeht, daß wir nichts anderes meinen als genau dies. Wenn nun eine Satzverbindung der Form (1.6.2) ‚irgendeinen Widerspruch' in sich birgt, dann müssen wir ihre Verneinung – ihr kontradiktorisches Gegenteil – als ‚in irgendeiner Weise notwendig' ansehen, mithin für jede mögliche Deutung der Personenkonstanten „z_0" und der Handlungskonstanten „a_0" postulieren:

(1.6.3) ¬ [z_0 ist verpflichtet, a_0 zu tun & ¬ (es ist mein Wille, daß z_0 a_0 tut)];

---

not intend him (oder: you; usw.) to do so." bilden, und „intend" hat dabei einen anderen ‚Wert' (‚valeur') im Sinne Saussures (1916: bes. 131-140) als „want", da „I want to" sowohl im Sinne von „I should like to" wie im Sinne von „I intend to" aufgefaßt werden könnte; vgl. von Wright 1971: 102, 197 f. Anm. 30. Die Formulierung „Ich erwarte (von ihm) nicht, daß er es tut." ist mehrdeutig, die Formulierung „Ich halte es nicht für richtig (gut; angebracht; usw.), daß er es tut." beinahe eindeutig normativ und deshalb hier, wo es zunächst noch um reines ‚Wollen' geht, zu vermeiden. Am nächsten liegt es vielleicht, statt (1.6.1) mit der kontrastiven Betonung des „tut" zu sagen: „Der und der ist verpflichtet, das und das zu tun, aber ich will nicht, daß er es *tut*."; vgl. die Sätze (1.5.1b), (1.5.2b) und (1.5.3b) sowie u. 2.2 mit Anm. 159.

und diese Satzform ist aussagenlogisch äquivalent der Form

(1.6.4) z_o ist verpflichtet, a_o zu tun → es ist mein Wille, daß z_o a_o tut.

Angenommen, wir seien befugt, die – ihrer Natur nach ja noch ganz ungeklärte – ‚Notwendigkeit' der Form (1.6.4) in dem Sinn zu deuten, daß alle Sätze von dieser Form logisch wahr (oder: L-wahr) sind, dann würde das nach den Begriffsbestimmungen der modernen Logik darauf hinauslaufen, daß der Satz

(1.6.5) z_o ist verpflichtet, a_o zu tun.

den Satz

(1.6.6) Es ist mein Wille, daß z_o a_o tut.

logisch (oder: L-) impliziert.[62] Die Frage ist aber eben, ob wir zu dieser Deutung wirklich berechtigt sind; denn warum in aller Welt sollte nicht irgend jemand irgendwo irgendwann auch nach meinen normativen Maßstäben moralisch dazu verpflichtet sein können, etwas Bestimmtes zu tun, ohne daß es mein Wille ist, daß er es tut?

Zweifel an einer logischen Implikation von Satz (1.6.6) in Satz (1.6.5) werden auch – und insbesondere – durch die Tatsache nahegelegt, daß bei einem schon oft erörterten Parallelproblem, nämlich der Paradoxie von Moore, nach der Auffassung ihres Entdeckers – und nach der ‚herrschenden Meinung' – gerade kein logischer Widerspruch und keine logische Implikation im Spiel sind (wenn auch einige der Autoren, die sich mit diesem Problem beschäftigt haben, etwa Stegmüller und der ihm darin folgende Prauss,[63] das nicht wahrhaben wollen). Moore selbst beschreibt die nach ihm benannte Parado-

62 Vgl. Carnap 1947: §§ 2, 39.
63 Stegmüller 1956: 545 f.; Prauss 1971: 214 f.

xie einmal so: „Es ist absurd, solche Sachen zu sagen wie: ‚Ich glaube, er ist hinausgegangen, aber er ist nicht hinausgegangen‘. Obwohl dies absurd ist, enthält es jedoch keinen Widerspruch [this, though absurd, is not self-contradictory]; denn es kann sehr wohl wahr sein. Aber es ist absurd, weil wir mit der Äußerung der Worte ‚er ist nicht hinausgegangen‘ *zu verstehen geben [imply]*, daß wir *nicht* glauben, daß er hinausgegangen ist, obwohl wir dies nicht behaupten [assert] und obwohl es auch nicht aus irgendeiner unserer Behauptungen folgt.“[64]

In der Tat kann ein Satz wie

(1.6.7) Ich glaube, er ist hinausgegangen, aber er ist nicht hinausgegangen.

oder

(1.6.8) Heinrich ist verheiratet, aber ich glaube das nicht.

„sehr wohl wahr sein“: Meine Überzeugung, er sei hinausgegangen, ist mit der Tatsache, daß er doch nicht hinausgegangen ist, ohne weiteres verträglich, und genausogut kann es sein, daß Heinrich wirklich verheiratet ist, ohne daß ich das glaube. Dies wird besonders deutlich, wenn man das Tempus ändert oder das ‚deiktische‘, ‚wesentlich okkasionelle‘ oder ‚egozentrische‘[65] Fürwort „ich“ durch einen etwas weniger situationsgebundenen Individuenausdruck (insbesondere einen Namen des Sprechers) ersetzt und statt (1.6.8) etwa sagt:

(1.6.9) Heinrich war verheiratet, aber ich glaubte das nicht.

---

[64] Übersetzt nach Moore 1944: 175 f.; Hervorhebungen im Original. Vgl. zur Diskussion dieses Problems bes. Hintikka 1962: Kap. IV.

[65] Vgl. zu diesen Termini etwa Lyons 1968: 7.2; Husserl 1901: I. § 26; Russell 1940: Kap. VII. Zur Sache vgl. auch u. Anm. 210.

(1.6.10) Heinrich ist verheiratet, aber Ulrich glaubt das nicht.

Was Satz (1.6.8), im Unterschied zu den Sätzen (1.6.9) und (1.6.10), absurd wirken läßt, ist die Tatsache, daß man im Sinne der von Moore eingeführten terminologischen Unterscheidung durch die Äußerung der Worte

(1.6.11) Heinrich ist verheiratet.

seinen Hörern ‚implicite' das ‚zu verstehen gibt' (‚imply'), was man mit Hilfe der Worte

(1.6.12) Ich glaube (oder: ich bin der Ansicht; überzeugt; usw.), daß Heinrich verheiratet ist.

explicite auch ‚behaupten' könnte (‚assert'). J. L. Austin und die durch ihn angeregte ‚sprachpragmatisch' orientierte Philosophie und Linguistik haben diese Differenzierung zwischen ‚behaupten' und ‚zu verstehen geben' aufgenommen und weitergeführt, und gemäß der Sprechakttheorie Searles steht ein durch die Äußerung von (1.6.11) in einer passenden sprachpragmatischen Situation tatsächlich vollzogener Sprechakt des Feststellens oder Behauptens unter der ‚Aufrichtigkeitsbedingung' (‚sincerity condition'), daß der Sprecher im Sinne von (1.6.12) von Heinrichs Status als Ehemann überzeugt ist.[66] Man könnte daher auch sagen: Nicht der bloße ‚Gedanke' (im Sinne Freges), daß Heinrich verheiratet ist, ohne daß ich das glaube, ist in sich widersprüchlich, sondern erst die Äußerung dieses Gedankens mit ‚behauptender Kraft', wie es bei Frege heißt, oder mit der ‚illokutionären Kraft' (‚illocutionary force') der Behauptung, wie Austin und Searle, offensichtlich unter seinem terminologischen Einfluß, das nennen.[67] Tatsäch-

---

66 Austin 1962: 48-54, 135; 1972: 64-72, 153; Searle 1969, dt. 1971 a: 3.4.

67 ‚Gedanke': bes. Frege 1918; ‚behauptende Kraft': bes. ebd.: 63; 1919: 152; 1969 und 1976, Register; ‚illocutionary force': bes. Austin

lich könnte man ohne die Spur eines Widerspruchs sagen (und als Gesamtsatz behaupten):

(1.6.13) Es könnte ja sein, daß Heinrich verheiratet ist, ohne daß ich das glaube.[68]

Wenn man nun, wie es seit Frege mehr oder minder bewußt praktiziert wird, die Aussagenlogik (den ‚propositional' oder ‚sentential calculus') auf ‚Gedanken' oder ‚Propositionen' bezieht[69] oder wenn man gar, was einen Schritt darüber hinaus bedeutet, mit Hare „den gewöhnlichen Aussagenkalkül ausschließlich mit Hilfe von Phrastika zu rekonstruieren" empfiehlt, so daß man „die Folgebeziehungen der gewöhnlichen Logik als Beziehungen zwischen den Phrastika der Sätze ansehen" kann,[70] dann wird man auf keinen Fall sagen dürfen, Satz (1.6.8) sei logisch widerspruchsvoll (kontradiktorisch, L-falsch), und entsprechend auch nicht, Satz (1.6.12) sei in Satz (1.6.11) L-impliziert. Doch könnte statt dessen sehr treffend, wie es Hintikka vorschlägt und im einzelnen darlegt, von einer ‚glaubensmäßigen Unhaltbarkeit' (‚doxastic indefensibility') bzw. einer ‚doxastischen Implikation' die Rede sein.[71]

1962: 33, 72 f., 99, 134, 145, 148 f.; zu weiteren Belegstellen und zu begriffsgeschichtlichen Zusammenhängen vgl. Hoche 1985 a: 41 f.; 1990: 6.2-6.6.

68 Zu verschiedenen normalsprachlichen Varianten aussagenlogischer Satzkonjunktionen vgl. auch Hoche 1981 b: 1.1; s. u. Anm. 100 und 3.3 mit Anm. 270.

69 Vgl. bes. Frege 1919: 152-154; 1923: 37 f.

70 Hare 1972 a: 48 f.; vgl. 1949: 10 f., 15-19 („descriptor" ist Hares altes Wort für „phrastic": vgl. 8 f.); 1952, dt. 1972 a: 2.3 (zu Hares Ausnahmefall der angeblichen „Negation des Neustikons" kritisch: Hoche 1986; 1990: 8.4; 1992 a: Abschnitt II mit Anm. 22), 2.4-2.5 passim. Zum Begriff des Phrastikons und zu den zugehörigen Begriffen des Tropikons, des Neustikons und des Klistikons vgl. ebd.: 2.1; 1970: bes. Abschnitt 4; 1989; Hoche 1984; 1990: 6.2, 6.5.

71 Hintikka 1962: 4.8-4.9.

1.7. Nach diesen Überlegungen wird man es kaum noch für selbstverständlich halten, daß das offenbar bestehende Implikationsverhältnis von einem Satz der Form

(1.6.5) z_0 ist verpflichtet, a_0 zu tun.

zu einem Satz der Form

(1.6.6) Es ist mein Wille (oder in diesem Sinn kurz: ich will), daß z_0 a_0 tut.

von logischer Art sei. Auf der anderen Seite wird man es aber auch nicht als glaubensmäßig oder ‚doxastisch' kennzeichnen dürfen, sondern eher als wollensmäßig oder ‚buletisch' (‚voluntativ'). Als Tertium comparationis dieser beiden in Erwägung gezogenen Arten von Implikation scheint dabei der Bezug zur sprechakttheoretischen ‚Aufrichtigkeit' in Betracht zu kommen: Einen – echten – Verpflichtungssatz der Form (1.6.5) zu äußern, ohne bereit zu sein, sich auch zu einem Wollenssatz der Form (1.6.6) zu bekennen, schiene ebenso unaufrichtig, wie den Satz

(1.6.11) Heinrich ist verheiratet.

auszusprechen, ohne bereit zu sein, sich auch zu Satz

(1.6.12) Ich glaube (oder: ich bin der Ansicht; überzeugt; usw.), daß Heinrich verheiratet ist.

zu bekennen. Diese heuristische Überlegung könnte man noch durch den Hinweis darauf absichern wollen, daß nach der – wie ich allerdings meine: wenig glücklichen – Auffassung einiger Vertreter des metaethischen Nonkognitivismus[72] die Äußerung von Verpflichtungs-

[72] Zum metaethischen Nonkognitivismus – den man dem Intuitionismus und dem Naturalismus gegenüberzusetzen pflegt – gehören vor allem der universelle Präskriptivismus Hares und der Emotivismus insbesondere C. L. Stevensons. Einen guten Überblick bieten etwa Warnock 1967; Hudson 1970; Biesenbach 1982.

sätzen weniger ein Behaupten als vielmehr ein Auffordern darstelle und daß es gemäß den von Searle formulierten sprechakttheoretischen ‚Aufrichtigkeitsbedingungen' und korrelativen ‚-regeln' (‚sincerity rules')[73] ebensowenig aufrichtig wäre, jemand anders durch Bitte, Befehl usw. zu einer Handlung aufzufordern, deren Ausführung man nicht will, wie einen Sachverhalt zu behaupten, an dessen Vorliegen man nicht glaubt.[74]

In der Tat gibt es gute Gründe, dem Begriff der ‚doxastischen' den Begriff der ‚buletischen Implikation' an die Seite zu stellen und beide – wie sich später zeigen wird: neben anderen – dem Begriff der ‚pragmatischen Implikation' zu subordinieren.[75] Denn die Konzeption einer Mooreschen Paradoxie als einer Satzkonjunktion, mit deren einem Teilsatz wir die Negation oder das kontradiktorische Gegenteil dessen behaupten (‚assert'), was wir mit dem anderen Teilsatz implizit zu verstehen geben (‚imply'), ist ihrer Natur nach durchaus nicht auf doxastische Inkonsistenz beschränkt.

Das kann man bereits bei Moore selbst nachlesen,[76] der gegen Stevensons ‚emotivistische' Ethik-Theorie eingewandt hat, daß wir z. B. mit Satz

---

73 Searle 1969, dt. 1971 a: 3.3

74 Searle 1969: 66; 1971 a: 100.

75 Zum Begriff der pragmatischen Implikation vgl. bes. Grant 1958; Hungerland 1960; Hoche 1981 b; 1985 a: IV.3; 1990: 8.3. Die Termini „pragmatic(al)" bzw. „contextual implication" scheinen sich zuerst bei Bar-Hillel 1946: 334 bzw. Nowell-Smith 1954: 80 f. zu finden. Pragmatische oder kontextuelle Implikation im Sinne dieser Autoren ist nicht mit konversationeller oder Gesprächs-Implikatur im Sinne von Grice 1975 (und 1961: Teil III) zu verwechseln (vgl. auch Hoche 1990: 8.5); deshalb ist es zum mindesten irreführend, etwa mit Lenzen (1980: 13) nur „pragmatische oder konversationelle Implikaturen" und „logische Implikationen" einander gegenüberzustellen (vgl. auch Cavell 1958: 177-179, 206; Künne 1981: 9-11). – Vgl. o. Anm. 28, u. Anm. 123 und 1.9 mit Anm. 109.

76 Moore 1942: 540-543 (oder in Foot 1967: 37-39).

(1.7.1) Es war recht (oder: moralisch richtig),[77] daß Brutus Caesar ermordet hat.

nicht dasselbe behaupten wie mit Satz

(1.7.2) Ich billige es (oder: heiße es gut; usw.), daß Brutus Caesar ermordet hat.,

daß wir jedoch mit der Äußerung jenes ersten Satzes das implizit zu verstehen geben (‚imply'), was wir mit der Äußerung dieses zweiten Satzes explizit behaupten (‚assert'). Die Konjunktion von Satz (1.7.1) mit der Negation von Satz (1.7.2), also Satz

(1.7.3) Es war moralisch richtig, daß Brutus Caesar ermordet hat, aber ich billige es nicht (daß Caesar Brutus ermordet hat).,

ist für Moore selbst ein Beispiel für die nach ihm benannte Form der Paradoxie; aber Billigen oder Gutheißen ist nicht dem Glauben, sondern dem Wollen verwandt: es ist sozusagen das vergangenheitsorientierte Gegenstück zu dem wesentlich zukunftsorientierten Wollen, Wünschen, Beabsichtigen usw. und gleich diesen eine Art von ‚Pro-Einstellung' oder ‚Dafürsein'.[78]
Was diese verschiedenen Varianten des ‚Dafürseins' mit dem Glauben (Meinen, Überzeugtsein usw.) nichtsdestoweniger gemein haben, ist aber, wie gesagt, dies: Wie ‚assertive' Sprechakte des Behauptens, Feststellens usw. nur dann aufrichtig sind, wenn der Sprecher auch *glaubt*,

---

[77] Das englische „right" wird in moralphilosophischen Übersetzungen meist durch „(moralisch; sittlich) richtig" wiedergegeben, doch plädiert Reiner 1978 für die Übersetzung „recht".

[78] Den unspezifischen (generischen) Begriff der ‚Pro-Einstellung' habe ich von Nowell-Smith (1954: 112 und Index s. v. „Pro-attitudes") entlehnt. Zur moralphilosophischen Verwendung von vergangenheitsorientierten ‚Pro-Wörtern' wie „to be glad" oder „begrüßen" vgl. Hare 1975: Abschnitt IV; Hoche 1978 a: Abschnitt VIII; zu „wollen" und anderen zukunftsorientierten ‚Pro-Wörtern' vgl. Hoche 1973: §§ 29-31.

was er sagt, so sind ‚direktive' Sprechakte des Befehlens, Bittens, Anratens usw. – und auch, wie ich nun hinzufügen möchte, ‚kommissive' Sprechakte des Versprechens, Gelobens usw. – nur dann aufrichtig, wenn der Sprecher auch *will* oder (sich) wenigstens *wünscht*, daß der von ihm ‚Dirigierte' der ‚Direktive' entsprechend handelt, bzw. wenn der Sprecher auch die *Absicht* hat, das zu tun, worauf er sich selber mit seinen Worten festlegt.[79]
Unter diesem sprechakttheoretischen Gesichtspunkt der Aufrichtigkeit könnte es daher als naheliegend erscheinen, auch Sätze wie die folgenden als Mooresche Paradoxien zu diagnostizieren:

(1.7.4) Ich bitte dich, ihm zu helfen, aber ich will nicht (oder: wünsche nicht), daß du es tust.

(1.7.5) Ich verspreche zu kommen, aber ich gedenke es nicht zu tun.

Und diese Überlegungen könnte man sogar noch in zwei verschiedene Richtungen ausweiten wollen. Zunächst einmal könnte man auch die Aufrichtigkeitsbedingungen für ‚expressive' Sprechakte wie etwa Danken, Gratulieren, Willkommen-heißen, Sich-entschuldigen usw. der Konstruktion von vermeintlich Mooreschen Paradoxien wie diesen zugrunde legen:[80]

(1.7.6) Ich danke Ihnen für Ihr Verhalten, aber ich finde es nicht anerkennenswert.

(1.7.7) Ich gratuliere Ihnen zu Ihrem Erfolg, aber ich freue mich nicht darüber.[81]

(1.7.8) Ich entschuldige mich für mein Vorgehen, aber ich bedauere es nicht.

Sodann aber kann man sich auch klarmachen, daß sprechakttheoretische Aufrichtigkeitsbedingungen nur

79 Vgl. Searle 1975: 12-14.

80 Vgl. ebd.: 15.

81 Zu den Sätzen (1.7.6) und (1.7.7) vgl. Searle 1969: 66 f.; 1971 a: 102, 106.

eine unter mehreren Arten von notwendigen Bedingungen für den erfolgreichen und fehlerfreien Vollzug von Sprechakten darstellen und daß insbesondere die von Searle so genannten Ersten Einleitungsbedingungen eine gute Basis für Paradoxien wie die folgenden abgeben:

(1.7.9) Heinrich ist verheiratet, aber ich habe keinen Grund zu der Annahme, daß das stimmt.

(1.7.10) Heinrich ist verheiratet, aber ich weiß nicht (oder: ich habe nicht in Erfahrung bringen können), ob das stimmt.

(1.7.11) Ich bitte dich, ihm zu helfen, aber du kannst es nicht.

(1.7.12) Ich verspreche zu kommen, aber ich kann es nicht.

(1.7.13) Ich verspreche zu kommen, aber ich weiß, daß du mein Fernbleiben vorziehen würdest.

(1.7.14) Ich danke Ihnen für den Sonderdruck, aber ich empfinde ihn nur als Zumutung und Belastung.[82]

1.8. Doch so paradox all diese Beispiele zweifellos sind: Bei den meisten von ihnen – nämlich allen nicht-assertiven – liegen keine wirklich *Mooreschen* Paradoxien vor. Denn welche Merkmale der nach ihm benannten Paradoxien hat Moore hervorgehoben? Soweit ich sehe, nur zwei: (1) Wenn ich eine im Mooreschen Sinn paradoxe Äußerung tue, dann gebe ich implizit etwas zu verstehen, was dem von mir Behaupteten kontradiktorisch widerspricht, was aber weder von mir behauptet wird noch aus dem, was ich behaupte, logisch folgt: „I am [...] *implying* a proposition which is the contradictory of what I am asserting, but which is not being asserted by

[82] Vgl. zu diesen Sätzen Searle 1969: 58 f., 63, 66 f.; 1971 a: 89-91, 97, 100, 102.

me and is not entailed by what I assert."[83] (2) Wenn ich eine im Mooreschen Sinn paradoxe Äußerung tue, dann behaupte ich etwas, was logisch durchaus möglich ist, in einem bestimmten Sinne also sehr wohl wahr sein kann: „*what* is asserted is something which is perfectly possible logically"; „it may quite well be true".[84]

Beide Merkmale treffen nun aber auf nicht-assertive Sprechakte gar nicht zu: (1) Im Vollzug von direktiven, kommissiven und expressiven (und gewöhnlich auch im Vollzug von deklarativen)[85] Sprechakten wird überhaupt nichts behauptet – also erst recht nichts behauptet, was mit dem in Widerspruch treten könnte, was implizit zu verstehen gegeben wird. (2) Im Zusammenhang mit nicht-assertiven Sprechakten kann auch nicht von Wahrheit die Rede sein. Um es mit Frege zu sagen: „dasjenige, bei dem das Wahrsein überhaupt in Frage kommen kann", sind „Gedanken" und nicht z. B. auch „Befehle" oder „Bitten";[86] und Gedanken im Sinne Freges können, wenn man die derzeit differenzierteste sprechakttheoretische Terminologie – nämlich diejenige Hares – zugrundelegt, nicht durch ein Phrastikon allein, sondern nur durch die Verbindung eines Phrastikons mit einem indikativischen (also: assertiven) Tropikon ausgedrückt werden.[87]

Nun könnte man allerdings meinen, daß mit Sätzen wie (1.7.4) bis (1.7.8) und (1.7.11) bis (1.7.14), selbst wenn mit ihnen nichts behauptet werde, doch auf jeden Fall etwas Wahres gesagt werden könne. Denn ist es in unserer unvollkommenen Welt nicht etwas geradezu Alltäg-

---

83 Moore 1944: 176; vgl. 175, und 1942: 540-543 (s. o. Anm. 76).

84 Moore 1942: 543 (s. o. Anm. 76) bzw. 1944: 175; Hervorhebung von Moore.

85 Vgl. Searle 1975: 16-20.

86 Frege 1918: 60, 62; vgl. 1892: 38 f.; Hoche 1990: 101 f., 110 mit Anm. 349.

87 Vgl. Hoche 1990: 106 f., 109 f.; zu den Begriffen ‚Phrastikon', ‚Tropikon', ‚Neustikon' und ‚Klistikon' s. o. Anm. 70.

liches, daß wir jemandem etwas versprechen, was wir gar nicht tun wollen oder gar nicht tun können oder was dem anderen – ob wir dies nun wissen oder nicht – keineswegs angenehm ist? Oder daß wir boshafterweise jemanden bitten, etwas zu tun, was wir überhaupt nicht wollen, von dem wir aber ganz genau wissen, daß er es auch nicht kann (von so trivialen Fällen ganz abgesehen, in denen der Aufgeforderte entgegen unserer Vermutung tatsächlich nicht in der Lage ist, das zu tun, wozu wir ihn auffordern)? Oder daß wir uns für etwas bedanken, was uns im Grunde lästig ist? Oder uns für eine Handlung entschuldigen, die wir in Wahrheit gar nicht bedauern? Oder zu einem Erfolg gratulieren, über den wir uns in unserer Mißgunst eher ärgern als freuen?

Dieser Einwand ist jedoch nicht korrekt. Denn in dem Maße, in denen Satzkonjunktionen wie – sagen wir – (1.7.5), (1.7.12) und (1.7.13) „sehr wohl wahr sein können" (Moore), in dem Maße würden wir auch mit der Äußerung ihres ersten Teilsatzes

(1.8.1) Ich verspreche zu kommen.

nichts versprechen, sondern etwas behaupten – ein Versprechen nicht geben, vollziehen oder in Kraft setzen, sondern bloß zum Gegenstand eines assertiven Sprechakts wie etwa einer Erläuterung oder einer Voraussage machen.[88] Wenn man will, könnte man hier von einer Art ‚Komplementarität' im Sinne Bohrs (oder zumindest in einem sehr ähnlichen Sinne) sprechen:[89] Mit Satz (1.8.1) kann man in einer konkreten Verwendungssituation durchaus etwas Wahres sagen, und man kann mit ihm in einer konkreten Verwendungssituation durchaus

88 Satz (1.8.1) kann z. B. eine Antwort auf die Frage sein: „Und was machst du, wenn sie sich mit dir verabreden will?"; dann fungiert er als bedingte Voraussage. Als Antwort auf die Frage „Was versuchst du ihr da so umständlich (auf Ilocano) klarzumachen?" wäre Satz (1.8.1) eine Erläuterung. – Vgl. auch Austin 1946: 66-71.

89 Vgl. Hoche 1990: 84-89, 209-213.

auch etwas versprechen – aber man kann nicht beides in einer und derselben Verwendungssituation.
Eine solche ‚Komplementarität' tritt sogar dann auf, wenn wir Satz (1.8.1) um das Wörtchen „hiermit" erweitern, also sagen:

(1.8.2) Hiermit verspreche ich zu kommen.

Dieses Wörtchen „hiermit" dient häufig dazu, den Vollzug eines ‚expliziten Performativums', also eines expliziten illokutionären Akts (Sprechakts),[90] zu signalisieren, und ist im Vollzug solcher Akte in dem Sinne immer mitgemeint, daß man es stets muß hinzufügen können.[91]
Wenn wir uns nun Satz (1.8.2) ansehen, so können wir wiederum feststellen: Auch durch die Äußerung dieses Satzes können wir etwas versprechen und etwas Wahres sagen – aber nicht beides in einer und derselben Redesituation. Denn wenn wir mit diesem Satz ein Versprechen geben, dann wird die Partikel „hiermit" in der Regel ihre ‚explizit performative' Funktion erfüllen, sich also in einer ganz charakteristischen Weise auf den Sprechakt selbst beziehen, in dessen Verlauf wir sie aussprechen; doch wenn man mit diesem Satz etwas Wahres (oder vielleicht auch Falsches) behauptet, dann kann sich „hiermit" auf alles und jedes beziehen – z. B. auf einen Brief, den man soeben geschrieben hat –, nur nicht auf den Sprechakt selbst, in dessen Verlauf man es äußert.[92]
Nun kann man sich freilich selbst dann, wenn man den vorangegangenen Überlegungen nicht zu widersprechen geneigt ist, noch immer dadurch aus der Affäre zu ziehen versuchen, daß man sagt, Moore habe eben Paradoxien mit expliziten Sprechakten nicht bedacht, und man

[90] Zu Austins Unterscheidung zwischen ‚primären' (oder seltener auch: ‚impliziten') und ‚expliziten' Performativa vgl. bes. Austin 1962: 32, 69, 83, 149; 1972: 50, 87 f., 100, 164 f.; zu seinem Ausdruck „performative" 1962: 6 f.; 1972: 27 f.
[91] Vgl. Austin 1962: 57 f., 61; 1972: 76, 79.
[92] Ich habe dies 1986: VII-XI; 1992 a: II ausführlich begründet.

brauche die von ihm erwähnten beiden Merkmale Moorescher Paradoxien bloß durch ein weiteres zu ergänzen, oder noch besser: zu ersetzen, und zwar durch ein Merkmal, das sich auf explizite Sprechakte ebensogut wie auf primäre und auf nicht-assertive ebensogut wie auf assertive anwenden läßt.

Der Haken ist allerdings der, daß man ein solches Merkmal nicht finden kann. Ein drittes und viertes Merkmal habe ich zwar in Abschnitt 1.6 schon angedeutet: Wie sich anhand der Sätze (1.6.8) bis (1.6.10) exemplarisch gezeigt hat, lassen sich Mooresche Paradoxien – bei denen ein Teilsatz offensichtlich immer in der einfachen oder vollendeten Gegenwart, also im Präsens oder im Perfekt, stehen und offensichtlich immer ein persönliches Fürwort in der ersten Person enthalten muß – auf einem der beiden folgenden Wege in völlig unanstößige Sätze verwandeln: (3) Wir schreiben den betreffenden Teilsatz in ein anderes Tempus um; (4) wir ersetzen alle in ihm enthaltenen Pronomina in der ersten grammatischen Person durch gewöhnliche Eigennamen oder durch bestimmte Kennzeichnungen[93] und/oder durch entsprechende Pronomina in der zweiten oder dritten Person. Doch tritt bei der Anwendung dieser beiden Operationen auf die uns interessierenden Sätze (1.7.4) bis (1.7.8) und (1.7.11) bis (1.7.14) eine überaus bemerkenswerte Schwierigkeit auf, die sich auf zweierlei Weise beschreiben läßt:

Einmal könnte man sagen, daß sich sowohl die Tempus- wie die Pronominal-Umwandlung auf jene Sätze nur dann anwenden läßt, wenn wir durch ihre Äußerung keine expliziten Direktiva, Kommissiva oder Expressiva, sondern primäre Assertiva vollziehen – und in dieser Lesart sind sie (oder doch zumindest die meisten von ihnen) ohnehin nicht absurd. Denn in ihrer explizit direk-

---

93 Zu Russells Begriff der ‚bestimmten Kennzeichnung' (‚definite description') vgl. Hoche 1985 a: I.4; II.2.d.

tiven, kommissiven oder expressiven Lesart müssen wir in all diesen Sätzen stets die Partikel „hiermit" hinzufügen können, und diese würde unter den genannten beiden Operationen ihre explizit performative Signalfunktion einbüßen, nämlich – im Interesse der Wahrung der ‚Sinnkonstanz' und vergleichbar einem wahrnehmungspsychologischen Kippbild-Effekt – unwillkürlich ganz anders gedeutet werden.[94]

Zweitens könnte man aber sagen (und diese ‚Sehweise' scheint mir inzwischen den Vorzug zu verdienen), daß die Tempus- bzw. Pronominal-Umwandlung der in Rede stehenden Sätze nur dann ihren Witz hat, wenn wir diese Sätze in ihrer paradoxen, sprich: expliziten – explizit direktiven, kommissiven oder expressiven – Lesart verstehen und in dieser Lesart auch ganz bewußt festhalten, obwohl uns das Walten der Sinnkonstanz beinahe übermächtig daran zu hindern versucht. Wenn uns das aber gelingt, dann schließt das ein, daß auch die explizit performative Partikel „hiermit", die in all diesen Sätzen – als explizit direktiven, kommissiven oder expressiven – mitgemeint ist und stets ausdrücklich muß hinzugefügt werden können, ihre Signalfunktion nicht verliert. Dann aber bringen wir durch jene Operationen einen ausgemachten ‚Unsinn'[95] – im Gegensatz zu ‚Absurdität' oder ‚Widersinn' – hervor, und zwar insofern, als wir dann gegen die ‚tiefengrammatische'[96] Regel verstoßen, das explizit performative „hiermit" nur in Verbindung mit einem performativen Verb in der ersten Person Indikativ Präsens Aktiv zu gebrauchen.[97]

Auf diese beiden Auffassungs- oder Beschreibungs-Alternativen sehen wir uns nun aber auch dann beschränkt,

---

94 So habe ich 1986: VII-XI; 1990: 8.4; 1992 a: II in zwei analogen Fällen ausführlich argumentiert.

95 Vgl. Hoche 1985 a: V.1; 1990: Kap. 7-8.

96 Vgl. Wittgenstein 1953: § 664; dazu Hoche 1985 a: 170-172.

97 Vgl. etwa Austin 1946: 66 f. Anm. 1; 1962: 62 f., 67 f.; 1972: 81, 86 f.; auf den Zusatz „Singular" sollte man meines Erachtens verzichten.

wenn wir Sätze der Art (1.7.4) bis (1.7.8) und (1.7.11) bis (1.7.14) irgendeiner anderen Operation unterwerfen, die als geeignet erscheinen könnte, ihre Absurdität zu neutralisieren. Überlegen wir uns zunächst, worauf die Absurdität von wirklich Mooreschen Paradoxien im Grunde beruht: Eine notwendige, für sich allein aber noch nicht hinreichende Bedingung für diese Absurdität besteht nach Merkmal (1) darin, daß wir im Vollzug einer Satzäußerung irgend etwas – und zwar genauer: das Vorliegen einer intentionalen oder im Sinne Russells[98] ‚propositionalen' Einstellung kognitiver, voluntativer oder emotiver Natur – implizit zu verstehen geben, und das ist seinerseits nur möglich, weil und sofern der betreffende Satz in einer Weise geäußert wird, die ihn als im Vollbesitz seiner jeweiligen ‚illokutionären Kraft' befindlich erweist.[99] Auch dann also, wenn es gelingt, diese ‚Kraft' irgendwie zu ‚brechen', fällt die Absurdität von Mooreschen Paradoxien in sich zusammen. Das hat sich im Übergang von Satz (1.6.8) zu Satz (1.6.13) exemplarisch bereits gezeigt. Aber die dort verwandte Methode – die Voranstellung eines Modaloperators wie z. B. „es könnte ja sein, daß" – und jede andere Methode, die die gleichen Dienste leistet, insbesondere die Umwandlung des Hauptsatzes in einen durch „daß", „wenn", „gesetzt den Fall" usw. eingeleiteten Nebensatz, ist auf absurde, also als explizit performativ aufgefaßte Sätze der Art (1.7.4) bis (1.7.8) und (1.7.11) bis (1.7.14) wiederum nicht anwendbar, ohne – alternativ – zu einer automatischen Umdeutung der explizit performativen Partikel „hiermit", die in diesen Sätzen stets muß hinzugefügt werden können, oder zu einem Verstoß gegen tiefengrammatische Regeln für die Verwendung dieser Partikel – also zu ‚Unsinn' – zu führen.

---

98 Vgl. Russell 1940: Index s. v. „Propositional attitude".
99 Siehe o. 1.6 mit Anm. 67.

Unter Anlegung strenger Maßstäbe – die sich in der Philosophie, wie ihre Geschichte lehrt, immer wieder als nützlich erweisen, weil sie unser Bedürfnis nach weitergehender Klärung nicht vorzeitig einschläfern –, unter Anlegung strenger Maßstäbe wird man also sehr gut daran tun, die zuletzt erörterten Paradoxien nicht kurzerhand als Mooresche Paradoxien zu deklarieren. Wenn wir diesen Unterschied im Auge behalten, dann können wir für Mooresche Paradoxien im strengen Sinne des Wortes die folgenden Merkmale angeben:

(1) Es handelt sich bei ihnen um Satzkonjunktionen (Satzkombinationen mit „und" oder „aber"),[100] die deswegen als absurd erscheinen, weil wir mit dem einen Teilsatz die Negation oder das kontradiktorische Gegenteil dessen behaupten (‚assert'), was wir mit dem anderen Teilsatz nur implizit zu verstehen geben (‚imply').

(2) Sie können – im Sinne eines noch näher zu klärenden Möglichkeits-Begriffes – wahr sein.

(3) Sie verwandeln sich dadurch in unanstößige Sätze, daß man ihren notwendigerweise in der einfachen oder vollendeten Gegenwart stehenden Teilsatz in ein anderes Tempus bringt.

(4) Sie verwandeln sich weiterhin dadurch in unanstößige Sätze, daß man alle in diesem Teilsatz notwendigerweise enthaltenen Pronomina in der ersten grammatischen Person durch geeignete Nomina (Eigennamen, bestimmte Kennzeichnungen) und/oder durch entsprechende Pronomina in der zweiten oder dritten Person ersetzt.

(5) Sie verwandeln sich schließlich dadurch in unanstößige Sätze, daß man sie in einer Weise, die ihre

[100] Natürlich kommen auch gleichbedeutend verwendete Sätze wie „Heinrich ist verheiratet, ohne daß ich das glaube.", „Heinrich ist verheiratet, obwohl ich das nicht glaube." usw. in Frage; s. o. Satz (1.6.13) mit Anm. 68 und u. 3.3 mit Anm. 270.

illokutionäre Kraft neutralisiert, in Nebensätze verwandelt; dafür kommen z. B. „wenn"- oder „daß"-Sätze, aber z. B. nicht „weil"-Sätze in Betracht (denn die letztgenannten lassen die illokutionäre Kraft unberührt).[101]

1.9. Auf die Untersuchung Moorescher Paradoxien haben wir uns in den letzten drei Abschnitten deswegen so ausführlich eingelassen, weil wir herausfinden wollen, ob ein Satz der Form

(1.6.1) Der und der ist (nach meinen normativen Maßstäben moralisch) verpflichtet, das und das zu tun, aber es ist nicht mein Wille, daß er es tut.

eine logische Kontradiktion oder eine Mooresche Paradoxie oder schließlich eine Absurdität von noch anderer Art ist. Über die vermutlich recht heterogene Gruppe von Absurditäten der dritten Art weiß man bisher ziemlich wenig,[102] und auch was ‚logische Kontradiktionen' im Bereich der natürlichen Sprache eigentlich sein sollen, ist keineswegs offenkundig.[103] Hingegen haben wir uns im letzten Abschnitt einen recht umfassenden Überblick über die Merkmale Moorescher Paradoxien verschafft, und so werden wir gut daran tun, zunächst von dieser Form der Inkonsistenz auszugehen. Als erstes ist es erforderlich, aus den genannten Merkmalen eines herauszusuchen, das uns im Sinne der auf Wittgenstein[104] zu-

---

101 Zu den Merkmalen (3) bis (5) vgl. auch Hintikka 1962: 4.5.

102 Aus dieser Gruppe wird uns im folgenden nur das interessieren, was ich ‚performative' oder ‚katapragmatische Inkonsistenz' nennen werde.

103 In Abschnitt 1.11 werde ich mit Hilfe der Kriterien K-1 und K-2 zwischen logisch-semantischer und logisch-mathematischer Inkonsistenz natürlich-sprachlicher Sätze unterscheiden. Auf solche Sätze sind die üblichen – heutzutage meist modelltheoretischen – Definitionen der mathematischen Logik offensichtlich nicht anwendbar.

104 Vgl. etwa Wittgenstein 1933/1934: 48 f.

rückgehenden Unterscheidung nicht als bloßes ‚Symptom', sondern als ‚Kriterium' für das Vorliegen einer Mooreschen Paradoxie zu dienen vermag. Wenn nun ein Kriterium etwas ist, „auf das man sich berufen kann, um in schwierigen Fällen [...] zu unterscheiden, d. h. ein Faktum, dessen Vorliegen zweifelsfrei feststellbar ist",[105] dann ist das erste der fünf von uns isolierten Merkmale sicherlich weit weniger für die Rolle als Kriterium geeignet als die übrigen vier. Doch auch die Merkmale (3) bis (5) taugen für diese Rolle nicht optimal, da sie jeweils eine ganze Palette von Prüfungsverfahren an die Hand geben, von denen man zumindest rein theoretisch nicht von vornherein sicher sein kann, daß sie niemals zu widersprüchlichen Resultaten führen. Was nun das noch verbleibende Merkmal (2) betrifft, so ist es natürlich ebensowenig eindeutig wie die natürlich-sprachliche Rede von ‚Können' und ‚Möglichkeit'; doch ist diese Rede auch aus vielen anderen philosophischen Gründen differenzierungs- und explikationsbedürftig. Überdies scheint sich Merkmal (2) als Grundlage für ein Kriterium um so mehr zu empfehlen, als Inkonsistenzen und Implikationen der verschiedensten Arten immer etwas mit den abgeleiteten Modalitäten der ‚Unmöglichkeit' und ‚Notwendigkeit' zu tun haben (die natürlich in gleichem Maße klärungsbedürftig sind wie die grundlegende Modalität der ‚Möglichkeit').

Wie ich an anderer Stelle im einzelnen darzulegen versuchte,[106] spielen für die Probleme der Gegenwartsphilosophie vor allem fünf Arten der Möglichkeit, Unmöglichkeit und Notwendigkeit eine Rolle, von denen die beiden ersten – natürliche (naturgesetzliche) und dispositionale (gesetzesartige) Möglichkeit usw. – insofern als bloße Pseudo-Modalitäten eingestuft werden könnten,

---

105 Waismann 1976: 52; vgl. Malcolm 1959: 24, 60; Putnam 1975 b: 26, 41.

106 Hoche 1990: Kap. 9.

als sie sich in der Wirklichkeitserfahrung bekunden und keinen Rekurs auf irgendeine Form der bloßen Vorstellbarkeit (Fiktion, Phantasie) erfordern. Die drei verbleibenden (‚echten‘) Arten der Modalität, die zu ihrer Begründung eines solchen Rekurses bedürfen, habe ich als subjektive (relative), objektive (kontrafaktische) und absolute (eidetische) bezeichnet.[107] Sie alle kommen für unseren gegenwärtigen Zweck – die Klärung des Begriffs der Mooreschen Paradoxie – auf den ersten Blick als Kandidaten durchaus in Betracht. Doch bleibt auf den zweiten Blick nur die objektive oder kontrafaktische Möglichkeit übrig. Das liegt an der Eigenart Moorescher Paradoxien, einen im Präsens – oder als Präsens fungierenden Perfekt – stehenden Teilsatz zu enthalten, der von einem Verbum für eine intentionale oder im Sinne Russells propositionale Einstellung in der ersten grammatischen Person regiert wird. Ein solcher Teilsatz kann etwa so aussehen:

(1.9.1) […] aber ich glaube das nicht;
(1.9.2) […] aber ich bezweifle, daß das der Fall ist;
(1.9.3) […] aber wir haben nicht in Erfahrung bringen können (oder: wissen nicht), ob es so ist;
(1.9.4) […] aber wir haben keinen Grund zu der Annahme, daß es sich so verhält.

Werden nun Sätze – z. B. Mooresche Paradoxien –, in denen solche Teilsätze vorkommen, sagen wir Satz

(1.6.8) Heinrich ist verheiratet, aber ich glaube das nicht.,

einer Modalisierung mit Hilfe von vorangestellten Operatoren wie „es kann (durchaus wahr) sein, daß“, „es ist möglich, daß“ usw. unterworfen, dann müssen sowohl die subjektiv-relative wie die absolut-eidetische Deutung

[107] Ebd.: bes. 9.1 mit Anm. 447.

ihre Kandidatur zurückziehen. Wir wollen uns das anhand des Beispiels

(1.9.5) Es kann sein, daß Heinrich verheiratet ist, daß ich das aber nicht glaube.

klarzumachen versuchen. Den ersten Teilsatz, also

(1.9.6) Es kann sein, daß Heinrich verheiratet ist.,

würden wir, wenn er alleine aufträte, naheliegenderweise im Sinne subjektiv-relativer Möglichkeit auffassen; das heißt, wir würden ihn so verstehen, daß der Sprecher zwar nicht wisse, ob Heinrich verheiratet sei, daß dies relativ zu seinem subjektiven Kenntnisstand aber ‚drin sei': daß er nicht ausschließen könne (oder daß es mit all seinen Informationen verträglich sei), daß Heinrich inzwischen geheiratet habe. Doch als Teil der Satzkonjunktion (1.9.5) würde Satz (1.9.6) in dieser subjektiv-relativen Deutung zum mindesten seltsam wirken; denn den zweiten Teilsatz von (1.9.5), nämlich Satz

(1.9.7) Es kann sein, [...] daß ich das [...] nicht glaube.,

der ja nur eine idiomatische Kurzform ist für Satz

(1.9.8) Es kann sein, [...] daß ich [...] nicht glaube, daß Heinrich verheiratet ist.,

würden wir kaum im Sinne einer subjektiv-relativen Möglichkeit auffassen, nämlich dahingehend interpretieren können, der Sprecher könne nicht ausschließen, daß er nicht glaube, daß Heinrich verheiratet sei. Denn was sollte ein Satz wie

(1.9.9) Ich kann nicht ausschließen (oder: es ist mit meinem subjektiven Kenntnisstand vereinbar), daß ich nicht glaube, daß Heinrich verheiratet ist.

vernünftigerweise besagen? Doch wohl schwerlich etwas anderes als Satz

(1.9.10) Ich glaube nicht, daß Heinrich verheiratet ist.

Denn wenn die Frage, ob Heinrich verheiratet sei, aufs Tapet gebracht (also: aktualisiert) worden ist, dann kann ich nicht im Zweifel darüber sein, ob ich glaube oder nicht glaube, daß Heinrich verheiratet ist.[108] Wenn ich dann trotzdem einen so abgeschwächten und vagen Satz wie (1.9.9) oder (1.9.8) in der subjektiv-relativen Lesart ausspräche, dann würde ich, zum mindesten in der Regel, gegen eine – und zwar die wohl wichtigste – der von Grice so genannten ‚Gesprächs-Maximen' verstoßen, nämlich gegen seine ‚erste Maxime der Quantität': „Man sollte nicht anstelle einer stärkeren Aussage eine schwächere machen, es sei denn, man hätte einen guten Grund dazu."[109]
Auf diese Weise ließe sich wohl erklären, warum wir Sätze wie (1.9.5), (1.9.7) und (1.9.8) unwillkürlich – nämlich gedrängt durch das Walten der Sinnkonstanz – als objektiv-kontrafaktisch auffassen würden.[110] In diesem Sinne würden ‚Mögliche-Welten-Semantiker' unseren Satz (1.9.5) wie folgt präzisieren:

(1.9.11) Es gibt eine mögliche Welt, in der Heinrich verheiratet ist, in der ich das aber nicht glaube.

Unter einer ‚möglichen Welt' würde man dabei am besten mit Kripke eine tatsachenwiderstreitende (‚kontrafaktische') Phantasieabwandlung der wirklichen Welt

---

[108] Vgl. auch Wittgenstein 1953: §§ 246 f.; II, S. 533 f.; dazu Hoche 1985 a: III.2. – Zur Frage der ‚Aktualisierung' vgl. Blau 1969: 59 (s. u. Anm. 219).

[109] Übersetzt nach Grice 1961: 94. Vgl. Hoche 1990: 155 f. und o. Anm. 75.

[110] Es scheint mir in der Darlegung einfacher, die absolut-eidetische Deutung erst im Anschluß an die Diskussion der von mir favorisierten objektiv-kontrafaktischen Deutung zurückzuweisen.

(mit dieser selbst als Grenzfall) verstehen.[111] Satz (1.9.11) läßt sich also dadurch begründen, daß man sich in der Phantasie eine Situation vorzustellen versucht (und dabei Erfolg hat),[112] in der der jeweils in Rede stehende Heinrich verheiratet ist, obwohl ich das – in jener kontrafaktischen Situation – nicht glaube. Da man sich eine solche Situation unschwer vorstellen kann, dürfen wir sagen, daß in allen Interpretationen – nämlich in allen konkreten Verwendungssituationen, in denen ja eine individualisierende oder im Sinne Austins[113] ‚demonstrative Konvention' festlegen muß, um welchen Heinrich es jeweils geht – der Satz (1.9.11) und der in diesem Sinne verstandene Satz (1.9.5) *wahr sind*, die unmodalisierte Grundlage dieser Sätze, also Satz (1.6.8), aber (kontrafaktisch-objektiv) *wahr sein kann.*

Dabei ist stillschweigend allerdings vorausgesetzt, was der Ordnung halber hier doch eigens erwähnt werden sollte: Wenn wir von allen Interpretationen oder Verwendungssituationen sprechen, so sind damit alle und nur die zulässigen, nämlich nicht zu ‚Unsinn' führenden, Interpretationen oder Verwendungssituationen gemeint. Wenn sich der Name „Heinrich" in einer konkreten Situation z. B. auf einen Hund, einen kleinen Jungen, eine Zahl, den Mond oder den Wechselkurs des Dollars bezieht, dann verstoßen wir mit den Sätzen (1.6.8), (1.9.5) und (1.9.11) gegen die ungeschriebene ‚tiefengrammatische' Regel, daß Ehestandsbezeichnungen wie „verheiratet" in unserem Kulturkreis nur auf erwachsene Menschen angewandt werden können (wobei die genaue Grenze für das Erwachsensein ihrerseits kultur- und zeitabhängig ist); und Verstöße gegen ‚tiefengrammatische' Regeln führen nicht weniger als Verstöße gegen ‚oberflächengrammatische' oder syntaktische Regeln zu

111 Kripke 1971: 148; 1981: 23-28, 58 Anm. 15.
112 Vgl. Hoche 1990: 7.3-7.5 und Kap. 9-10.
113 Vgl. Austin 1950: 230.

dem, was man im Gegensatz zu ‚Inkonsistenz', ‚Absurdität' oder ‚Widersinn' als ‚Unsinn' im strengen Verstand zu bezeichnen pflegt.[114]

Es bleibt noch zu klären, warum außer der subjektiv-relativen auch noch die absolut-eidetische Deutung unserer Möglichkeits-Operatoren bei näherem Hinsehen nicht mehr in Frage kommt. In dieser Deutung würden wir von einer Phantasiemöglichkeit sprechen, die sich auf die wirkliche Welt weder *tatsachenkonform* (‚mit den mir bekannten Tatsachen vereinbar') noch *tatsachenwiderstreitend*, sondern *überhaupt nicht* bezieht. Dementsprechend lassen sich die zugehörigen ‚absolut möglichen Welten' nicht mehr als kontrafaktische Abwandlungen der wirklichen Welt (mit dieser selber als Grenzfall), sondern nur noch als von der Wirklichkeit völlig abgelöste (‚absolute') Phantasiewelten, z. B. literarische Welten, auffassen. Die Individuen einer solchen rein fiktionalen Welt sind mit den (‚intermundan' identifizierbaren) Individuen der wirklichen Welt und ihrer kontrafaktischen Abwandlungen weder identisch noch nicht-identisch und in diesem Sinne eigentlich bloße ‚Quasi-Individuen'.[115] Auf solche Quasi-Individuen (wie z. B. Sherlock Holmes) und die sie involvierenden Sachverhalte einer rein fiktionalen oder ‚absolut möglichen Welt' können wir uns nun aber, strenggenommen, glaubend, wissend, wollend usw. überhaupt nicht beziehen. Wenn wir z. B. sagen:

(1.9.12) Ich weiß, daß Sherlock Holmes in der Londoner Baker Street wohnte.,

dann kann das, sofern wir Sherlock Holmes als bloßes Quasi-Individuum aus der Feder Sir Arthur Conan Doyles ‚kennen', nichts anderes besagen als dies:

---

[114] Siehe o. 1.8 mit Anm. 95.

[115] Diese Fragen habe ich 1990: 9.5-9.6 ausführlich erörtert.

(1.9.13) Ich weiß, daß Doyle den Helden seiner Sherlock-Holmes-Geschichten in der Londoner Baker Street ‚angesiedelt' hat.

Da nun Mooresche Paradoxien, wie schon mehrmals gesagt, ohne solche Ausdrücke wie „ich weiß", „ich glaube" usw. gar nicht zustande kommen, können sie sich niemals von vornherein auf absolute (eidetische) Quasi-Welten beziehen. Ebensowenig jedoch können die intermundan identifizierbaren Gegenstände von in konkreten Redesituationen verwendeten Mooreschen Paradoxien durch eine absolute (eidetische) ‚Vermöglichung' in Quasi-Gegenstände verwandelt werden; denn Verwandlung setzt Identität voraus, und eine solche ist zwischen wirklichen Gegenständen und bloßen Quasi-Gegenständen aus kategorialen Gründen[116] ausgeschlossen.
Diese Überlegungen verdienten sicherlich weiter ausgeführt zu werden; doch ist hier nicht der Platz dafür, und das Gesagte wird hoffentlich reichen, um meine Entscheidung verständlich zu machen, die unserem Merkmal (2) zugrunde gelegte Bemerkung Moores, die nach ihm benannten Paradoxien könnten sehr wohl wahr sein, im Sinne eines objektiv-kontrafaktischen Könnens oder Möglichseins zu verstehen.

1.10. Als Kriterium für das Vorliegen einer Mooreschen Paradoxie bietet sich nach den Überlegungen unseres letzten Abschnitts also das folgende Prüfungsverfahren an: Wir müssen uns fragen, ob sich eine vorgelegte paradoxe oder absurde Satzkonjunktion durch die ‚Vermöglichung' mit dem Modaloperator „es ist kontrafaktisch möglich, daß" in einen unanstößigen Satz verwandeln läßt oder nicht.

---

[116] Ebd.

Bevor ich dieses Kriterium formal befriedigend und so formuliere, daß es neben Mooreschen auch andere Inkonsistenzen zu klassifizieren gestattet, möchte ich die eben gestellte Frage auf einige Satztypen anwenden und die Ergebnisse kommentieren.
Die Anwendung dieser Frage auf unseren Beispielsatz

(1.6.8) Heinrich ist verheiratet, aber ich glaube das nicht.

führt zu einem positiven Ergebnis. Denn nach dem, was ich über Satz (1.9.5) und seine Präzisierung (1.9.11) im letzten Abschnitt bereits gesagt habe, ist offensichtlich auch Satz

(1.10.1) Es ist kontrafaktisch möglich, daß Heinrich verheiratet ist, daß ich das aber nicht glaube.

nicht bloß unanstößig oder unauffällig, sondern in jeder zulässigen Interpretation (Verwendungsweise bzw. Verwendungssituation) sogar wahr. Daß ein Satz wie (1.6.8) in jeder zulässigen Interpretation im kontrafaktischen Sinne wahr sein *kann* – das ist unsere wohlbegründete Lesart für Merkmal (2) einer Mooreschen Paradoxie –, besagt ja nichts anderes, als daß ein Satz wie (1.10.1) in jeder zulässigen Interpretation wahr *ist.* Logisch gesprochen: Die natürlich-sprachlichen Operatoren „es ist wahr, daß“ und „es ist kontrafaktisch möglich, daß“ können, wenn sie zusammentreffen, ihre Reihenfolge vertauschen: Sätze der Form

(1.10.2) Es ist wahr, daß es kontrafaktisch möglich ist, daß p.

und der Form

(1.10.3) Es ist kontrafaktisch möglich, daß es wahr ist, daß p.

besagen, bei allen Unterschieden der sprachpragmatischen oder sprechakttheoretischen Funktion, in kognitiver Hinsicht genau dasselbe, und zwar dasselbe wie ein Satz der Form

(1.10.4) Es ist kontrafaktisch möglich, daß p.[117]

Was geschieht nun, wenn wir die am Anfang dieses Abschnitts gestellte Frage auf eine ebenfalls absurde Satzkonjunktion des Typs

(1.10.5) Hiermit bitte ich dich zu kommen, aber ich will nicht, daß du kommst.

anwenden? Da diese Satzkonjunktion absurd sein soll, ist das in ihr enthaltene Wort „hiermit“ als die explizit performative Partikel zu lesen; denn in jeder anderen Lesart kann man sich für Satz (1.10.5) mit einigem Aufwand an Phantasie eine Verwendungssituation vorstellen. Schauen wir uns nun die folgende Modalisierung an:

(1.10.6) Es ist kontrafaktisch möglich, daß ich dich hiermit zu kommen bitte, daß ich aber nicht will, daß du kommst.

Wenn Satz (1.10.5) nicht absurd ist, dann offensichtlich auch nicht Satz (1.10.6); doch wenn Satz (1.10.5), wie wir

---

117 Diese – und alle anderen – semantischen Äquivalenzen zwischen natürlich-sprachlichen Sätzen lassen sich durch gegenläufige (d. h. in beiden Richtungen durchgeführte) Anwendungen der in 1.11 zu formulierenden Kriterien K-1 und K-2 erweisen. Die Einschränkung auf die ‚kognitive Hinsicht‘ soll einmal ganz allgemein an den Unterschied zwischen semantischer Äquivalenz und Synonymie erinnern (vgl. etwa Moore 1942: III.11 [„Analysis“]; Carnap 1947: §§ 14-16; Hoche 1985 a: IV.4.c), sodann aber auch speziell an die – partielle – Berechtigung ‚performativer‘ Wahrheitsanalysen (vgl. etwa Strawson 1949; Nowell-Smith 1954: 195-197; Strube 1985: Kap. III) gegenüber bloßen Redundanz-Konzeptionen der Wahrheit, nach denen gilt: „‚p‘ ist wahr = p“ (Wittgenstein 1953: § 136; vgl. Frege 1918: 61; Ramsey 1931: 142 f.; Ayer 1936: 116 f.; Waismann 1976: II.3 – aber ebd. 69 ein ‚performatives‘ Element: „die Worte ‚p ist wahr‘ eine Bekräftigung von p“). Vgl. auch u. Anm. 158.

vorausgesetzt haben, inkonsistent, das in ihm enthaltene „hiermit" also explizit performativ ist, dann gibt es zwei Möglichkeiten: Entweder ist (1.10.6) nicht die zu (1.10.5) gehörige Modalisierung, weil wir das Wort „hiermit" im Interesse der Wahrung der Sinnkonstanz automatisch umdeuten; oder diese Modalisierung verstößt (indem wir uns der Tendenz zu dieser Umdeutung ganz bewußt widersetzen) gegen die tiefengrammatischen Regeln für den Gebrauch der explizit performativen Partikel „hiermit", zu denen es auch gehört, daß wir die performative Kraft, die diese Partikel signalisieren soll, nicht durch kraft-auflösende Operatoren wie „es ist kontrafaktisch möglich, daß" annullieren. In dieser zweiten Lesart ist Satz (1.10.6) also im strikten Verstande unsinnig, und deswegen läßt er sich auch nicht in umfassende Sätze wie

(1.10.7) Man kann nicht sagen, daß es kontrafaktisch möglich ist, daß ich dich hiermit zu kommen bitte, daß ich aber nicht will, daß du kommst.

einbetten: Jeder Satz, der unsinnige Teile enthält, wird durch diesen Unsinn selbst ‚infiziert'. Satz (1.10.7) ist also insbesondere keine zulässige Variante[118] für Satz

(1.10.8) Man kann nicht sagen: „Es ist kontrafaktisch möglich, daß ich dich hiermit zu kommen bitte, daß ich aber nicht will, daß du kommst.".

Dieser Satz ist korrekt (falls nach wie vor an das explizit performative „hiermit" gedacht ist); aber in diesen Satz ist nicht Satz (1.10.6), sondern ein (metasprachlicher) *Name* für diesen Satz eingebettet (Sätze benennt man ja, wenn man sie nicht, wie in diesem Buch, numeriert, am

[118] Eine ausführlichere Diskussion dieses Punkts findet sich in Hoche 1992 c: Abschnitt 3: „Zur Behandlung von Scheinaussagen in der analytischen Philosophie und in der Zinov'ev-Schule".

einfachsten dadurch, daß man sie in vollem Umfang in Anführungszeichen steckt).

Etwas ganz Ähnliches können wir konstatieren, wenn wir nicht explizit performative Sätze wie (1.10.5), sondern ihre – nicht-assertiven – primären Gegenstücke wie

(1.10.9) Bitte komm, aber ich will nicht, daß du kommst.

betrachten. Die zugehörige Modalisierung

(1.10.10) Es ist kontrafaktisch möglich, daß bitte komm, daß ich aber nicht will, daß du kommst.

ist nicht einmal mehr versteckter, sondern offenkundiger Unsinn; hier wird bereits gegen oberflächengrammatische Regeln für den Gebrauch des primären Imperativs verstoßen: Primäre Imperative lassen sich schon aus syntaktischen Gründen nicht vermöglichen, aber z. B. auch nicht in „wenn“-Sätze einbetten.[119]

Wenden wir die am Anfang dieses Abschnitts gestellte Frage nun schließlich drittens auf Sätze wie die folgenden an:

(1.10.11) Otto ist Junggeselle, aber (er ist) nicht ledig.
(1.10.12) Dies ist ein Würfel, aber es hat nicht zwölf Kanten.[120]
(1.10.13) Mein Grundstück umfaßt weniger als tausend Quadratmeter, aber jedenfalls mehr als einen halben Morgen.[121]

Auch Sätze wie diese brauchen natürlich nicht inkonsistent zu sein, und wenn wir sie hören, wird uns das psy-

---

[119] Vgl. Hoche 1992 a: Abschnitt III mit Anm. 31.

[120] Dieses Beispiel geht auf Langford 1942 zurück; vgl. Hoche 1981 b: 3.1; 1985 a: IV.3.c; 1990: 147.

[121] Ein analoges Beispiel verwendet Carnap 1947: § 15 im Rahmen der Diskussion von Glaubenssätzen (belief-sentences). Mit diesem Problem ist das vorliegende Problem durchaus verwandt, wie sich im folgenden und besonders bei unserem Kriterium K-2 zeigen wird.

cholinguistische Phänomen der Sinnkonstanz ohnehin dazu ‚anhalten', sie wohlwollend so zu interpetieren, daß sie einen verständlichen Sinn ergeben. Man könnte Satz (1.10.11) z. B. so verstehen, daß Otto zwar nicht verheiratet sei, aber eine feste Freundin habe; bei Satz (1.10.12) z. B. an einen Würfel zum „Mensch-ärgere-dich-nicht"-Spielen denken, der ja sozusagen 36 ‚Kanten' zu haben pflegt; oder bei Satz (1.10.13) vermuten, daß der Sprecher das alte und naturgemäß etwas vage Maß für die Fläche, die ein Pferdegespann an einem Morgen pflügt, mit deutlich weniger als einem Viertelhektar veranschlagt. Wenn man diesen Effekt der Sinnkonstanz durch Umformulierungen oder Erläuterungen jedoch unterbindet, so daß die Beispielsätze eine konsistente Deutung in der Tat nicht mehr zulassen, dann vererbt sich ihre Inkonsistenz offenbar auch auf die Modalisierungen dieser Sätze, die mit dem Operator „es ist kontrafaktisch möglich, daß" beginnen; denn man vermag sich keine mögliche Welt vorzustellen, in der Otto im personenstandsrechtlichen Sinne zwar Junggeselle, aber nicht ledig ist, oder in der ein stereometrisches Gebilde zwar ein euklidischer Würfel, aber nicht zwölfkantig ist, oder in der jemand zwar weniger als tausend Quadratmeter, aber mehr als ein Achtelhektar Grundbesitz hat. Die kontrafaktischen Vermöglichungen unserer Sätze (1.10.11) bis (1.10.13) sind daher in dem Maße widersinnig, in dem es diese Sätze selbst sind, und sie sind dann gleich diesen in dem Sinne immer falsch, daß man mit ihnen in jeder zulässigen Verwendungssituation etwas Falsches sagt.

1.11. Wir haben im letzten Abschnitt drei verschiedene Typen von paradoxen, absurden oder inkonsistenten Satzkonjunktionen erfaßt, die sich voneinander in der folgenden Weise unterscheiden: Ihre Modalisierung durch den Operator „es ist kontrafaktisch möglich, daß" führt beim ersten Typ – nämlich bei zweifelsfrei Mooreschen Paradoxien – zu in jeder zulässigen Interpretation *wahren* Sätzen, beim zweiten Typ – den man mit Mooreschen Paradoxien leicht verwechseln könnte[122] – zu tiefen- oder oberflächengrammatisch bedingtem *Unsinn* und beim dritten Typ zu in jeder zulässigen Interpretation *falschen* Sätzen.

Diese drei deutlich voneinander unterschiedenen Typen inkonsistenter Satzkonjunktionen möchte ich für unsere folgenden Zwecke in geeigneter Weise benennen. Im Falle Moorescher Paradoxien hat sich die – freilich noch nicht ganz gefestigte – Gewohnheit herausgebildet, von *pragmatischem Widerspruch* (‚pragmatical contradiction') zu sprechen,[123] und deswegen möchte ich mich diesem Sprachgebrauch anschließen.[124] Im dritten der ge-

---

[122] 1985 a: 129 habe ich das noch selbst getan.

[123] Von einer so verstandenen „pragmatical contradiction" spricht meines Wissens zum ersten Mal Langford 1942: 333 Anm. 10. In der deutschsprachigen Literatur wird der Ausdruck „pragmatischer Widerspruch" beispielsweise von Inciarte 1973: 29 f. in diesem Sinne verwendet, während z. B. die Ethiker Hoerster 1974: Abschnitt III; Höffe 1977: 372; Brülisauer 1980: 341-343 damit etwas ganz anderes meinen. Es scheint mir aber sinnvoll, den Fachausdruck „pragmatischer Widerspruch" in Korrelation zu dem Terminus „pragmatische Implikation" (s. o. Anm. 75) zu gebrauchen.

[124] Freilich hat Hare in seiner Antwort auf die englische Originalfassung meines Aufsatzes 1992 a am 28. Juni 1990 während eines Symposions über ‚Moralisches Denken' in Saarlouis mit Recht auf die „notorious ambiguity of the word ‚pragmatic'" hingewiesen; es sei geeignet, die wichtige Austinsche Unterscheidung zwischen „illokutionär" und „perlokutionär" (Austin 1962, dt. 1972: bes. 8.-10. Vorlesung) zu verwischen, und habe in diesem Sinne Stevenson (1944) in die Irre geführt. Trotzdem kann ich dem Vorschlag Hares nicht folgen, statt von einer „‚pragmatic inconsistency'" von einer „‚illocutionary inconsistency' or ‚neustic inconsistency'" zu sprechen, und zwar aus wenigstens zwei Gründen: Erstens würde eine solche Bezeichnung die ausschließlich im Sinne unseres Kriteriums K-1 zu verstehende Art einer ‚Mooreschen' oder ‚pragmatischen' Inkonsistenz terminologisch an anderweitig festgelegte sprachphilosophische oder linguistische Fachbezeichnungen binden; und zweitens bin ich nicht einmal sicher, ob Hare hier statt von einer „neustischen" nicht vielmehr von einer „tropischen Inkonsistenz" sprechen sollte (s. o. Anm. 70), so daß uns bereits die Wahl der

nannten Fälle pflegt man im Alltag, aber oft auch in der Philosophie, von *logischem Widerspruch* (logischer Kontradiktion) zu sprechen, und vorbehaltlich einer alsbaldigen Differenzierung möchte ich auch diesem Sprachgebrauch folgen.[125] Was nun den zweiten Fall angeht, so würde es naheliegen, von ‚performativem' Widersinn zu sprechen; da sich jedoch dieser altfranzösisch-englisch-lateinische Neologismus Austins neben den beiden ‚Hellenen' „pragmatisch" und „logisch" etwas barbarisch ausnimmt, werde ich (in der Hoffnung, damit ein treffendes griechisches Äquivalent gefunden zu haben) die Rede von *katapragmatischem Widerspruch* vorziehen.[126]

In allen drei Fällen kann man nun sagen, daß dem *Widerspruch* (oder: dem Widersinn, der Inkonsistenz, der Absurdität) eine Beziehung der *Implikation* bzw. eine dazu konverse Beziehung der *Folge* entspricht.

Ich werde also sagen, daß z. B. Satz

(1.6.11) Heinrich ist verheiratet.

den Satz

(1.6.12) Ich glaube (oder: ich bin der Ansicht; überzeugt; usw.), daß Heinrich verheiratet ist.

in dem Sinn *pragmatisch impliziert*,[127] daß der Sprecher durch die Äußerung von Satz (1.6.11) – unter ‚normalen Eingabe- und Ausgabe-Bedingungen', zu denen es z. B.

Bezeichnung in eine schwierige sprechakttheoretische Sachdebatte verwickeln würde.

125 Vgl. aber Hoche 1981 b: 3.2.

126 Wer sich daran stört, daß im Griechischen „katapráttein" nichts wesentlich anderes besagt als das Simplex „práttein" (nämlich „ausführen", „vollbringen", „verrichten", „zustande bringen" usw.), der mag den Ausdruck „katapragmatisch" durch einen der Ausdrücke „parapragmatisch" oder „pseudopragmatisch" ersetzen.

127 Siehe o. 1.7 mit Anm. 75. Der genaue Sinn der Rede von pragmatischer Inkonsistenz und pragmatischer Implikation ist freilich unserem sogleich zu formulierenden Kriterium K-1 zu entnehmen.

gehört, daß der Satz nicht von einem Schauspieler auf der Bühne im Rahmen seiner Rolle gesprochen wird[128] – implizit zu verstehen gibt (und sich in diesem Sinn darauf festlegt), daß er dem – auf ihn als „ich" bezogenen – Satz (1.6.12) zumindest innerhalb derselben sprechakttheoretischen Situation nicht widersprechen würde.

Es könnte freilich Bedenken erregen, eine nicht logische, sondern pragmatische oder katapragmatische Implikation als eine Relation zwischen *Sätzen* (und nicht beispielsweise zwischen *Satzverwendungen, Satzäußerungen* oder *Sprechakten*) aufzufassen. In der Tat hat Moore selbst keinen Zweifel daran gelassen, daß er das Verb „to imply", bezogen auf *Sätze* oder auf das, *was* man mit ihnen behauptet, im Sinne von „to entail" oder (konvers) von „to follow" – also im Sinne der *logischen* Implikations- bzw. Folge-Beziehung – versteht.[129] Dieses Verständnis Moores wurzelt jedoch im natürlich gewachsenen englischen Sprachgebrauch[130] und nötigt uns keineswegs, die terminologisch eingeführte und im folgenden explizit zu normierende (definitorisch festzulegende) Rede von „pragmatisch implizieren" und „katapragmatisch implizieren" in entsprechender Weise zu verstehen oder zu reglementieren.

Ich trage daher auch keine Bedenken, der Rede von katapragmatischem Widerspruch die Rede von *katapragmatischer Implikation* zur Seite zu stellen und beispielsweise zu sagen, daß Satz

(1.11.1) Bitte komm!

den Satz

---

[128] Zu „normalen Eingabe- und Ausgabe-Bedingungen" vgl. Searle 1969, dt. 1971 a: 3.1, Bedingung 1; zur „Bühne" vgl. Hare 1989: 27-29.

[129] Moore 1942: 541-543 (s. o. Anm. 76).

[130] Grant 1958: 319 f. weist darauf hin, daß nach Auskunft des „Oxford English Dictionary" das Wort „imply" schon im Jahre 1581 im Sinne dessen gebraucht wurde, was hier „pragmatisch implizieren" genannt wird.

(1.11.2) Ich will, daß du kommst.

im katapragmatischen Sinn impliziert. Das scheint mir im Rahmen einer Theorie der Verpflichtung sogar besonders erhellend zu sein. Denn das, was Hare als die ‚Präskriptivität' von echten, nämlich als Werturteilen verwendeten, Verpflichtungssätzen bezeichnet, dürfte nichts anderes sein als die katapragmatische Implikation von Imperativen in solchen Sätzen. Daß z. B. Satz

(1.11.3) Du bist (nach meinen normativen Maßstäben moralisch) verpflichtet, ihm zu helfen, aber hilf ihm nicht!

nach unseren bisherigen Überlegungen als katapragmatisch absurd gelten muß, läßt sich äquivalent auch so formulieren, daß Satz

(1.11.4) Du bist (nach meinen normativen Maßstäben moralisch) verpflichtet, ihm zu helfen.

den Satz

(1.11.5) Hilf ihm!

im katapragmatischen Sinn impliziert. Mißlich wäre es nur, wenn man diese Implikation mit Hare als eine logische deklarierte (nämlich als ‚entailment')[131] oder wenn man, wie auch ich das bisher stets getan habe, über der Dichotomie von logischer und pragmatischer Implikation den ‚dritten Weg' der katapragmatischen Implikation übersähe.[132]

---

[131] Vgl. Hare 1952, dt. 1972 a: 11.1-3 (und zur Definition von ‚entailment': 2.4); dazu kritisch Hoche 1981 b: 2.5; 1985 a: IV.3.a und d; 1992 a.

[132] So auch noch in Hoche 1992 a (s. dort auch Anm. 41). Dieser Text wurde noch vor der Niederschrift der letzten Versionen des vorliegenden Buches in eine Druckfassung gebracht und sollte nicht mehr geändert werden, da Hare zu ihm (und vorher zu einer englischsprachigen Vortrags-Fassung) schon Stellung genommen hat (s. o. Anm. 124).

Auf den ersten Blick am vertrautesten dürfte es schließlich sein, in Korrelation zu logischem Widerspruch auch bei natürlich-sprachlichen Sätzen von *logischer Implikation* zu reden und beispielsweise (konvers) zu sagen, daß aus

(1.11.6) Otto ist Junggeselle.
(1.11.7) Otto ist ledig.,

aus

(1.11.8) Dies ist ein Würfel.
(1.11.9) Dies hat zwölf Kanten.

und aus

(1.11.10) Mein Grundstück umfaßt weniger als tausend Quadratmeter.
(1.11.11) Mein Grundstück umfaßt nicht mehr als einen halben Morgen.

logisch folgt. Doch liegt hier offensichtlich im Junggesellen-Fall eine ganz andere Art von ‚logischer' Implikation oder Folge vor als im Würfel- oder im Grundstücks-Fall. Denn wenn wir Satz (1.11.6) zustimmen, dann können wir nicht umhin, auch Satz (1.11.7) zuzustimmen; doch wenn wir Satz (1.11.8) oder Satz (1.11.10) zustimmen, dann können wir unter bestimmten – und zwar ganz alltäglichen – Bedingungen *sehr wohl* umhin, auch Satz (1.11.9) bzw. Satz (1.11.11) zuzustimmen. Im Würfel-Fall ist das besonders augenfällig: Da man sich normalerweise nicht für die Kantenzahl eines euklidischen Würfels interessiert, kann man diese Zahl in der Regel auch nicht auf Anhieb angeben; aber wir wissen, wie man vorgehen muß, um sie zu ‚ermitteln': Wir nehmen uns etwas zur Hand (oder zeichnen oder fingieren uns etwas), bezüglich dessen wir dem Satz (1.11.8) zustimmen würden, und beginnen genau deshalb die Kanten dieses Würfels zu zählen, um anschließend auch zu

Satz (1.11.9) begründet Stellung nehmen zu können – was uns zuvor also offensichtlich *nicht* möglich war. Ähnlich verfahren wir, wenn wir z. B. die Winkelsumme eines Sechsecks (oder als Schulkinder die Winkelsumme eines Dreiecks) ‚ermitteln' wollen; und ähnlich verfahren wir auch in dem letzten Endes nicht ‚geometrischen', sondern ‚arithmetischen' Grundstücks-Fall: Obwohl wir die beiden Sätze (1.11.10) und (1.11.11) nicht weniger gut verstehen als alle zuvor betrachteten Beispiele auch – in den hier angestellten Überlegungen wollen wir uns ganz konsequent auf Sätze meines jeweils eigenen Idiolekts beschränken, und das heißt unter anderem: auf Sätze, die wir verstehen[133] –, kann doch der Fall eintreten, daß wir uns bezüglich des ersten Satzes ganz sicher sind, daß wir bezüglich des zweiten aber zögern oder gar widersprechen, weil wir nämlich noch ‚rechnen' müssen oder uns schon ‚verrechnet' haben.

Nach diesen Überlegungen sind wir imstande, ein Kriterium K-1 zur Unterscheidung zwischen pragmatischer, katapragmatischer und logischer Inkonsistenz und Implikation sowie ein Kriterium K-2 zur Aufspaltung der logischen Inkonsistenz und Implikation in (wie ich sagen werde) semantische und mathematische aufzustellen. Für K-1 habe ich in früheren Publikationen[134] durchweg solche Fassungen angegeben, in denen ich statt der Tri-

---

[133] Zur Notwendigkeit der Idiolekt-Analyse s. o. Anm. 3. In diesem Zusammenhang sei auch an die Bemerkung Humboldts erinnert, „dass die Individualität einer Sprache (wie man das Wort gewöhnlich nimmt) auch nur vergleichungsweise eine solche ist, dass aber die wahre Individualität nur in dem jedesmal Sprechenden liegt. Erst im Individuum erhält die Sprache ihre letzte Bestimmtheit. Keiner denkt bei dem Wort gerade und genau das, was der andre, und die noch so kleine Verschiedenheit zittert, wie ein Kreis im Wasser, durch die ganze Sprache fort. Alles Verstehen ist daher immer zugleich ein Nicht-Verstehen, alle Uebereinstimmung in Gedanken und Gefühlen zugleich ein Auseinandergehen": Humboldt 1830-1835: 439; vgl. 424, 558 f.

[134] Hoche 1981 b: 2.1; 1985 a: IV.3.c; 1990: 8.3-4; sogar noch 1992 a (s. o. Anm. 132).

chotomie ‚pragmatisch'/‚katapragmatisch'/‚logisch' nur die Dichotomie ‚pragmatisch'/‚nicht-pragmatisch' berücksichtigt habe; dabei war mit der Negativ-Bezeichnung „nicht-pragmatisch" nichts anderes gemeint als das, was ich nun „logisch" nenne, und der gesamte katapragmatische Bereich blieb nur deswegen außer Betracht, weil ich es damals vorzog, in den Fällen, in denen die Präfigierung mit „es ist (kontrafaktisch) möglich, daß" zu tiefen- oder oberflächengrammatisch bedingtem Unsinn führt, von einer Unzulässigkeit oder Unanwendbarkeit dieser Modalisierung zu sprechen. Mit meiner jetzigen Änderung der ‚Sehweise' hängt es auch zusammen, daß ich die frühere Beschränkung der Sätze, die für die Abkürzungen „p" und „q" sollen eingesetzt werden dürfen, auf Aussagesätze aufgebe und lediglich fordere, daß für „p" und „q" *beliebige* – freilich unanstößige, also weder unsinnige noch widersinnige – Sätze meines jeweils eigenen Idiolekts im Rahmen der gemeinsamen deutschen Sprache zu substituieren sind:

K-1: Wenn eine Satzverbindung der Form „p, aber nicht q" (im folgenden kurz: Ausgangsverbindung) in dem Sinne sprachwidrig ist, daß ich mir keine Situation vorstellen kann, in der ich sie als eigenständige (isolierte) ernsthaft verwenden würde, dann wollen wir sagen: (1) Wenn die zugehörige Modalisierung der Form „Es ist kontrafaktisch möglich, daß p, daß aber nicht q" (im folgenden kurz: kontrafaktische Vermöglichung) in jeder Interpretation wahr ist, dann und nur dann ist die Ausgangsverbindung *pragmatisch widersinnig* und der durch „q" abgekürzte Satz in dem durch „p" abgekürzten Satz *pragmatisch impliziert*; (2) wenn die kontrafaktische Vermöglichung unsinnig ist, nämlich gegen tiefen- oder oberflächengrammatische Regeln verstößt, dann und nur dann liegt entsprechend *katapragmatischer Widersinn* und *katapragmatische Implikation* vor; (3) wenn die kontrafaktische Vermöglichung in jeder Interpretation falsch ist, dann und nur dann liegt entsprechend *logischer Widersinn* und *logische Implikation* vor.

K-2: Liegt nach K-1 eine *logische* Inkonsistenz bzw. Implikation vor, dann (3a) heiße die Inkonsistenz bzw. Implikation genau dann *semantisch*,[135] wenn ich mir keine Situation vorstellen kann, in der ich den durch „p" abgekürzten Satz für wahr halten würde, den durch „q" abgekürzten Satz aber nicht; (3b) genau dann aber, wenn ich mir eine solche Situation vorstellen kann, sei von *mathematischer* Inkonsistenz bzw. Implikation die Rede.[136]

---

135 Dieser (klassifikatorische) logische Begriff ist nicht mit dem (komparativen) psycholinguistischen Begriff der „semantischen Implikation" („semantic implication") im Sinne von Hörmann 1971: 13 f.; Engelkamp/Merdian/Hörmann 1972: 97-99 zu verwechseln. Allerdings kann man auch in der Hörmann-Schule der Rede von „semantischer Implikation" in *meinem* Sinne begegnen: vgl. Bosshardt 1988: 70, 139-143 passim, wo dieser Ausdruck (oder gleichbedeutend: „sprachliche", „begriffliche Implikation": ebd. 9, 64-69, 80 f.) im Sinn von K-2 verwendet zu werden scheint und sogar mit rudimentären Kombinationstests einhergeht: ebd. 9, 178; vgl. auch 138.

136 Diese Unterscheidung von *semantischer* und *mathematischer* Implikation findet sich implizit schon bei Frege, der die Gleichheit des ‚Sinnes' von Aussagesätzen – also ‚Gedanken'-Gleichheit – der Sache nach als nicht *mathematische*, sondern *semantische* Äquivalenz (d. h.: wechselseitige Implikation) gemäß K-2 kennzeichnet: Nach Frege drücken wir mit zwei Aussagesätzen A und B (genau dann) denselben Gedanken aus, wenn „jeder, der den Inhalt von A als wahr anerkennt, auch den von B ohne weiteres als wahr anerkennen muss", und umgekehrt (1906: 213 f.; vgl. 1891: 14; 1892: 32), wobei „ohne weiteres" offenbar besagt: ohne „eine besondere Erkenntnisthat", wie sie z. B. „erforderlich ist, um […] einzusehen", daß die Wörter „Morgenstern" und „Abendstern", aber durchaus auch die Zeichen „$2^3 + 1$" und „3^2", denselben Himmelskörper bzw. dieselbe Zahl bezeichnen (1902: 234 f.; vgl. 1891: 13 f.). Dieses Kriterium für Gedanken-Gleichheit dürfte dem der ‚Gleichheit der Folgerungsmengen' (s. u. 2.7 mit Anm. 194) nicht

Nach den ausführlichen Vor-Überlegungen bedürfen diese beiden Kriterien kaum noch des Kommentars. Nur soviel sei noch gesagt:

Zu K-1: Da die durch „p" und „q" abgekürzten Sätze laut Voraussetzung unanstößig, also insbesondere nicht unsinnig sein sollen, kann es sich bei der Sprachwidrigkeit ihrer (Ausgangs-) Verbindung nicht um Unsinn, sondern nur um Widersinn handeln. – Die Worte „ich kann mir keine Situation vorstellen" sind in K-1 (und auch in K-2) genauer in folgendem Sinn zu verstehen: „ich kann mir keine im Sinne eidetischer, absoluter oder reiner Phantasie mögliche – also: keine fiktionale – (Mini-)Welt vorstellen". In der Ausgestaltung einer solchen ‚absolut (eidetisch) möglichen Welt' bin ich auf die Wirklichkeit nicht einmal kontrafaktisch (tatsachenwiderstreitend) bezogen und in diesem Sinn völlig frei. In Verbindung mit der Forderung, daß die für „p" und „q" zu substituierenden Sätze insbesondere nicht unsinnig sein sollen, und angesichts des Umstands, daß die Interpretationen in dem Sinne vollständig sind, daß sie jedem Individuenausdruck einen Gegenstand der als wirklich fingierten (Mini-)Welt[137] zuordnen, ergibt sich daraus die Zulässigkeit all dieser Interpretationen, so daß es genügt, in den Fällen (1) und (3) von „jeder Interpretation" statt von „jeder zulässigen Interpretation" zu sprechen.[138] – Da es sich bei der Modalisierung um eine objektive (kontrafaktische) *Möglichkeits*-Behauptung handelt, gibt es neben ‚immer wahr', ‚immer falsch' und ‚unsinnig' keine vierte Möglichkeit: Die Trichotomie ist erschöpfend.

---

widersprechen, wenn man auch subjektiv-personale (insbesondere Glaubens-) Kontexte mit einbezieht (s. u. Anm. 238; vgl. o. Anm. 121); insoweit wäre Thiel 1965: 137-139 zu widersprechen. Zur Sache ausführlicher Hoche 1982: 1.6.1-1.8.

137 Siehe u. 2.4.

138 Siehe o. S. 79 f.

Zu K-2: Der Oberbegriff ,logisch' zu ,semantisch' (,bedeutungsmäßig') und ,mathematisch' ist insofern sprachlich korrekt, als griechisch „légein" sowohl „sprechen" usw. wie auch „zählen" bedeuten kann. – K-2 läßt sich als Rekonstruktion der traditionellen Unterscheidung zwischen analytischem und synthetischem Apriori lesen. Doch wird dieses Kriterium, soweit ich sehe, durch die Einwände nicht betroffen, die seit der Jahrhundertmitte gegen die ,analytisch'/,synthetisch'-Distinktion immer wieder erhoben wurden.[139]

1.12. Obwohl es offenkundig sein dürfte, verdient es doch vielleicht hervorgehoben zu werden, daß uns pragmatisch-semantische Kombinationstests – so nenne ich[140] der Kürze halber Anwendungen der Kriterien K-1 und K-2 – niemals die alltägliche *Verwendung* irgendwelcher Sätze bzw. Begriffswörter lehren können; sie dienen lediglich ihrer *logischen Analyse* bzw. *Explikation*. Das – wenn man so will: ,propositionale' – ,Wissen' (,knowing that'), zu dem uns diese Analyse oder Explikation hinführen soll, kann aber nur erworben werden, wenn wir die zu analysierenden oder zu explizierenden Ausdrücke schon verwenden können (,zu verwenden

---

[139] Vgl. bes. Quine 1951, und dazu kritisch Hoche 1985 a: III.5; 1990: Kap. 5. – Wer diese Distinktion und meinen Rekonstruktionsversuch gleichwohl für verfehlt, obskur oder überflüssig hält, kann hier und im folgenden alle Bezüge auf K-2 einfach ignorieren. Meine Argumente würden dadurch nicht leiden, sondern im Gegenteil an Durchschlagskraft eher noch gewinnen. K-2 ist sozusagen nur als Angebot an solche Leser gedacht, die, wie der Autor selbst, an dieser Stelle eine Differenzierung als theoretisch geboten erachten. *Logisch-mathematische* Inkonsistenzen und Implikationen kommen nach meiner Einschätzung im folgenden niemals vor.

[140] Und zwar schon seit 1981 b. Josef Klein (1987: 32) spricht vom „Widerspruchstest mit *aber*", führt solche Tests indessen – wie auch fast alle anderen Autoren: s. u. Anm. 150 – nicht zweistufig (unter Einbeziehung der modalisierten Formen) durch. Andere Benennungen solcher Tests sind mir nicht bekannt. (Zu den verwandten ,open question arguments' vgl. Hoche 1981 b: 1.3.)

wissen' oder ,verstehen': ,knowing how'): „Es liegt auf der Hand, daß wir nicht einmal die Frage stellen können, wie das, was wir unter [einem bestimmten Ausdruck] verstehen, analysiert werden soll, wenn wir ihn nicht verstehen."[141] Pragmatisch-semantische Kombinationstests lehren uns also nichts, was wir nicht – ,vor-propositional' – bereits wüßten. Insofern läßt sich ihre Funktion mit der einer Lupe vergleichen: Sie dienen nur der Ausgliederung zuvor noch nicht hinreichend geschiedener Strukturelemente, und selbst da, wo man sie vielleicht noch nicht unbedingt nötig hat, kommen sie doch auf jeden Fall der größeren Deutlichkeit zugute.

Diese Funktion ist wichtig für die Philosophie. Denn wie Kant mit Recht betont hat, stehen in der Philosophie, anders als in der Mathematik (und auch Logik), Definitionen nicht am Anfang, sondern eher am Ende,[142] und bezüglich der empirisch bzw. nicht-empirisch („a priori", insbesondere „durch die Natur des Verstandes") „*gegebenen*" Begriffe spricht er[143] geradezu von „analytischen Definitionen" („Explikationen" bzw. „Exposi-

---

[141] Moore 1925: 120; vgl. 1942: III.11 („Analysis"); Ryle 1949: II.3; Hoche 1985 a: IV.1.d; s. u. 4.2 mit Anm. 364. – Vielleicht kann man sagen: Sprachanalytische Tests lehren uns nicht die *Verwendung* (den *Gebrauch*), wohl aber die *Bedeutung* natürlich-sprachlicher Ausdrücke. Dann wäre die Verwendung dem ,Können' (,knowing how'), die Bedeutung dem ,Wissen' (,knowing that') zugeordnet. Unter Anspielung auf die Husserlsche Konstitutionstheorie könnte man vielleicht fortfahren: In der normalen Verwendung sprachlicher Ausdrücke wird ihre Bedeutung nur ,vorkonstituiert', aber noch nicht ,erfaßt'; zur ,Erfassung' oder ,abschließenden Konstitution' der Bedeutung bedarf es der logischen Analyse, z. B. eines Systems pragmatisch-semantischer Kombinationstests. (Vgl. auch Kants Unterscheidung zwischen der *Gegebenheit* und der *Erkenntnis* eines Gegenstandes in der erhellenden Deutung bei Prauss 1971: 29-31; vgl. 119.) Solche Überlegungen scheinen mir mit Wittgenstein 1953: § 43 kompatibel; vgl. Hoche 1985 a: 70 f.

[142] Kant 1781: A 730 f.; vgl. Hoche 1964: § 6, bes. S. 25 f.

[143] Kant 1781: A 727-732, passim; vgl. 1800: §§ 4, 37, 100-105; aber auch Frege 1914: 225-228 („zerlegende Definition" als „logische Zerlegung" eines Sinnes, den man zuvor „als einfach angesehen hatte").

tionen"), weil wir sie mit Hilfe „analytischer Urteile" erst allmählich gewinnen müssen: „vermittelst mehrerer dergleichen analytischen Urteile suchen wir der Definition der Begriffe nahe zu kommen",[144] und oft genug bleibe diese „nur die Idee einer logischen Vollkommenheit, die wir zu erlangen suchen müssen".[145]
Dies legt den Gedanken nahe, die von Kant als philosophisch „von großem Werte" und „beträchtlichem Nutzen" charakterisierte[146] Methode der Zergliederung von Begriffen im Rahmen analytischer Urteile als eine rudimentär und implizit gebliebene Form des Kombinationstest-Verfahrens zu sehen. Daß diese Sicht begründet ist, wird noch deutlicher, wenn man sich der folgenden Darstellung Kants erinnert: „Alle analytische Urteile beruhen gänzlich auf dem Satze des Widerspruchs [...]. Denn, weil das Prädikat eines bejahenden analytischen Urteils schon vorher im Begriffe des Subjekts gedacht wird, so kann es von ihm ohne Widerspruch nicht verneinet werden", wie z. B. in dem Satz

(1.12.1) Jeder Körper ist ausgedehnt.[147]

Kants Rede vom „Satz des Widerspruchs" am Anfang dieses Zitats lenkt unsere Aufmerksamkeit zuerst wohl in eine rein formallogische Richtung; doch wenn man an den von Kant für sehr wichtig gehaltenen – wenn auch in der Gegenwartsphilosophie oft ignorierten – Unterschied[148] zwischen „analytischen" (eigentlichen „Erläuterungs-") und „identischen" („tautologischen") Urteilen denkt, dann wird man schwerlich verkennen können, daß das Wort „Widerspruch" am Ende der zitierten Kant-Stelle dieselbe Funktion hat wie in der hier vorge-

---

144 Kant 1783: A 36; vgl. A 37, und 1781: A 727 f.
145 Kant 1800: § 105.
146 Kant 1783: A 37.
147 Ebd.: A 25 f.
148 Kant 1800: § 37; 1804: A 174 f.; vgl. Hoche 1964: § 1, bes. S. 10-12.

legten Theorie der pragmatisch-semantischen Kombinationstests das Wort „Sprachwidrigkeit“. „Weil das Prädikat eines bejahenden analytischen Urteils schon vorher im Begriffe des Subjekts gedacht wird, so kann es von ihm ohne Widerspruch nicht verneinet werden“: das ist freilich auf der Ebene des ‚Seinsgrundes‘, der ‚ratio essendi‘, gesprochen, und wenn man diese Ebene schon erreicht hat, dann braucht man keine Kombinationstests mehr anzustellen. Solche Tests haben nur einen Sinn, wenn man sich strikt auf die Ebene des ‚Erkenntnisgrundes‘, der ‚ratio cognoscendi‘,[149] beschränkt, und auf dieser Ebene würde man sagen müssen: „Das Prädikat eines bejahenden analytischen Urteils wird schon vorher im Begriff des Subjekts gedacht; *denn* es kann von ihm ohne Widerspruch – ohne Absurdität oder Sprachwidrigkeit – nicht verneint werden.“

Wenn man sich z. B. davon überzeugen will, daß im Begriff des Körpers das Merkmal der räumlichen Ausdehnung steckt, dann müßte man demnach wohl zeigen, daß man Satz (1.12.1) nicht verneinen, also keinen der beiden folgenden, mit Hilfe der Kriterien K-1 und K-2 als einander semantisch äquivalent zu erweisenden Sätze ohne Absurdität aussprechen kann:

(1.12.2) Nicht jeder Körper ist ausgedehnt.
(1.12.3) Es gibt Körper, die nicht ausgedehnt sind.

Diese Sätze vermag ich aber ohne Sprachwidrigkeit nur dann nicht zu äußern, wenn ich mir keine Situation vorstellen kann, in der ich einen Satz der Form

(1.12.4) Das und das ist ein Körper, der nicht ausgedehnt ist.

[149] Zu dem für das Verhältnis von Seinsgrund und Erkenntnisgrund charakteristischen ‚Richtungs‘-Unterschied vgl. bes. Kant 1788: A 5 Anm.

bzw., nach Auflösung des logisch nicht handhabbaren Relativsatzes, der Form

(1.12.5) Das und das ist ein Körper, aber (es ist) nicht ausgedehnt.

als eigenständigen (isolierten) ernsthaft verwenden würde.

Diese Überlegung scheint mir zu zeigen, (a) wie eng das Fällen von „Erläuterungsurteilen" im Sinne Kants mit der einstufigen – die kontrafaktischen Vermöglichungen und damit den Unterschied zwischen logischer, pragmatischer und katapragmatischer Inkonsistenz und Implikation noch außer Betracht lassenden – Anwendung des in Abschnitt 1.11 vorgeschlagenen Kriteriums K-1 verwandt ist; (b) in welchem Sinne Kant ein Verfahren akzeptiert hat, das spätestens seit Moores „Principia Ethica" (1903) geradezu eine – wegen ihrer Einstufigkeit freilich nur eingeschränkt taugliche[150] – Standardmethode vieler analytischer Philosophen geworden ist; (c) wie sehr mein Bestehen auf der Wichtigkeit vollständig durchgeführter pragmatisch-semantischer Kombinationstests der Kantischen Überzeugung von der Notwendigkeit analytischer Urteile in der Philosophie entspricht; und (d) wie zumindest an diesem *einen* Punkt die „analytische" Philosophie etwas mit „analytischen" Sätzen zu tun hat.[151]

---

[150] Vgl. Hoche 1985 a: 103. – Den einzigen mir bekannten Ansatz zu einer Zweistufigkeit außerhalb meiner eigenen Schriften glaube ich bei Hare 1987: 6 entdecken zu können. Da Hare an dieser Stelle auch den sonst von ihm ganz bewußt vermiedenen Ausdruck „pragmatic inconsistency" verwendet (s. o. Anm. 124), möchte ich eine (begrenzte) Reaktion auf meine methodologischen Arbeiten nicht ausschließen.

[151] Vgl. Hoche 1985 a: 98.

2. Pragmatische Implikate und die Idee einer pragmatisch-wollenslogischen Analyse moralischer Verpflichtungssätze

2.1. Im folgenden gilt es unsere im 1. Kapitel heuristisch entwickelte Vermutung zu überprüfen, daß ein Satz, mit dem man sich zum Bestehen einer moralischen Verpflichtung bekennt, also ein natürlich-sprachlicher – und zwar idiolektischer – Satz der Form

(1.4.14) Der und der ist (nach meinen normativen Maßstäben moralisch) verpflichtet, das und das zu tun.,

einen Satz der Form

(2.1.1) Ich will (es ist mein Wille; ich bin dafür; usw.), daß der und der das und das tut.

im pragmatischen Sinn impliziert.
Zur Überprüfung dieser Vermutung haben wir uns in den Abschnitten 1.8-1.11 ein Instrument zu schaffen versucht, nämlich das in Abschnitt 1.11 abschließend formulierte Kriterium K-1. Dieses Überprüfungs-Instrument ist so genau, wie man es sich im Rahmen natürlich-sprachlicher Sätze nur erhoffen kann. Denn es wäre offensichtlich verfehlt, die Präzisionsmaßstäbe der mathematischen Logik, die es mit künstlich konstruierten Sprachen zu tun hat, auch bei der Untersuchung der Implikationsbeziehungen zwischen Sätzen einer natürlich gewachsenen Sprache zur Geltung bringen zu wollen.[152] Für die Analyse natürlich-sprachlicher Sätze und

[152] Zur Kontext-Abhängigkeit unserer Genauigkeits-Maßstäbe vgl. auch Wittgenstein 1953: §§ 68-71, 88; Waismann 1976: IV.1, IX.3-4, X.5. Siehe auch unten 3.1 mit Anm. 246; 3.9 mit Anm. 317.

der zwischen ihnen bestehenden Relationen gibt es, wenn ich recht sehe, überhaupt nur ein einziges Mittel, und auch das ist strenggenommen nur auf die Sätze jeweils meines eigenen Idiolekts anzuwenden: nämlich die Berufung auf meine jeweils eigene kombinierte Phantasie- und Sprach- oder Idiolekt-Kompetenz.[153]

Wenn man diese Berufung unter Hinweis darauf ablehnen wollte, daß etwas so Vages wie ‚Phantasie' oder ‚Sprachgefühl' – denn ‚Sprachkompentenz' (‚linguistic competence') ist ja im Grunde nichts anderes als das, was man im Deutschen ‚Sprachgefühl' nennt – in philosophischen Argumenten nichts zu suchen habe, dann bleibt uns, soweit ich sehe, nur noch die Alternative, den Bereich der natürlichen Sprache – und damit insbesondere den gesamten Bereich der Moralsprache – der rationalen Argumentation zu entziehen. Auch die formale Logik würde man dann der ihr ursprünglich und im Laufe ihrer Geschichte immer wieder zugedachten Funktion berauben, ‚Organon' – also ‚Werkzeug' – für die Disziplinierung unseres alltäglichen sowohl wie unseres wissenschaftlichen und insbesondere philosophischen Sprechens zu sein; sie würde dann zu einer bloßen Propädeutik der Mathematik oder sogar zu einer intellektuellen Spielerei um ihrer selbst willen degradiert werden.

Um die eingangs genannte Vermutung zu überprüfen, müssen wir in Übereinstimmung mit K-1 die beiden folgenden Satzformen untersuchen:

(1.6.1) Der und der ist (nach meinen normativen Maßstäben moralisch) verpflichtet, das und das zu tun, aber ich will nicht (bin nicht dafür; usw.) daß der und der das und das tut.

(2.1.2) Es ist kontrafaktisch möglich, daß der und der (nach meinen normativen Maßstäben mora-

---

[153] Siehe o. Anm. 3, Anm. 133.

lisch) verpflichtet ist, das und das zu tun, daß ich aber nicht will (nicht dafür bin; usw.), daß der und der das und das tut.

Da sich die unbestimmten Ausdrücke „der und der" und „das und das" nach umgangssprachlichen Gewohnheiten nicht einmal in der Einheit eines und desselben Sprechakts notwendigerweise auf eine und dieselbe Person bzw. eine und dieselbe Sache (hier: Handlung) beziehen müssen, tun wir gut daran, anstelle von „der und der" die symbolische Personenbezeichnung „z_0" und anstelle von „das und das" die symbolische Handlungsbezeichnung „a_0" zu verwenden, wie wir das ja auch im 1. Kapitel gelegentlich schon getan haben. Dabei sollen die Indices andeuten, daß es sich nicht um Platzhalter (freie Variable), sondern um Konstante – eine Personen- und eine Handlungs-Konstante – handelt. Wenn es später erforderlich ist, sogenannte gebundene Variable (Scheinvariable) zu verwenden, werden wir die Indices einfach weglassen, die Symbole „z" und „a" also als gebundene Personen- bzw. Handlungs-Variable betrachten.[154]
Die Satzverbindung, die wir zusammen mit ihrer kontrafaktischen Vermöglichung untersuchen wollen, ist also von der Form

(2.1.3) z_0 ist (nach meinen normativen Maßstäben moralisch) verpflichtet, a_0 zu tun, aber ich will nicht (bin nicht dafür; usw.), daß z_0 a_0 tut.

Diese Satzverbindung läßt sich zwar noch insofern als natürlich-sprachlich in Anspruch nehmen, als wir auch sagen könnten, das Zeichen „z_0" sei eine bloße Abkürzung für einen Eigennamen oder eine bestimmte Kennzeichnung oder ein Pronomen für eine Person, und das Zeichen „a_0" sei entsprechend eine bloße Abkürzung für eine Handlungsbezeichnung. Aber der Übergang zu ei-

---

[154] Siehe o. 1.2 mit Anm. 32.

ner Formalisierung – also von der natürlichen Sprache zur formalen Sprache, von der man einmal sehr treffend gesagt hat, sie sei weniger eine *Alternative* als vielmehr eine *Möglichkeit* der natürlichen Sprache[155] – ist hier doch fließend, und es könnte sein, daß unser ‚Sprachgefühl' durch die Anwesenheit solcher künstlichen Zeichen ein wenig irritiert wird.

Das ist ein Grund, in unseren folgenden (‚Kombinations'-)Tests nicht die bisher erwähnten Satz-*Formen*, sondern ganz konkrete *Sätze* zu untersuchen, die diese Formen aufweisen. Ein zweiter Grund, so zu verfahren, ist der, daß man strenggenommen nicht von vornherein sicher sein kann, daß es keinen Unterschied mache, ob man Beispiele in der ersten, zweiten oder dritten grammatischen Person untersuche. Gerade bei Sätzen über das Vorliegen einer moralischen Verpflichtung könnte man diesen Personen-Unterschied für erheblich halten; denn Verpflichtungssätze in der zweiten Person könnte man vielleicht eher als Aufforderungen – oder gar als Versuche, einen anderen zu einer bestimmten Handlung zu ‚bringen' – auffassen wollen als Verpflichtungssätze in der dritten oder gar in der ersten Person.

Nun ist es zwar richtig, daß man mit Verpflichtungssätzen in der zweiten Person einem anderen sehr häufig auf dessen Frage „Was soll ich tun?" eine Antwort gibt; aber man kann auch in der dritten Person formulierte Fragen wie „Was soll er tun?" durch Verpflichtungssätze beantworten, und man kann schließlich die Frage „Was soll ich tun?" für sich selber stellen und durch einen Verpflichtungssatz zu beantworten versuchen.[156] Dagegen ist anzunehmen, daß man eher durch einen Verpflichtungssatz in der ersten Person eine eigene Hand-

---

155 Cavell 1958: 218 f.; vgl. Hoche 1985 a: 142 f.

156 Zum Unterschied und zum Zusammenhang zwischen „Was (soll ich) tun?"-Fragen und moralischen „Was muß ich tun?"-Fragen vgl. bes. Hare 1963, dt. 1973: 4.3, 4.5-4.6.

lungsweise begründet oder erklärt, als daß man durch einen Verpflichtungssatz in der zweiten Person die Handlungsweise des Gesprächspartners begründet oder erklärt; und wenn man die Handlungsweise eines Dritten verständlich zu machen versucht, dann ist weniger das von Interesse, wozu er nach *meinen*, als vielmehr das, wozu er nach *seinen* normativen Maßstäben moralisch verpflichtet ist, ja (was noch mehr besagt): wozu er sich selbst für verpflichtet hält.[157]

Trotzdem scheinen mir solche Unterschiede für die logische Untersuchung von Verpflichtungssätzen allenfalls sekundär; denn zunächst ist entscheidend, *was* man mit einem Verpflichtungssatz sagt, und die Frage, *wozu* man es sagt, ist zwar für den Sprechakttheoretiker, aber nicht für den Moralphilosophen von vordringlicher Bedeutung.[158] Wenn man sich in diesem Sinne auf die ‚Bedeutung' im Unterschied zur sprechakttheoretischen ‚Funktion' von Verpflichtungssätzen beschränkt, ist mit signifikanten Unterschieden zwischen den drei grammatischen Personen eigentlich nicht zu rechnen. Doch sehen wir selbst!

2.2. Wir haben bereits im 1. Kapitel feststellen können, auf wie mannigfaltige Weisen potentiell absurde Satzkonjunktionen, die einen Verpflichtungssatz als Teilsatz enthalten, auf der einen Seite durch das Walten der Sinnkonstanz gegen aktuelle Inkonsistenz weitestgehend immunisiert werden, auf der anderen Seite jedoch ebendiesen Immunschutz durch schrittweise Präzisierung irgendwann verlieren und daraufhin in der Tat heillos inkonsistent wirken können. Um diesen Vor-Überlegun-

---

[157] Siehe u. 2.5, 2.6, Kommentar (1), und auch 4.7.

[158] Die ‚performative Analyse' (s. o. Anm. 117) darf also nicht in einen ‚Sprechakt-Fehlschluß' ausarten: vgl. Searle 1969, dt. 1971 a: 6.2; Geach 1960; dagegen Hare 1970; Hoche 1984; Strube 1985: Kap. III. Vgl. aber auch u. 2.5 den vorletzten Absatz.

gen Rechnung zu tragen und unnötige Wiederholungen zu vermeiden, wollen wir also an dieser Stelle sogleich von möglichst eindeutig präzisierten Formulierungen wie den folgenden ausgehen:

(1.3.7) Ich bin nach meinen eigenen normativen Maßstäben moralisch dazu verpflichtet, das Geld zurückzuzahlen, aber ich denke gar nicht daran (habe nicht die Absicht; beabsichtige nicht; gedenke nicht), es zu tun (nämlich das in Rede stehende Geld zurückzuzahlen).

(2.2.1) Du bist nach meinen normativen Maßstäben moralisch verpflichtet, deinen Eltern beim Umzug zu helfen, aber ich bin nicht dafür, daß du deinen Eltern beim Umzug hilfst.

In diesem zweiten Beispiel sollen die Worte „ich bin nicht dafür, daß du das und das tust" für die zweite grammatische Person genau das leisten, was man in der ersten Person mit den Worten „ich habe nicht die Absicht (beabsichtige nicht; gedenke nicht), das und das zu tun" ziemlich eindeutig ausdrücken kann. Ins Englische lassen sich jene Worte also ganz unmißverständlich mit „I do not intend you to do so-and-so" übersetzen; doch im Deutschen ist die entsprechende Form „ich beabsichtige nicht, daß du das und das tust" – die wir in Fällen wie dem hier untersuchten um der Eindeutigkeit willen eigentlich dringend brauchten – nach meinem Sprachgefühl völlig unüblich, und auch bezüglich der Form „es ist nicht meine Absicht, daß du das und das tust" habe ich starke Zweifel. So bleibt als Alternative zu „ich bin nicht dafür, daß du es tust" wohl nur noch „es ist nicht mein Wille, daß du es tust", falls man nicht doch auf das schlichte „ich will nicht, daß du es tust" zurückgreifen möchte[159] – was aber, wie schon in Abschnitt

[159] Siehe o. Anm. 61, u. Anm. 214.

1.5 erwähnt, die Gefahr mit sich führt, daß man dabei an Lesarten wie die folgenden denken kann, die die Absurdität auslöschen würden: „es ist mir nicht besonders lieb, daß du es tust“, „ich bestehe nicht darauf, daß du es tust“, „ich will dich nicht drängen, daß du es tust“, „es ist nicht etwa so, daß ich unbedingt *will*, daß du es tust“, usw.

Die gleichen terminologischen Probleme begegnen uns offensichtlich auch dann, wenn wir Sätze in der dritten Person betrachten, sagen wir den Satz:

(2.2.2) Charlotte ist nach meinen normativen Maßstäben moralisch verpflichtet, unsere Mutter im Krankenhaus zu besuchen, aber ich will nicht (bin nicht dafür; es ist nicht mein Wille), daß sie es tut (daß sie nämlich unsere Mutter im Krankenhaus besucht).

Können wir uns nun, wie es K-1 von uns fordert, Redesituationen vorstellen, in denen wir den einen oder anderen dieser Sätze als isolierten oder eigenständigen – also ohne Einbettung in andere Sätze – ernsthaft aussprechen würden?

Nun, ich könnte mir einen Opponenten vorstellen, der auf die Möglichkeit hinweisen wollte, daß man in den ersten Teilsätzen all solcher Satzkonjunktionen sozusagen mit der Stimme der ‚Pflicht‘, in den jeweils zweiten Teilsätzen aber sozusagen mit der Stimme der ‚Neigung‘ spricht – daß man die moralische Verpflichtung also zwar rückhaltlos anerkennt, aber trotzdem egoistischen oder gruppenegoistischen Interessen nachordnet. Wie das im Beispielfall (1.3.7) im einzelnen aussehen würde, bedarf keines Kommentars; und wenn man sich vorstellt, daß Satz (2.2.1) etwa von einem Ehepartner gegenüber dem andern geäußert wird, dann hat auch hier der ‚Sinnhaftigkeitsverdacht‘ eine verhältnismäßig leicht nachvollziehbare Motivation. Mit etwas Phantasie kann man sich aber auch bei Satz (2.2.2) eine immerhin nicht implausible Grundlage für die Meinung vorstellen, dieser Satz sei *doch* noch einer nicht-absurden Interpretation fähig: Man kann z. B. an ein Konkurrenzverhältnis zwischen erwachsenen Kindern einer reichen Erblasserin denken und sich vorstellen, daß der Sprecher des Satzes (2.2.2) – den er z. B. an seine habgierige Ehefrau richten möge – ‚seine Felle davonschwimmen' sieht, wenn seine Schwester die Mutter vor ihrem Tode im Krankenhaus noch besucht.

Doch ist es tatsächlich möglich, daß sich ein Sprecher auf diese Weise in den zweiten Teilsätzen unserer Satzverbindungen (1.3.7), (2.2.1) und (2.2.2) von dem ‚moralischen Diskurs' einfach dispensiert, an dem er in den ersten Teilsätzen (wie auch der mögliche Opponent laut Voraussetzung zugibt) ohne Vorbehalt teilnimmt?

Natürlich gibt es immer wieder Situationen, in denen man aus ‚Willensschwäche' (akrasía) nicht tut, was man selber als seine moralische Pflicht betrachtet; und natürlich gibt es auch immer wieder Situationen, in denen man sich selbst und nahestehende Menschen nicht der universalisierbaren (d. h. ohne Ansehung der Person geltenden) Jurisdiktion der Moral, sondern den individual- oder gruppenegoistischen Prinzipien der ‚Klugheit' oder gar der ‚Geschicklichkeit' unterstellt.[160]

Doch in Situationen der ersten Art gibt es zwei Möglichkeiten: *Entweder* hat man wenigstens die *Absicht*, das zu tun, was man für seine Pflicht hält, und dann kann man den *zweiten* Teilsatz in Kombinationen der Art (1.3.7) nicht vertreten; *oder* man hat diese Absicht gerade deswegen nicht, weil man meint, ein Schwächling oder Feigling zu sein, für die betreffende Handlung also einfach nicht die erforderliche persönliche *Kraft* auf-

---

160 Zum Problem der Willensschwäche vgl. bes. Hare 1963, dt. 1973: Kap. 5; zu „Geschicklichkeit" und „Klugheit" Kant 1785: A/B 41-48 (Ak.-Ausg. IV, 415-419).

bringen zu können, und in diesem Falle kann man den *ersten* Teilsatz in solchen Kombinationen nicht wirklich vertreten – denn man kann sich nur zu dem für moralisch verpflichtet halten, was man selber meint tun zu können („‚ought' implies ‚can'"; „ultra posse nemo obligatur").[161]

In Situationen der zweiten Art aber nimmt man, entgegen der hier gemachten Voraussetzung, mit den jeweils ersten Teilsätzen der betrachteten Kombinationen gar nicht wirklich am ‚moralischen Diskurs' teil, sondern nur sozusagen an einem ‚pseudomoralischen Diskurs'. Denn wie mir scheint, hat Hare mit seinen Hinweisen völlig recht, daß die ‚spezifische Differenz' der moralischen Verpflichtungs- und Werturteile – gegenüber Verpflichtungs- und Werturteilen z. B. der Klugheit, der Etikette oder auch der Ästhetik – gerade darin besteht, daß man sie als ‚overriding' behandelt, d. h. als Handlungsprinzipien, denen man andere Präskriptionen und Werturteile im Zweifelsfall immer nachordnet.[162] Wenn das aber so ist, dann kann es nicht sein, daß man mit den ersten Teilsätzen unserer Kombinationen (1.3.7), (2.2.1) und (2.2.2) ein „eigenes normatives Bekenntnis" zum Bestehen dieser oder jener moralischen Verpflichtung „zum Ausdruck" bringt[163] und sich im selben Atemzug, nämlich in den jeweils zweiten Teilsätzen, von diesem Bekenntnis dadurch wieder distanziert, daß man die in Rede stehenden Pflichten als minderen Ranges behandelt und irgendwelchen eigennützigen Werten oder partiku-

[161] Der Grundsatz „ultra posse nemo obligatur (oder: tenetur)" – „Niemand ist zu etwas verpflichtet (oder: kann zu etwas verpflichtet werden), was er nicht kann" – stammt aus dem römischen Recht. Das in der englischsprachigen Ethik verbreitete Schlagwort „‚ought' implies ‚can'" führt Moore 1922: 317 auf Kant zurück (vgl. bes. Kant 1788: A 5 Anm.). Vgl. unten Anm. 245, Anm. 254.

[162] Vgl. Hare 1963, dt. 1973: 9.3; 1981: 24, 65, 3.4-3.8.

[163] Hoerster 1969: 31.

lären Interessen der ‚Geschicklichkeit‘ oder auch nur der ‚Klugheit‘ hintanstellt.
Gesetzt den Fall nun, daß uns Satzkonjunktionen wie (1.3.7), (2.2.1) und (2.2.2) trotzdem noch sinnvoll vorkommen, dann scheint das zunächst nur noch einen einzigen Grund haben zu können, den ich im 1. Kapitel bereits erwähnt habe: nämlich die Verwechslung oder Vermengung solcher indikativischen Satzkonjunktionen mit ihren irreal-konjunktivischen Gegenstücken wie zum Beispiel

(2.2.3) Ich wäre nach meinen eigenen normativen Maßstäben (eigentlich) moralisch dazu verpflichtet, das Geld zurückzuzahlen, aber ich denke gar nicht daran, es zu tun.

In solchen Fällen liegt aber, wie ich auszuführen versuchte,[164] keine tatsächliche, sondern eine bloß potentielle und von anderen moralischen Verpflichtungen bereits überwogene Verpflichtung vor. Statt von potentiellen Pflichten im Gegensatz zu tatsächlichen Pflichten (‚actual duties‘, ‚actual obligations‘) spricht Sir David Ross von ‚auf den ersten Blick‘ bestehenden Pflichten (‚prima facie obligations‘), und dabei ist die Beifügung „prima facie“ kein ‚determinierendes‘, sondern ein ‚modifizierendes‘ Attribut, so daß man zur Verdeutlichung vielleicht sagen könnte: Im allgemeinen können Prima-facie-Pflichten in dem Maße Pflichten sein, in dem werdende Mütter Mütter, Ehrenjungfrauen Jungfrauen oder mutmaßliche Terroristen Terroristen sein können (aber nicht müssen); sind Prima-facie-Pflichten jedoch von tatsächlichen Pflichten bereits außer Kraft gesetzt – wie der Irrealis in Sätzen wie (2.2.3) zu verstehen gibt –, dann sind sie ebensowenig Pflichten, wie ein potentieller Verbrecher ein Verbrecher, ein steiler Zahn

164 Siehe o. 1.5 mit Anm. 58.

ein Zahn, eine Hainbuche eine Buche oder eine Grasmücke eine Mücke ist.[165]

Zur Vertiefung meiner Kritik an den bisher besprochenen Versuchen, den Satzverbindungen (1.3.7), (2.2.1) und (2.2.2) noch immer in sich konsistente Lesarten abzugewinnen, möchte ich diesen Abschnitt damit beschließen, daß ich noch ein letztes Beispiel unter möglichst vielfältigen Gesichtspunkten diskutiere. Denn das negative Urteil Kants über den Gebrauch von Beispielen in der Philosophie[166] scheint mir zutiefst unbegründet und durch die Entwicklung der Philosophie des 20. Jahrhunderts längst widerlegt zu sein. Wesentlich fruchtbarer ist es vielmehr, sich den folgenden Aphorismus Wittgensteins immer wieder zu Herzen zu nehmen: „Eine Hauptursache philosophischer Krankheiten – einseitige Diät: man nährt sein Denken mit nur einer Art von Beispielen."[167] Daß Philosophen Beispiele aber überhaupt brauchen, hat seinen Grund letztlich darin, daß in der Philosophie, wie Ryle einmal treffend sagt,[168] Verallgemeinerungen nur Verunklärungen sind („in philosophy, generalizations are unclarifications"); Verallgemeinerungen aber kann man nur entgehen, wenn man möglichst viele unterschiedliche Aspekte eines Problems minutiös behandelt, und das ist ohne Beispiele gar nicht möglich.

Betrachten wir nach diesem kurzen methodologischen Exkurs also noch den folgenden Satz

(2.2.4) Ich muß mir das Rauchen abgewöhnen, aber ich habe nicht die Absicht, es zu tun.

In Übereinstimmung mit unseren bisherigen Präzisierungen von Sätzen über das Vorliegen einer Verpflich-

---

165 Vgl. Hoche 1990: 1.3 mit Anm. 14.
166 Kant 1781: A 133 f. (B 172-174) mit Anm.
167 Wittgenstein 1953: § 593.
168 Ryle 1951: 255.

tung oder eines praktischen Müssens werde dieser Satz sogleich im Sinne der folgenden Expansion verstanden, die zwar noch der natürlichen Sprache angehört, aber doch in ihrer ‚Überdeutlichkeit' nicht gerade alltäglich wirkt:

(2.2.5) Ich bin nach meinen normativen Maßstäben moralisch verpflichtet, mir das Rauchen abzugewöhnen, aber ich habe nicht die Absicht, mir das Rauchen abzugewöhnen.

Gibt es denkbare Situationen, in denen jemand so etwas ohne Absurdität sagen könnte? Nehmen wir an, dieser Satz werde von einer alleinerziehenden Mutter ausgesprochen, die es um ihres Kindes willen für unerläßlich hält, ihre Gesundheit zu erhalten oder ihr Kind vor dem gelegentlich unvermeidbaren passiven Mitrauchen zu schützen oder das schmale Kleinfamilien-Budget zu schonen usw. Die Sprecherin hat also Gründe genug, den ersten Teilsatz zu akzeptieren und gegebenenfalls zu äußern. Was aber kann sie veranlassen, im selben Atemzug den zweiten hinzuzufügen? Hier gibt es eine Reihe von Möglichkeiten.

Sie kann beispielsweise aus wiederholter Erfahrung wissen, daß sie nach menschlichem Ermessen auch diesmal wieder, wie schon so oft zuvor, nicht die Kraft haben wird, sich das Rauchen tatsächlich abzugewöhnen, und daß sie bei diesem aller Voraussicht nach vergeblichen Versuch nur ihre Kräfte aufreiben würde, was ihrer Gesundheit noch weniger zuträglich wäre als der ‚Genuß ohne Reue' und ihrem Kind insofern auch unmittelbare Nachteile brächte, als sie unter den erfahrungsgemäß wieder auftretenden Entzugserscheinungen äußerst reizbar werden und ihr Kind ungerecht behandeln würde.

Doch wenn dies der Grund ist, so könnte die Mutter, wenn ich recht sehe, an dem Verpflichtungsurteil nicht festhalten, und zwar gleich aus zwei Gründen: Einmal

würde sie fest davon überzeugt sein, daß sie ihrem eigenen moralischen Anspruch aus Mangel an Kraft und Durchhalte-Vermögen nicht gerecht werden kann; und dann gilt der bereits erwähnte Grundsatz: „ultra posse nemo obligatur“ – niemand ist rechtlich oder moralisch dazu verpflichtet, etwas zu tun, was er beim besten Willen nicht kann. Zum anderen aber würde sich die Mutter in dem vorgestellten Fall eigentlich im Gegenteil für verpflichtet halten, nicht bei einem ohnehin vergeblichen Versuch, sich das Rauchen abzugewöhnen, ihre Kräfte zu vergeuden, sondern sich in das Unvermeidliche zu schicken und daraus für sich und ihr Kind das Beste zu machen; und dann handelt es sich bei dem ersten Teilsatz der Kombination (2.2.5) deshalb um eine Fehlformulierung, weil die Verpflichtung, sich das Rauchen abzugewöhnen, bloß ‚prima facie‘ besteht, nämlich durch eine mit ihr unvereinbare wirkliche Verpflichtung bereits außer Kraft gesetzt worden ist.
Wandeln wir den Fall also etwas ab: Es erscheint der jungen Frau *möglich*, sich das Rauchen abzugewöhnen, aber sie fürchtet, daß der Preis dafür viel zu hoch sei: daß sie nämlich wochen- oder monatelang so sehr unter Entzugserscheinungen leiden werde, daß ihrem Kind durch die damit verbundene Reizbarkeit und Ungerechtigkeit ein größerer Schaden zugefügt würde als durch die fortgesetzte Gesundheitsschädigung auf seiten der Mutter. Auch in diesem Fall gilt aber der zweite der eben genannten Gründe, das Verpflichtungsurteil fallen zu lassen: Nach Abwägung aller zu erwartenden Folgen hält sich die Mutter *eher* für verpflichtet, sich das Rauchen *nicht* abzugewöhnen.
Wie wäre es aber, wenn die Mutter zwar glaubt, sich das Rauchen abgewöhnen zu können, und auch glaubt, daß der Nutzen dieser Entwöhnungskur für ihr Kind größer sein würde als der Schaden, der ihm aus ihrer vorübergehenden Reizbarkeit und Unleidlichkeit entstehen

könnte, wenn sie aber dessen ungeachtet nicht die Absicht hat, sich das Rauchen abzugewöhnen? Nun, hier könnte die Mutter wohl kaum an ihrer Überzeugung festhalten, es sei ihre moralische Pflicht, sich das Rauchen abzugewöhnen – es sei denn, sie verstünde unter moralischer Pflicht etwas mehr oder weniger Unverbindliches, das man bereits um einer mäßigen Unbequemlichkeit willen hintansetzen dürfe; und das widerspricht der bereits erwähnten und meines Erachtens berechtigten Überzeugung, daß wir moralische Pflichten als ‚overriding' betrachten (wie dieser Charakter einer absoluten Priorität von Hare genannt wird).

Doch könnte es nicht auch so sein, daß die Mutter in diesem Fall – wie bereits in einer der zuvor betrachteten Varianten – zwar eine gewisse Verpflichtung sieht, sich das Rauchen im Interesse ihres Kindes abzugewöhnen, jedoch noch eine stärkere Verpflichtung zu haben glaubt, alles beim alten zu lassen? Mit etwas Phantasie kann man sich das wohl vorstellen; aber dann gilt eben wiederum, daß sich die Mutter *tatsächlich nicht* für verpflichtet hält, mit dem Rauchen Schluß zu machen, und insofern kann sie am ersten Teilsatz der Kombination nicht festhalten.

2.3. Alle bisher ins Auge gefaßten Versuche, Satzverbindungen der Form (2.1.3) als in bestimmten Redesituationen durchaus noch verwendbar zu erweisen, schlagen also, wenn ich recht sehe, fehl.

Dagegen scheint man etwa dem folgenden Satz, der ebenfalls die Form (2.1.3) hat, mit einiger Phantasie noch einen guten Sinn abgewinnen zu können:

(2.3.1) Er ist (nach meinen normativen Maßstäben moralisch) verpflichtet, die Stelle *mir* zu geben, aber ich bin nicht dafür (ich will nicht; es ist nicht mein Wille), daß er es tut (daß er nämlich die in Rede stehende Stelle *mir* gibt).

Denn ohne Zweifel kann ich doch auf die Ausübung des moralischen Rechts, das mir aus der angenommenen moralischen Verpflichtung des Verpflichtungssatz-Subjekts zuwächst, aus dem einen oder anderen Grund verzichten: Ich kann z. B. in der Zwischenzeit eine attraktivere Stelle gefunden haben, oder ich kann mich, unter Hintanstellung egoistischer Präferenzen, von der Überzeugung leiten lassen, daß ein anderer diese Stelle viel nötiger hat oder viel kompetenter ausfüllen kann als ich selbst.
Im letztgenannten Fall läßt sich freilich wieder bezweifeln, ob ich das Subjekt des Verpflichtungssatzes tatsächlich für moralisch verpflichtet halte, die Stelle an mich zu vergeben; ‚prima facie' mag er durch ein Versprechen dazu zwar verpflichtet sein, aber unter den angenommenen Umständen würde ich es vermutlich als seine ‚wirkliche Pflicht' (‚actual duty') ansehen, die Stelle dem kompetenteren Bewerber zu geben.
Anders ist das jedoch, wenn ich auf die mir ‚zustehende' Position aus sozialen Gründen zugunsten eines gleich gut qualifizierten Fachkollegen verzichten möchte, den derjenige, der die Position zu vergeben hat, überhaupt nicht kennt: Ich kann dann von diesem nicht sagen, er sei ‚tatsächlich' (‚actually') verpflichtet, die Stelle dem andern zu geben. Doch würden sich hier zwei andere Möglichkeiten ergeben, das vermeintliche Gegenbeispiel wirkungsvoll zu entkräften. Ich könnte einmal das Subjekt des Verpflichtungssatzes von seiner moralischen Verpflichtung, die er mir gegenüber durch ein Versprechen eingegangen sein möge, ausdrücklich entbinden und ihm den sozial schwächer gestellten, aber gleich gut qualifizierten Fachkollegen empfehlen. In diesem Falle würde ich wiederum nicht am ersten Teilsatz der Kombination (2.3.1) festhalten. Oder ich könnte zum andern durchaus erwarten, daß der, der über die Position zu verfügen hat, das Angebot an mich richtet, obwohl

ich entschlossen bin, es zugunsten des anderen abzulehnen.
An dieser Stelle wird deutlich, daß Satz (2.3.1) nicht genau das besagt, was ich eigentlich meine: Ich halte das Subjekt des Verpflichtungssatzes nicht für verpflichtet, mir die Stelle zu *geben*, sondern nur für verpflichtet, sie mir *anzubieten*, und genau das werde ich dann von ihm auch erwarten (oder ‚wollen'). Zum *Geben* gehören ja zwei, nämlich auch einer, der *nimmt*; aber *anbieten* kann man auch dann, wenn keiner auf diese Art ‚mitmacht'. Gemäß der Terminologie und den Substitutionstests Ryles[169] ist „geben" kein Handlungs-, sondern ein Erfolgsverb: es bezeichnet einen Handlungserfolg oder zum mindesten eine Handlung unter dem Gesichtspunkt ihres Erfolges. Zu Erfolgen, oder auch zu erfolgreichen Handlungen, kann man aber prinzipiell nicht verpflichtet sein: Wie eine rechtliche, so kann sich auch eine moralische Verpflichtung offensichtlich immer nur darauf erstrecken, daß man sich – allerdings *wirklich nach besten Kräften – bemüht*.[170]

---

[169] Vgl. die zusammenfassende Darstellung in Hoche 1985 a: V.1.
[170] Im Abendland konnte man sagen: „Der Christ handelt recht und stellt den Erfolg Gott anheim", und das ethische Leitmotiv der altindischen Bhagavadgîtâ hat man in die Worte zusammengefaßt: „Tu deine Pflicht! Nach dem Erfolg des Handelns frage nicht!" (Bhagavadgîtâ – Des Erhabenen Sang, übertragen von L. v. Schroeder, Jena 1922: Einleitung, S. IV; vgl. bes. den 2. bis 4. Gesang, passim) Damit ist freilich viel mehr gemeint als oben im Text; aber ein gewisser Sachzusammenhang, den zu erörtern hier nicht der Platz ist, scheint mir doch unverkennbar. – Wenn man zu Erfolgen nicht *verpflichtet sein* kann, dann kann man sich auch nicht *selbst* zu Erfolgen *verpflichten*, also Erfolge insbesondere nicht *versprechen*. Freilich bringt Dürrenmatt in seinem Roman „Das Versprechen" (dtv-Ausgabe 1978, S. 21) den Kommissär Matthäi in die Lage, daß er der Mutter des ermordeten Gritli Moser bei seiner Seligkeit *„verspricht"*, *„herauszufinden"*, wer der Mörder ist. Demnach müßte, auf der Basis eines ‚Sprechaktkriteriums' für Handlungen (Hoche 1973: 112-114; vgl. Wittgenstein, Schriften 5: 299 f., „Zettel" Nr. 51 f.; Searle 1983: 81), das Wort „herausfinden" ein Handlungsverb sein; nach den überzeugenden Argumenten Ryles (1949: bes. 5.5) ist es jedoch ein Erfolgsverb, und nur „herauszufinden

Doch ist es nicht auch möglich, daß man jemanden für moralisch verpflichtet hält, etwas *anzubieten*, und daß man trotzdem hofft (und insofern auch ‚will'), daß er es unterläßt? Es kann ja meinen Interessen aufs beste ent-

---

versuchen" wäre eine Handlungsbezeichnung. Dieser Widerspruch ist aber nur scheinbar; denn bei einer sprachanalytischen Überlegung kommt es nicht auf das an, was die Leute tatsächlich sagen und sei es unüberlegt, sei es in der Absicht, einen Mitmenschen in ganz besonderer Weise zu trösten usw., daherreden. Man muß vielmehr das treiben, was Hare (1981: 80 f.; vgl. Hoche 1985 a: IV.1, und u. Anm. 411) als „some dialectic in much the Platonic sense" oder als „elenchus" bezeichnet. Eine von sprachanalytischen Philosophen gern gepflegte Form solcher ‚Elenktik' schließt mehr oder weniger rudimentäre ‚Kombinationstests' ein. Das könnte z. B. so aussehen: Wenn Frau Moser von Matthäi wirklich verlangt, er solle ihr „bei seiner Seligkeit versprechen, herauszufinden", wer das Gritli ermordet hat, dann muß sie bereit sein, einen Mißerfolg der Recherchen als Versprechensbruch zu betrachten. Würde sie aber folgenden Satz akzeptieren: „Matthäi hat versprochen, den Mörder zu finden, aber er hat sein Versprechen gebrochen (denn der Mörder ist einem Autounfall erlegen, bevor er in Matthäis Falle hineintappen konnte)."? Vor diese Frage gestellt, würde sie sicher erkennen und anerkennen, daß sie sich nicht den Erfolg des Findens, sondern die – allerdings: zutiefst ernsthafte – Bemühung des Suchens zusichern lassen wollte; und nach besten Kräften bemüht hat sich Dürrenmatts Matthäi weiß Gott. Man kann demnach nicht *Erfolge* versprechen (erbitten, befehlen usw.), sondern nur – unüberbietbare – *Bemühungen* um Erfolge, d. h. Handlungen, die nach menschlichem Ermessen zum Erfolg führen ‚müßten'. (Wenn ein Leser gegen das Vorstehende mit isolierten Wittgenstein-Zitaten einwenden sollte, „daß jeder Satz unsrer Sprache ‚in Ordnung ist, wie er ist'" und daß die Philosophie daher „den tatsächlichen Gebrauch der Sprache in keiner Weise antasten" dürfe [Wittgenstein 1953: §§ 98, 124], so wäre ihm zu entgegnen, daß zumindest das alltägliche *Sprechen* gewiß nicht immer „in Ordnung" ist. Im Gegenteil ist sein defektiver Charakter so unverkennbar, daß Chomsky [vgl. etwa 1966 a: 59-72; 1968 a; 1968 b: 79-90, 168-185] diesen an entscheidender Stelle in seine Argumentation für eine „rationalistische" oder „cartesianische" Theorie des Spracherwerbs einbauen konnte. Der Linguist Roland Harweg [1970: 4] fordert sogar mit Bezug auf die „sprachwissenschaftliche Beschreibung", „Äußerungen, die, aus welchem Grunde auch immer, sprachlich fehlerhaft sind", außer Betracht zu lassen, und fügt hinzu: „Welche Äußerungen aber sprachlich richtig und welche sprachlich fehlerhaft sind, das entscheidet das – von dem [ebd. 2 f.] erwähnten sprachlichen Sekundärbewußtsein als sprachliches Primärbewußtsein abzusetzende – *Sprachgefühl*. Dieses ist damit das eigentliche Objekt unseres modifizierten Deskriptivismus.")

sprechen, daß sich jemand in einer geringfügigen Angelegenheit mir gegenüber ganz offenkundig ins Unrecht setzt; denn dadurch kann ich vielleicht eine Handhabe zur Erlangung größerer Vorteile zugespielt bekommen: Ich kann dann möglicherweise später auf sein schlechtes Gewissen und seine verstärkte Bereitschaft spekulieren, mir in einem sehr viel wichtigeren Punkt entgegenzukommen, oder ich könnte auch darauf aus sein, ihn in einer für mich selber günstigen Weise in den Augen eines Dritten herabzusetzen, und was der Möglichkeiten hier noch mehr sein mögen.

Diese Möglichkeiten dürfte man allerdings durch die Bank als moralisch mehr oder weniger anstößig empfinden; aber das schließt nicht aus, daß sie Bestandteil unseres täglichen Lebens sind und daher als mögliche Gegenbeispiele gegen das Resultat von Abschnitt 2.2 in Dienst gestellt werden könnten. Wir müssen die am Anfang des letzten Absatzes formulierte Frage also sorgfältig prüfen, und wir wollen dies gleich in einer allgemeineren Weise tun und uns die folgende Frage vorlegen: Kann es nicht sein, daß ich jemanden für moralisch verpflichtet halte, etwas Bestimmtes zu tun, und gleichwohl nicht will, daß er es tut, sondern im Gegenteil ‚hoffe' oder ‚wünsche' oder ‚will', daß er es unterläßt?

Es könnte interessant sein, auch den zweiten Teil dieser Frage kritisch unter die Lupe zu nehmen und insbesondere die in diesem Zusammenhang verwendete Rede von einem „Wollen, daß er es unterläßt" zu diskreditieren. Aber ich möchte mich auf den ersten Teil der Frage beschränken und untersuchen, ob ich wirklich jemanden als moralisch verpflichtet ansehen kann, etwas Bestimmtes zu tun, wenn ich hoffe, daß er es unterläßt, und in diesem Sinne erst recht nicht will, daß er es tut.

Hier sind nun verschiedene Fälle zu unterscheiden, und zwar in einem methodologisch unbedenklichen Vorgriff auf das spätere, von den gegenwärtig anzustellenden

Überlegungen völlig unabhängige Ergebnis, daß für das Bestehen einer moralischen Verpflichtung das ‚wohlverstandene Interesse' einer Person konstitutiv ist.[171]

Wenn ich zunächst einmal annehme, daß es in einem gegebenen Fall nur *mein eigenes Interesse* sein kann, das für eine ganz bestimmte moralische Verpflichtung eines anderen konstitutiv ist, dann kann ich nicht zugleich annehmen, daß die Handlung, zu der der andere meines Erachtens moralisch verpflichtet ist, meinen Interessen zuwiderläuft. Wenn ich also umgekehrt *dieses* annehme und demgemäß hoffe, daß der andere die betreffende Handlung nicht ausführt, dann kann ich nicht zugleich annehmen, daß er um meinetwillen – auf der Basis meines eigenen wohlverstandenen Interesses – zu dieser Handlung verpflichtet sei. Allenfalls kann ich in einem solchen Fall meinen, er müsse sich selber – falls er meine normativen Maßstäbe teilt – aufgrund seiner (richtigen oder falschen) Einschätzung der übrigen moralich belangvollen Tatsachen und seiner (falschen) Einschätzung meiner Interessenlage (zu Unrecht) für moralisch verpflichtet halten, dieses oder jenes zu tun. Damit fälle ich aber kein Verpflichtungsurteil in dem hier stets in Frage kommenden Sinn; denn das für ein solches Urteil unerläßliche „eigene normative Bekenntnis" (wie Hoerster sagt) fehlt.

Das gleiche gilt mutatis mutandis auch dann, wenn man sich fragt, ob die durch einen Dritten mißdeuteten Interessen eines anderen, mit dem ich mich aus gruppenegoistischen Neigungen solidarisch fühle, nach meinem Dafürhalten für die moralische Verpflichtung ebenjenes Dritten konstitutiv sein könnten. Auch in diesem Falle muß ich ja annehmen, daß es eher im Interesse des anderen läge, wenn der Dritte die in Rede stehende Handlung unterließe, und insoweit kann ich wiederum allen-

---

[171] Siehe u. 3.3-3.4; vgl. 5.2, 5.4.

falls sagen, daß der Dritte (zu Unrecht) glauben müßte, zu dieser Handlung verpflichtet zu sein.

Wäre es aber denkbar, daß ich einen Dritten auf der Basis der Interessen eines anderen für moralisch verpflichtet halte, etwas zu tun, was meinen eigenen Interessen derart zuwiderläuft, daß ich inständig hoffe, er möge es unterlassen, und in diesem Sinn auch nicht will, daß er es tut? Und ganz entsprechend: Wäre es denkbar, daß ich einen Vierten auf der Basis der Interessen eines Dritten für moralisch verpflichtet halte, etwas zu tun, was den Interessen eines anderen, mit dem ich mich aus gruppenegoistischen Neigungen solidarisch fühle, derart zuwiderläuft, daß ich die Ausführung dieser Handlung ablehne oder fürchte? In solchen Fällen gilt, wie mir scheint, genau das, was ich schon in Abschnitt 2.2 gesagt habe: Wenn ich im zweiten Teil einer Kombination der Form (2.1.3) meinen individual- oder gruppenegoistischen Präferenzen wirklich den Vorrang gebe, dann kann ich im ersten Teil nicht wirklich eine Bewertung zur Sprache bringen, die ich als prinzipiell vorrangig oder dominant (‚overriding') und damit als genuin moralische Beurteilung auffasse.

Damit scheint mir auch diese Gruppe vermeintlicher Gegenbeispiele gegen das Resultat von Abschnitt 2.2 entkräftet zu sein. Eine Suche und Untersuchung weiterer möglicher Gegenbeispiele gegen meine These, daß sich für isolierte Satzverbindungen der Form (2.1.3) keine seriösen Verwendungssituationen vorstellen lassen, muß ich ins Belieben des Lesers stellen[172] – ebenso,

---

[172] Nur *eine* Gruppe potentieller Gegenbeispiele werde ich noch erörtern, weil sie so überzeugend zu sein scheinen: Ich meine Fälle von der Art, daß man z. B. unversehens Zeuge eines Überfalls wird und sich spontan moralisch verpflichtet fühlt, dem überfallenen Opfer zu helfen, ohne dies wirklich zu wollen, da man mit gutem Grund um sein eigenes Leben fürchtet. Die Diskussion solcher Fälle setzt indessen so viel von dem voraus, was im 3. und 4. Kapitel zur Sprache gebracht werden soll, daß ich sie bis zum Abschnitt 4.7 zurückstellen muß.

wie ich es jedem einzelnen Leser anheimstellen muß, bezüglich der Frage eine Klärung herbeizuführen, ob sich seine ganz persönliche Phantasie- und Idiolekt-Kompetenz in den hier relevanten Hinsichten mit der meinen deckt oder nicht.

Sollte dies nicht der Fall sein, so dürfte man das als Philosoph zwar bedauern, aber nicht tragisch nehmen; denn es ist weder aus menschlichen oder wissenschaftlichen Gründen *nötig* noch nach aller Erfahrung *der Fall*, daß in der Praxis des gemeinsamen Philosophierens (‚symphilosophein') jeder mit jedem übereinstimmt und zusammenarbeiten kann.[173]

2.4. Für meine folgenden Zwecke werde ich es als erwiesen betrachten, daß Satzkonjunktionen der Form (2.1.3) in dem Sinne sprachwidrig sind, daß ich mir keine Situation vorstellen kann, in der ich sie als eigenständige (isolierte) ernsthaft verwenden würde. In Übereinstimmung mit unserem Kriterium K-1 ist nun weiter zu fragen, wie es um die Modalisierungen – die kontrafaktischen Vermöglichungen – solcher Satzkonjunktionen bestellt ist: ob sie in jeder Interpretation *wahr*, in jeder Interpretation *falsch* oder im strengen Verstande *unsinnig* sind.

Als Beispiel wollen wir zunächst die Vermöglichung von Satz (2.2.2) betrachten, also Satz

(2.4.1) Es ist kontrafaktisch möglich, daß Charlotte (nach meinen normativen Maßstäben moralisch) verpflichtet ist, unsere Mutter im Krankenhaus zu besuchen, daß ich aber nicht will (nicht dafür bin; usw.), daß sie es tut.

Dieser Satz ist nun aber insofern in jeder Interpretation wahr, als ich mir immer eine mögliche Situation oder

---

173 Vgl. Hoche 1985 a: IV.1.f; 1990: 141.

‚mögliche Welt' vorstellen kann, in der die je in Rede stehende Charlotte (auch) nach meinen normativen Maßstäben moralisch dazu verpflichtet ist, unsere Mutter im Krankenhaus zu besuchen, in der ich das aber z. B. einfach deshalb nicht will, weil ich überhaupt nicht weiß, daß unsere Mutter im Krankenhaus ist. – Diese Behauptung fordert aber zu einer ganzen Reihe von Kommentaren heraus.

Erstens: ‚Wer' ist Charlotte? Diese Frage habe ich zwar bereits im 1. Kapitel insofern zu beantworten begonnen, als ich dort gesagt habe, jede konkrete Verwendung von Eigennamen und anderen Individuenbezeichnungen stehe unter individualisierenden oder im Sinne Austins ‚demonstrativen' Konventionen, welche festlegen, auf wen oder was sich diese Individuenbezeichnungen jeweils beziehen.[174] Aber diese Antwort reicht, wie der Leser vielleicht schon bemerkt hat, noch nicht aus. Denn Charlotte ist, genau wie alle anderen in meinen Beispielsätzen verwendeten ‚Personen', strenggenommen nur eine ausgedachte ‚Quasi-Person', die weder in der wirklichen Welt noch in ihren kontrafaktischen Varianten zu Hause ist und daher über keine echte (intermundane) Identität verfügt. Das geht schon daraus hervor, daß ich bei der Diskussion verschiedener Beispiele immer wieder kleine ‚Geschichten' erfunden habe, um plausibel zu machen, in was für Situationen jemand die betreffenden Beispielsätze in überzeugender Weise äußern könnte; und diese ‚Geschichten' könnte man nach Belieben abwandeln – etwa so, wie Max Frisch das in seinem „Gantenbein" in den zahllosen Absätzen tut, die mit den Worten „Ich stelle mir vor:" beginnen. Charlotte und all die anderen in den Beispielsätzen herangezogenen ‚Personen' sind also bloße ‚Quasi-Personen' oder ‚Quasi-Individuen', und das heißt: Einwohner fiktiona-

---

174 Siehe o. 1.9 mit Anm. 113.

ler (Mini-)Welten. Auf solche fiktionalen Gegenstände kann ich mich aber, wie ich weiterhin sagte, mit Bezeichnungen für solche intentionalen oder im Sinne Russells propositionalen Einstellungen wie z. B. „glauben", „wissen", „wollen" usw. strenggenommen gar nicht beziehen.[175] Die Sätze (2.2.2), (2.4.1) und viele andere der bisher verwendeten Sätze scheinen daher meinen eigenen explizit aufgestellten Forderungen nicht zu genügen. – Dem darin steckenden Vorwurf kann ich mich aber auf folgende Weise entziehen:

Wenn ein Philosoph einen (nicht rein universellen)[176] Beispielsatz untersucht, dann verwendet er ihn nicht auf die – außerhalb der Philosophie, aber auch der Linguistik, der Stilistik, der Grammatik usw. – übliche Weise, um sich ‚durch ihn hindurch' auf Dinge oder Personen der wirklichen Welt zu beziehen; sondern dann objektiviert er ihn, um ihn selbst unter diesem oder jenem Aspekt zu erforschen.[177] Diese Einstellungsänderung läßt sich derjenigen vergleichen, in der man sich einem Fernglas – statt seinen Blick ‚durch es hindurch' auf die Welt zu richten – selber zuwendet, es betrachtet und auseinandernimmt, um seinen Aufbau und seine Funktionsweise zu studieren. In beiden Fällen (dem des Satzes und dem des Fernglases) kann man nun offensichtlich von der eigentlichen (‚normalen', nämlich ‚instrumentalen') Verwendung seines Forschungsgegenstandes nicht ungestraft abstrahieren.

Im Falle des Satzes heißt das: Man stellt sich in der gänzlich freien – nämlich absoluten oder eidetischen[178] – Phantasie eine Situation vor, in der man den betreffenden Satz dazu verwendet, um sich mit ihm auf Dinge oder Personen der wirklichen Welt zu beziehen. Diese

---

175 Siehe o. S. 80 f.

176 Vgl. etwa Popper 1934: §§ 14-15.

177 Vgl. Hoche 1990: 116 f. Anm. 373.

178 Siehe o. 1.9 mit Anm. 106 f.

Verwendung von Beispielsätzen in der Philosophie unterscheidet sich von der Verwendung von Sätzen in der ‚fiktionalen' Literatur in charakteristischer Weise dadurch, daß Schriftsteller oder Märchenerzähler – und ihr Publikum – wirkliche Sprachspiele (Sprechhandlungen)[179] vollziehen, mit denen sie sich auf quasi-wirkliche Dinge, Personen und Ereignisse einer rein fiktionalen (‚absolut möglichen') Welt beziehen, während Philosophen mit ihren Satzbeispielen quasi-wirkliche Sprachspiele oder Sprechakte frei phantasieren, die so beschaffen sind, daß sich ihre Vollzieher, als quasi-individuelle Bewohner einer rein fiktionalen (Mini-)Welt, mit ihnen *innerhalb* dieser Welt *auf* diese Welt als die für sie *wirkliche* Welt beziehen.
Charlotte und ihre Gesellschaft sind also keine fiktionalen Personen für einen wirklichen Sprechakt-Vollzieher, sondern wirkliche Personen für einen fiktionalen Sprechakt-Vollzieher. Nur deswegen ist es möglich, daß sich dieser von uns – von je mir – fingierte Sprechakt-Vollzieher auch mit Hilfe von „ich will"-, „ich weiß"-, „ich glaube"-Sätzen usw. auf Charlotte und die übrigen Bewohner der in seinen Augen wirklichen Welt bezieht; und nur deswegen ist es weiterhin möglich, daß er seine Sätze kontrafaktisch vermöglicht, also Charlotte und ihresgleichen durch verschiedene kontrafaktisch mögliche Welten hindurch (‚intermundan' oder im Sinne Stegmüllers ‚querweltein') identifiziert.[180]
Zweitens: ‚Wer' ist der fiktionale Sprechakt-Vollzieher? Das spielt im Grunde überhaupt keine Rolle; es genügt, wenn es ein Quasi-Individuum ist, das meine kombinierte Phantasie- und Idiolekt-Kompetenz mit mir teilt.

---

179 „Eine Geschichte erfinden; und lesen" ist für Wittgenstein (1953: § 23) eines von vielen „Sprachspielen"; und mit „Sprachspielen" dürfte in *diesem* Zusammenhang nichts anderes gemeint sein als das, was man heute meist „Sprechakte" nennt (vgl. Hoche 1985 a: 68 f.; 1990: 54 mit Anm. 155).
180 Siehe o. 1.9 mit Anm. 115 f.

Nun vermag ich mir aber keine (sei es absolut oder fiktional, sei es kontrafaktisch) mögliche Welt vorzustellen, ohne mir zugleich vorzustellen, daß diese Welt mir zugänglich ist; denn ich muß über diese Welt ja begründet reden können. Diese Zugänglichkeit schließt sogar eine solche in wahrnehmungsmäßiger Hinsicht ein; denn wenn ich mir Dinge, Personen, Ereignisse usw. vorstelle, dann muß ich mir mindestens einige davon unmittelbar – als von mir wahrgenommene – vorstellen, und wenn ich mir etwas als von mir wahrgenommen vorstelle, dann heißt das nichts anderes, als daß ich mir meine Wahrnehmung davon vorstelle.[181] Meine Fiktion einer raumdinglichen Konstellation ist in diesem Sinne immer eine Fiktion meiner Wahrnehmung einer raumdinglichen Konstellation; und das bedeutet, daß ich – freilich nicht unbedingt mit meinen tatsächlichen Eigenschaften in der wirklichen Welt, aber doch zumindest als sozusagen „geometrisches Auge" – in jeder meiner fiktionalen und in jeder meiner kontrafaktisch möglichen Welten mit dabei bin.[182]

Aus diesem Grunde dürfte es am einfachsten sein, bei der Analyse von Beispielsätzen jeweils sich selber als den fiktionalen Sprechakt-Vollzieher vorzustellen; und das habe ich in meinen Formulierungen von K-1 ja auch eindeutig nahegelegt, als ich davon sprach, „daß ich mir keine Situation vorstellen kann, in der ich sie [nämlich die zu untersuchende Satzverbindung der Form ‚p, aber nicht q'] als eigenständige (isolierte) ernsthaft verwenden würde". Aber, um es zu wiederholen: Entscheidend ist eigentlich nur, daß der fiktionale Sprechakt-Vollzieher

---

181 Vgl. Hoche 1990: 131 f. mit Anm. 400.

182 Vgl. Husserl 1923/1924: 44. Vorlesung; Hoche 1973: §§ 26-28, 33; „geometrisches Auge": Wittgenstein 1933/1934: 101 f., 114; 1934-1936: 72, 75; vgl. 1921: 5.633-5.6331. – Die zur Sache gehörigen Überlegungen von Williams 1966 halte ich im wesentlichen für verfehlt.

meine kombinierte Phantasie- und Idiolekt-Kompetenz mit mir teilt.
Aber ob ich nun jeweils mich selber oder eine rein fiktionale Quasi-Person als Sprechakt-Vollzieher fingiere: In jedem Fall bin ich frei, mir die persönlichen Eigenschaften, Lebensumstände usw. dieses Sprechakt-Vollziehers ganz beliebig ‚zurechtzuzimmern'. Auch wer keine Schwester namens Charlotte und keine Mutter im Krankenhaus hat, kann also unbesorgt im Falle unserer Sätze (2.2.2) und (2.4.1) in jene Rolle des fiktionalen Sprechakt-Vollziehers schlüpfen!
Drittens: ‚Wer' vertritt in welcher möglichen Welt ‚meine normativen Maßstäbe'? Um uns die Beantwortung dieser Frage möglich zu machen, wollen wir von Satz (2.4.1) noch einmal auf seine unmodalisierte Grundlage (2.2.2) zurückblicken. Dort können ‚meine normativen Maßstäbe' offensichtlich nur die Maßstäbe dessen sein, der in unserer fiktionalen (Mini-)Welt diesen Satz zur Sprache bringt; denn solange keine kontrafaktischen Abwandlungen unserer fiktionalen (Mini-)Welt – die für den in ihr ‚lebenden' Sprechakt-Vollzieher die wirkliche Welt ist – ins Spiel kommen, kann sich der fiktionale Sprecher nur auf diejenigen normativen Maßstäbe beziehen, die er in dieser – um es zu wiederholen: von uns frei fingierten, für ihn aber wirklichen – Welt vertritt. Wenn wir diese Welt einmal als „w_0" bezeichnen, so können wir Satz (2.2.2) auch auf die folgende Form bringen:

(2.4.2) In w_0 ist Charlotte nach den normativen Maßstäben, die ich in w_0 vertrete, moralisch verpflichtet, unsere Mutter im Krankenhaus zu besuchen, aber in w_0 will ich nicht, daß sie es tut.

Verstehen wir nun die Worte „es ist kontrafaktisch möglich, daß" gemäß den Gepflogenheiten der Mögliche-Welten-Semantik im Sinne von „es gibt mindestens eine kontrafaktisch mögliche Welt w, so daß gilt (oder: in der folgendes wahr ist)", dann läßt sich das mit Satz (2.4.1) Gemeinte durch den folgenden Satz präzisieren:

(2.4.3) Es gibt mindestens eine kontrafaktisch mögliche Welt w, so daß gilt: In w ist Charlotte nach den normativen Maßstäben, die ich in w vertrete, moralisch verpflichtet, unsere Mutter im Krankenhaus zu besuchen, aber in w will ich nicht, daß sie es tut.

Hieraus geht klar hervor, daß mit „meinen normativen Maßstäben" in Satz (2.4.1) nur die gemeint sein können, die der fiktionale Sprechakt-Vollzieher – naheliegender-, aber nicht notwendigerweise also ich selbst – in derjenigen Welt vertritt, die er als kontrafaktische Variante der von ihm für wirklich gehaltenen (von uns aber absolut frei phantasierten) Welt in Betracht zieht. Um dies auch ohne Verwendung des Mögliche-Welten-,Jargons'[183] etwas deutlicher zu machen, könnte man in allen Sätzen des Typs (2.4.1) statt von „meinen normativen Maßstäben" besser von „meinen jeweils (nämlich in der jeweils betrachteten kontrafaktischen Welt) vertretenen normativen Maßstäben" sprechen. Dieser Zusatz würde allerdings in den unmodalisierten Sätzen des Typs (2.2.2) völlig unverständlich bleiben, weil dort sozusagen von ,Wanderern zwischen beiden Welten' noch nicht die Rede ist.

Auch der in diesem Sinn präzisierte Satz (2.4.1) – und ipso facto Satz (2.4.3) – ist nun in allen Interpretationen wahr; denn in meinem zu Beginn dieses Abschnitts gegebenen Argument hat das Fehlen oder Vorhandensein

[183] Aber gerade das vorliegende Beispiel zeigt, daß diese Redeweise für Klärungszwecke besonders fruchtbar ist. Vgl. dazu auch Hoche 1985 a: I.3-4; 1985 b. – Das Beispiel zeigt übrigens zugleich, wie sehr es häufig zur Klärung philosophischer Fragen beitragen kann, wenn man seine Sätze so umformuliert, daß in ihnen möglichst nur noch *finite* Verbformen vorkommen; s. u. Anm. 268.

der genannten Präzisierung offensichtlich gar keine Rolle gespielt.

2.5. Die Übertragung dieses Arguments von Sätzen in der *dritten* auf Sätze in der *zweiten* grammatischen Person dürfte völlig unproblematisch sein. Aber ist es auch für Sätze in der *ersten* Person schlüssig?
Betrachten wir beispielsweise die zu Satz (1.3.7) gehörige Modalisierung, also Satz

(2.5.1) Es ist kontrafaktisch möglich, daß ich nach meinen – jeweils von mir vertretenen – normativen Maßstäben moralisch dazu verpflichtet bin, das Geld zurückzuzahlen, daß ich es aber nicht zu tun gedenke.

Um der noch größeren Deutlichkeit willen könnte man diesen Satz wieder in das Mögliche-Welten-Idiom übersetzen, das wir in Satz (2.4.3) bereits verwendet haben. Doch möchte ich sogleich noch einen Schritt weitergehen und in meiner präzisierenden Formulierung auch andeuten, wie wir Existenzsätze über mögliche Welten – Sätze, die mit dem folgenden Existenzoperator beginnen: „es gibt mindestens eine kontrafaktisch mögliche Welt w, so daß gilt (die folgende Eigenschaften hat; in der folgendes wahr ist)“ – begründen oder rechtfertigen würden. Offensichtlich gibt es dafür aber keine andere Möglichkeit als die, daß je ich, der sprachanalytisch arbeitende Philosoph, in der kontrafaktischen Phantasie eine mögliche Welt mit den jeweils angegebenen Eigenschaften zu phantasieren versuche und dabei Erfolg habe.[184] Um dieses Begründungsverfahren in der Formulierung selber ganz zwanglos anzudeuten, können wir Satz (2.5.1) wie folgt präzisieren:

[184] Vgl. Hoche 1990: Kap. 7, 9-10.

(2.5.2) Ich kann mir eine kontrafaktisch mögliche Welt vorstellen, in der ich nach den normativen Maßstäben, die ich in ebendieser kontrafaktisch möglichen Welt vertrete, (zwar) moralisch dazu verpflichtet bin, das Geld zurückzuzahlen, in der ich aber (trotzdem) nicht die Absicht habe, es zu tun.

Die Sätze (2.5.1) und (2.5.2) muß ich insbesondere dann für in jeder Interpretation wahr halten, wenn ich mir eine mögliche Welt vorstellen kann, in der ich das, wozu ich in dieser möglichen Welt nach meinen dort vertretenen normativen Maßstäben moralisch verpflichtet bin, einfach deswegen nicht zu tun beabsichtige, weil ich nicht glaube (geschweige denn weiß), daß die – den Verpflichtungsfall auslösenden – moralisch relevanten Tatsachen vorliegen. Doch kann man sich eine solche Welt wirklich vorstellen? Wenn man das könnte, so schlösse das nämlich ein, daß man zu irgend etwas moralisch verpflichtet sein kann, ohne zu wissen oder auch nur zu glauben, daß man es ist. Läßt sich eine solche Position aber halten?

Mit dieser Frage befinden wir uns unversehens im Zentrum jahrtausendealter Moraldiskussionen; denn es ist genau die Frage, die Sophokles in seinen beiden (sowohl der Handlung wie der Entstehungszeit nach durch lange Jahre voneinander getrennten) Ödipus-Dramen mit entgegengesetzter Tendenz zu beantworten scheint. Im „König Ödipus" überwiegt anscheinend noch das Empfinden, daß man auch unwissentlich seine Pflichten verletzen und zum Schuldigen werden kann: „verkehr, mit wem ich nicht gesollt, und hab erschlagen, wen ich nicht gesollt" (1184 f.); „der ich, ihr Kinder, sehend nicht und wissend nicht euch Vater wurde dort, wo ich selber ward gesät" (1484 f.); „doch Göttern bin ich ganz verhaßt!" (1518). Dagegen neigt im „Ödipus auf Kolonos" der sophokleische Held, gleich seinem Autor inzwischen dem Tode nah, einer deutlich milderen Einschätzung zu: „Ich bin kein Verbrecher!" (142); „Und nichts war selber verschuldet!" (523); „Nichts tat ich!" (538); „Ich tats, doch kann ich euch auch [...] die Unschuld [...] erweisen! [...] Ja, mit arglosem Sinn geriet ich ins Unheil!" (545-548); „Ach, ich Unglücksmensch litt alles schuldlos nach der Götter Rat, die irgendwie bestraften meinen Stamm. Denn an mir selbst entdeckst du keinen Schimpf und keine Schmach [...] Und wenn ich Armer auf der Welt erschien und auf den Vater stieß und ihn erschlug, nicht ahnend, was ich tat und wem ichs tat, wie wirfst du mir das Ungewollte vor? [...] Die mich gebar, gebar von mir, o Graus! unwissend sie, unwissend ich! gebar dem Sohne Kinder zu der Eltern Schmach! [...] Unwillentlich war meine Ehe [...] An diesem Bunde trag ich keine Schuld, noch auch an dem, was du so bitter mir zum Vorwurf machst, an meines Vaters Tod." (963-990)[185]

Prosaisch gefragt: War Ödipus moralisch verpflichtet, bei der Begegnung mit seinem Vater – den er nicht kannte – auf sein Notwehrrecht zu verzichten? Und war er moralisch verpflichtet, von der Ehe mit Iokaste – die seine Mutter war, ohne daß er das hätte ahnen können – Abstand zu nehmen? Angesichts solcher Fragen verlassen wohl uns alle unsere ‚moralischen Intuitionen'. Auf der einen Seite wird man hier wohl geneigt sein, die so formulierten Fragen zu verneinen; doch wird man auch schwerlich sagen wollen, Ödipus habe wegen seiner Unkenntnis der tatsächlichen Identitäten das moralische Recht gehabt, seinen Vater zu töten und mit seiner Mutter zu schlafen. Hier hängt natürlich vieles von der gewählten Handlungsbeschreibung ab; unter der Beschreibung „seinen Vater erschlagen" und „seine Mutter

---

[185] Zitiert nach den Reclam-Ausgaben von Kurt Steinmann (Stuttgart 1989) bzw. Ernst Buschor (Stuttgart 1960); Zeilenangaben nach der Loeb-Ausgabe: Sophocles, Vol. I, with an English translation by F. Storr, London/Cambridge (Mass.) [12]1968.

heiraten" waren die Handlungen des Ödipus im Aristotelischen Sinne ,unfreiwillig', da sie ohne Kenntnis der einzelnen Handlungsumstände (,aus Unwissenheit': di'ágnoian) geschahen,[186] und solche Handlungen kann man als jeder moralischen Diskussion entzogen betrachten, sofern die Unkenntnis der Handlungsumstände wirklich, wie im Falle des Ödipus, ein unabwendbares Schicksal ist.[187] Unsere moralischen Beurteilungen haben wir – und haben die, von denen wir sie partiell übernommen haben – an solchen Fällen zu entwickeln gelernt, in denen sich die subjektive Glaubenswelt des ,Akteurs' mit der – gern als ,wirkliche Welt' bezeichneten – subjektiven Glaubenswelt des ,Beobachters' in den relevanten Hinsichten deckt. Wenn wir daher die Frage prüfen, ob ein Verpflichtungssatz einen „ich will"-Satz pragmatisch impliziere, dann können wir vernünftigerweise nur von solchen Fällen ausgehen, in denen die subjektiven Glaubenswelten des Handelnden und des Zuschauers in den je entscheidenden Hinsichten entweder übereinstimmen oder aber durch einen ,Informations-Transfer' zur Kongruenz gebracht werden können.

In Fällen der letzteren Art pflegen wir nun unseren Mitmenschen in der Tat auch dann moralische, institutionelle[188] oder gesetzliche Verpflichtungen zuzuschreiben, wenn sie selber davon – noch – nichts ahnen, geschweige denn wissen. Und umgekehrt pflegen wir ihnen solche Verpflichtungen nicht schon deswegen zuzu-

---

186 Vgl. Aristoteles, Eth. Nic. III.1, 1109b30-1111b3. Für Anscombe 1957 sind solche Handlungen keine „absichtlichen Handlungen" („intentional actions").

187 Ganz aktuell stellt sich das Ödipus-Iokaste-Problem im gegenwärtigen Zeitalter der ,künstlichen Befruchtungen' und der ,Retortenbabys'.

188 Zum Begriff der institutionellen Verpflichtung vgl. Searle 1969, dt. 1971 a: Kap. 8; Hoerster 1969; Genova 1970/1971; Cameron 1971 und 1972; Ruben 1972; Hoche 1978 b. Vgl. u. 3.1 mit Anm. 248, 3.9 mit Anm. 319-321.

schreiben, weil sie selber glauben, unter der einen oder andern Verpflichtung zu stehen. Das läßt sich gut an der institutionellen Zug-Verpflichtung eines Schachspielers zeigen: Er ist auch dann zum Ziehen verpflichtet, wenn er noch gar nicht bemerkt hat, daß sein Gegner bereits gezogen hat; auf der anderen Seite ist er aber gewiß nicht dann zum Ziehen verpflichtet oder auch bloß berechtigt, wenn er irrtümlich glaubt, er sei an der Reihe.
Ganz genauso urteilen wir aber auch im Falle von moralischen Verpflichtungen, etwa der, einen nahestehenden Menschen nach einem Unfall im Krankenhaus zu besuchen. Diese Verpflichtung würde ich einem andern auch dann zuschreiben, wenn er von dem Unfall noch nicht gehört hat und vielleicht erst durch mich erfahren soll. Ich würde in einem solchen Fall davon ausgehen, ihn unterrichten zu ‚müssen' (also meinerseits dazu verpflichtet zu sein), da er ja moralisch verpflichtet sei, unverzüglich auf die Unfallstation zu eilen. Ich würde dann etwa sagen:

(2.5.3) Ludwig muß Richard sofort im Krankenhaus aufsuchen, aber er weiß es noch gar nicht.,

und mit dem „muß" würde ich dabei nichts anderes meinen als das praktische Müssen der moralischen Verpflichtung. Wenn Richard auf der anderen Seite (wie ich, im Unterschied zu Ludwig, bereits gehört haben mag) den Folgen seines Unfalls erlegen ist, dann würde ich schwerlich sagen, Ludwig sei moralisch dazu verpflichtet, Richard im Krankenhaus zu besuchen. Doch würde ich sagen, daß Ludwig, falls er meine normativen Maßstäbe teilt, aufgrund seines Kenntnisstandes sich selber als verpflichtet betrachten müßte, in die Klinik zu fahren. Aber zu etwas verpflichtet *sein* und sich selber für zu etwas verpflichtet *halten* ist offenbar nicht dasselbe.
Solche Überlegungen könnten in verschiedene Richtungen weiter ausgeführt werden. Einmal würde sich eine

ausgedehntere Analyse unterschiedlicher Beispieltypen empfehlen. Sodann würde es interessant sein, verschiedenartige moralisch relevante Tatsachen, deren Bestehen den Verpflichtungsfall auslöst, in die Untersuchungen einzubeziehen; aber von solchen Tatsachen – insbesondere ‚Können' und ‚wohlverstandenen Interessen' – haben wir bisher kaum gesprochen. Drittens würde es naheliegen, sich trotz der Bemerkung im Schlußabsatz von 2.1 gelegentlich auch einmal die verschiedenen ‚pragmatischen' Zwecke anzusehen, die man mit der Äußerung eines Verpflichtungsurteils verfolgt. Zum Beispiel würde man mit der Äußerung von Satz (2.5.3), an Ludwigs Lebensgefährtin gerichtet, einen völlig anderen und sozusagen ‚menschlicheren' Zweck verfolgen als mit der Äußerung eines Verpflichtungssatzes über einen Dritten, zu dem weder der Sprecher noch der Hörer den geringsten unmittelbaren oder mittelbaren Kontakt hat; Fälle der letzten Art könnte man vielleicht sogar als einen ‚pathologischen' Gebrauch von Verpflichtungssätzen disqualifizieren. Aber die Untersuchung all solcher Fragen gehört wohl nicht mehr zu den bloßen ‚Elementen' einer bloßen ‚Anatomie' der Verpflichtung.
Für unseren gegenwärtigen Zweck genügt jedenfalls die Feststellung, daß wir nach den Analysen des vorliegenden Abschnitts gewiß einen guten Grund zu der Annahme haben, daß auch in der ersten grammatischen Person stehende Sätze des Typs (2.5.1) oder (2.5.2) in jeder Interpretation wahr sind.

2.6. Wie aus unseren Überlegungen in den Abschnitten 2.2-2.3 hervorgeht, zeichnen sich Satzverbindungen der Form (2.1.3) – und zwar unabhängig davon, in welcher grammatischen Person sie stehen – dadurch aus, „daß ich mir keine Situation [nämlich keine absolut oder eidetisch mögliche (Mini-)Welt] vorstellen kann, in der ich sie als eigenständige (isolierte) ernsthaft verwenden würde";

und wie sich in den Abschnitten 2.4-2.5 gezeigt hat, sind die kontrafaktischen Vermöglichungen solcher Satzverbindungen „in jeder Interpretation wahr". Nach unserem Kriterium K-1 (aus dem ich soeben zitiert habe) sind also Satzverbindungen der Form

(2.1.3) z_o ist (nach meinen normativen Maßstäben moralisch) verpflichtet, a_o zu tun, aber ich will nicht (bin nicht dafür; usw.), daß z_o a_o tut.

pragmatisch widersinnig und Wollenssätze der Form

(1.6.6) Ich will (bin dafür; usw.), daß z_o a_o tut.

in Verpflichtungssätzen der Form

(1.6.5) z_o ist (nach meinen normativen Maßstäben moralisch) verpflichtet, a_o zu tun.

pragmatisch impliziert.

Wenn wir Verpflichtungssätze dieser Form (1.6.5) nun durch den Glaubensoperator „ich glaube (bin davon überzeugt; bin der Auffassung; usw.), daß" präfigieren oder das Ergebnis einer solchen ‚doxastischen Operation' idiomatisch durch einen Satz der Form

(2.6.1) Ich halte z_o für moralisch verpflichtet, a_o zu tun.

ausdrücken, dann ist in *solchen* Sätzen ein „ich will"-Satz der Form (1.6.6) *logisch-semantisch impliziert.* Dies läßt sich kurz in zwei Schritten (ja eigentlich schon in einem einzigen) nachweisen.

Erstens müssen wir uns nach K-1 davon überzeugen, daß Sätze der Form

(2.6.2) Es ist kontrafaktisch möglich, daß ich z_o für moralisch verpflichtet halte, a_o zu tun, (daß ich) aber nicht will, daß z_o a_o tut.

in jeder Interpretation falsch sind; und da dies der Fall ist, ist die Frage schon miterledigt, ob ich mir vorstellen könne, daß ich die zugrundeliegende schlichte Satzverbindung

(2.6.3) Ich halte z_o für moralisch verpflichtet, a_o zu tun, aber ich will nicht, daß z_o a_o tut.

in irgendeiner Situation als isolierte ernsthaft verwenden würde: Was in jeder möglichen Welt falsch ist, ist es insbesondere auch in der wirklichen. So kann man überall dort, wo man logische Inkonsistenz und Implikation erwarten zu dürfen glaubt, sogleich mit der Untersuchung der kontrafaktischen Vermöglichung anfangen; und nur dann, wenn diese Erwartung enttäuscht wird – wenn sich die Vermöglichung also entweder als unsinnig oder aber als in jeder Interpretation wahr herausstellt –, ist es erforderlich, die schlichte Ausgangsverbindung auf mögliche Verwendbarkeit hin zu prüfen.
Zweitens müssen wir uns nach K-2 davon überzeugen, daß wir uns keine Situation vorstellen können, in der wir – oder genauer immer: je *ich* in meinem *Idiolekt* – zwar Satz

(2.6.1) Ich halte z_o für moralisch verpflichtet, a_o zu tun.

für wahr halten würden, nicht hingegen Satz

(1.6.6) Ich will, daß z_o a_o tut.

Aber auch diesen zweiten Schritt können wir uns hier eigentlich ersparen; denn eine Situation, in der wir zwar dem durch „p“ abgekürzten, nicht aber dem durch „q“ abgekürzten Satz zustimmen würden, der aus jenem gemäß K-1 logisch folgt, können wir uns offensichtlich nur in solchen Fällen vorstellen, in denen nicht bloß unsere ‚Sprachkompetenz‘, sondern auch etwas von der Art ins Spiel kommt, was Kant die „Konstruktion“ unserer Begriffe in der „reinen Anschauung“[189] nennt. Das ist aber hier, bei der Diskussion des Verpflichtungsbegriffs, ganz

[189] Vgl. Kant 1781: A 713-720 (B 741-748).

offensichtlich nicht der Fall. Aus diesem Grunde werde ich im folgenden das Kriterium K-2 auch nicht immer eigens heranziehen.

Die damit nachgewiesene Tatsache, daß ein „ich will"-Satz der Form (1.6.6) in einem Verpflichtungssatz der Form (1.6.5) *pragmatisch*, in einem zugehörigen Glaubens-(Überzeugungs-)Satz der Form (2.6.1) jedoch *semantisch* impliziert ist, gibt mir Anlaß zu zwei Kommentaren.

(1) Sätze der Formen (1.6.5) und (2.6.1) muß man, entgegen einer gewissen Neigung des alltäglichen Sprachgebrauchs, voneinander streng unterscheiden. Insbesondere sollten wir niemals der möglicherweise naheliegenden Versuchung nachgeben, in unseren Präzisierungen von Verpflichtungssätzen die Worte „nach meinen (jeweils vertretenen) normativen Maßstäben" beispielsweise durch die Worte „nach meiner (jeweils vertretenen) Überzeugung (oder: Ansicht; usw.)" zu ersetzen. Denn wenn wir in einem solchen Fall nicht ganz unmißverständlich klarmachten, daß wir damit nur unsere Wert-Überzeugungen, aber nicht zugleich auch unsere Ansichten über moralisch relevante Tatsachen meinen, dann könnten diese Worte sehr leicht als doxastischer Operator verstanden werden und daher zu einer ‚Fehldiagnose' bezüglich des pragmatischen oder logisch-semantischen Charakters der Implikation von „ich will"-Sätzen führen, die für den folgenden Versuch einer korrekten formalsprachlichen Paraphrase von normalsprachlichen Verpflichtungssätzen schlechterdings ‚letal' sein müßte.

(2) Man wird davon ausgehen dürfen,[190] daß zwar nicht für *alle* pragmatischen Implikationen, wohl aber für ihre

---

[190] Der Nachweis würde eine ermüdende Kasuistik erfordern, kann jedoch durch die Untersuchung einer überschaubaren Zahl von Satzformen geführt werden. Daß die Lage nicht immer so günstig ist, kann man aus Abschnitt 2.7 mit Anm. 205 ersehen.

doxastisch-buletischen[191] Aufrichtigkeits-Varianten – genauer: für alle pragmatischen Implikationen, die auf notwendigen Bedingungen für sprechakttheoretische *Aufrichtigkeit* beruhen und in deren *Implikaten* von intentionalen (‚propositionalen') Einstellungen des doxastischen Typs („ich glaube", „ich bin überzeugt" usw.) oder des buletischen Typs („ich beabsichtige", „ich bin dafür", „ich billige" usw.) die Rede ist[192] – folgendes Gesetz gilt: Immer dann, wenn ein Satz „p" einen Satz „q" doxastisch-buletisch impliziert, impliziert der zugehörige Satz der Form „Ich glaube (bin davon überzeugt), daß p" den Satz „q" semantisch. Die einfache Umkehrung dieses Gesetzes (mit „*nur* dann" anstelle von „*immer* dann") – und damit auch die entsprechende Formulierung als Äquivalenz (mit „*genau* dann") – gilt offensichtlich nicht. Das zeigt allein schon die Tatsache, daß logisch wahre Sätze auch nach K-1 aus *allen* Sätzen – also z. B. nicht nur aus allen Sätzen der Form „Ich glaube (bin davon überzeugt), daß p", sondern auch aus allen zugehörigen Teilsätzen „p" – im *logischen* Sinne folgen. Doch dürfte die folgende Äquivalenz-Vermutung einer kasuistischen Nachprüfung standhalten: Für jeden Satz „p" und jeden Satz „q", der aus „p" nicht *formallogisch* – und das kann hier, im Bereich natürlichsprachlicher Sätze, nur heißen: *aussagenlogisch* – folgt

---

[191] Zu dem engen Zusammenhang von Glauben und Wollen vgl. etwa MacIntyre 1969: 50-52; Stegmüller 1969: 404, 409 f.; Dennett 1971: 167 f., 178 f. Dieser enge Zusammenhang zeigt sich auch in den beiden wollenslogischen Abtrennungsregeln: s. u. 2.9, 4.1.

[192] Bezüglich des (wie ich nach den Überlegungen in Abschnitt 1.7 mit Anm. 78 auch in diesem Fall meine sagen zu dürfen: ‚buletischen') Operators „ich billige es, daß" mag sich der Leser von der folgenden Gesetzmäßigkeit anhand des ebenfalls in Abschnitt 1.7 herangezogenen Mooreschen Brutus-Beispiels – Sätze (1.7.1) bis (1.7.3) – überzeugen. *Gegenbeispiele* bieten die pragmatischen, aber nicht im soeben präzisierten Sinne doxastisch-buletischen Implikationen, die bei Betrachtung der Sätze (3.2.1) bis (3.2.5), aber auch schon des Satzes (1.6.7), erkennbar werden.

(der insbesondere weder logisch wahr noch wahrheitswertfunktional von „p“ abhängig ist), gilt: „p“ impliziert „q“ genau dann *doxastisch-buletisch*, wenn „q“ aus „Ich glaube (bin davon überzeugt), daß p“ gemäß K-1 und K-2 *semantisch* folgt.

2.7. Bei meinem folgenden Versuch einer formalsprachlichen Paraphrase normalsprachlicher Sätze über das Bestehen moralischer Verpflichtungen werde ich von dem auf Frege zurückgehenden Gedanken Gebrauch machen, zwei Sätze genau dann als sinngleich oder (zumindest in rein kognitiver Hinsicht) logisch-semantisch äquivalent zu betrachten, wenn sie dieselben Folgerungsmengen haben. Dabei besagt die Identität oder – was in diesem Fall genau das gleiche (dasselbe) besagt[193] – die Gleichheit der Folgerungsmengen zweier Urteile oder Sätze, „dass die Folgerungen, die aus dem einen in Verbindung mit bestimmten andern gezogen werden können, immer auch aus dem zweiten in Verbindung mit denselben andern Urtheilen folgen“.[194] Wenn zwei Sätze „p“ und „q“ logisch genügend komplex sind, um schon jeweils für sich allein die Implikation nicht-trivialer Folgerungen zu gestatten, dann kann die Menge der hinzuzunehmenden Urteile leer sein, so daß man sich auf die Frage beschränken kann, ob sich das, was aus „p“ allein folgt, genau mit dem deckt, was aus „q“ allein folgt.

---

[193] Vgl. Hoche 1985 a: 77-79, 81; 1990: 205 Anm. 541. Die dortigen Ausführungen sind mit Harweg 1970 voll kompatibel, hätten aber bei rechtzeitiger Lektüre dieses ausgezeichneten Aufsatzes wesentlich besser formuliert werden können.

[194] Frege 1879: 2 f. Vgl. Carnap 1931 b: 460: „der Gehalt eines Satzes besteht in der Möglichkeit, andere Sätze aus ihm abzuleiten; sind aus zwei Sätzen dieselben anderen ableitbar, so haben die beiden Sätze denselben Gehalt“; 1932/1933: 108: „ist aus zwei Sätzen dasselbe ableitbar, so sind sie gehaltgleich, besagen dasselbe, sind ineinander übersetzbar“. Vgl. ferner Thiel 1965: 134-136, sowie o. Anm. 136, und zum folgenden Hoche 1985 a: 134 f.

Ich werde nun dieses an der Gleichheit der Folgerungsmengen orientierte Kriterium für die logisch-semantische Äquivalenz zweier Sätze für meine folgenden Zwecke zum einen insofern *verschärfen*, als ich neben logischen auch pragmatische ‚Folgerungen' in Betracht ziehen werde, zum andern aber insofern zwangsläufig *abschwächen* müssen, als die Idee der völligen *Gleichheit* der Folgerungsmengen bei einem Vergleich normalsprachlicher Analysanda mit ihren formalsprachlichen Analysantia eine bloß ‚regulative Idee' in dem Sinne sein kann, den ich in Abschnitt 1.2 schon berührt habe.
Bei einem solchen Vergleich stellt sich daher auch das Verhältnis zwischen logischer Semantik und logischer Syntax etwas anders dar als bei formalen Sprachen, die ohne Hinblick auf die natürliche Sprache konstruiert werden. Das betrifft insbesondere die Frage der Korrektheit und Vollständigkeit eines Kalküls, der auf rein syntaktische (ausschließlich an den Satzformen orientierte) Weise die mit Hilfe unserer Kriterien K-1 und K-2 zu ermittelnden semantischen und pragmatischen Implikationsverhältnisse im Bereich meines jeweils eigenen Idiolekts nachbilden soll.
Ich werde daher einfach so vorgehen, daß ich schrittweise einen formalsprachlichen Satz aufzubauen versuche, aus dem sich nach festen – und in bestimmter Weise begründbaren – Kalkülregeln genau diejenigen Sätze semantisch bzw. pragmatisch ableiten lassen, die als die formalsprachlichen Paraphrasen derjenigen Sätze zu interpretieren sind, die nach Maßgabe unserer Kriterien K-1 und K-2 und relativ auf den von uns gewählten Analyse-‚Tiefgang'[195] nachgewiesenermaßen in einem

[195] Quine 1960: § 33 empfiehlt eine „Maxime der Analyse des geringsten Tiefgangs [maxim of shallow analysis]: *Enthülle nicht mehr Struktur, als nützlich erscheint* – nützlich für das Folgern oder was sonst gerade anliegt. Um es mit den unsterblichen Worten Adolf Meyers zu sagen: Wo es nicht juckt, soll man sich auch nicht kratzen." (S. 280 f.)

normalsprachlichen Verpflichtungssatz der Form (1.6.5) semantisch bzw. pragmatisch impliziert sind.
Gegen dieses Projekt könnte man nun sofort drei Bedenken erheben wollen, mit denen ich mich im Rest des vorliegenden Abschnitts und im folgenden Abschnitt 2.8 beschäftigen möchte: (1) Warum überhaupt der ‚Übergriff' in den Bereich formalsprachlicher Kalküle? Genügt es nicht, sich für die Klärung des Verpflichtungsbegriffs – wie es im wesentlichen z. B. Hare tut[196] – auf normalsprachliche Untersuchungen zu beschränken? Schließlich ist doch die ‚Sprache der Moral' durchweg ein Teil der natürlichen Sprache. (2) Die logisch-semantische Äquivalenz zweier natürlich-sprachlicher Sätze – genauer: zweier Sätze meines jeweils eigenen Idiolekts – sollte man sinnvollerweise als ihre wechselseitige logisch-semantische Implikation gemäß den Kriterien K-1 und K-2 definieren.[197] Ist daher nicht eine Konkurrenz zweier Äquivalenz-Kriterien zu befürchten, deren Anwendung unter Umständen zu verschiedenen Ergebnissen führen kann? (3) Wenn zeitgenössische Logiker von einer ‚Ableitung' sprechen, dann denken sie dabei ausschließlich an eine *logische* ‚Ableitung' als syntaktisches Gegenstück zu einer semantisch (in der Regel: modelltheoretisch) definierten *logischen* ‚Folgerung' (Folge, Implikation).[198] Der Begriff einer pragmatischen Implikation oder Folge(rung) und der entsprechende Begriff einer pragmatischen Ableitung ist der Logik aber vollkommen fremd. Wie läßt sich also insbesondere ein logisch-syntaktischer Begriff der ‚pragmatischen Ableitung' auf exakte Weise einführen? – Zu den Punkten (1)

[196] Nur ‚im wesentlichen' deshalb, weil die auf der Unterscheidung zwischen Phrastika, Tropika, Neustika und Klistika (s. o. Anm. 70) beruhende ‚Hare-Notation' (vgl. Hoche 1990: 99 f.) strenggenommen ebenfalls schon aus dem Bereich der natürlichen Sprache herausführt; vgl. dazu o. 2.1 mit Anm. 155.
[197] Siehe o. Anm. 117.
[198] Vgl. etwa Ebbinghaus/Flum/Thomas 1978: III.3-4 und IV.

und (2) möchte ich im Rest dieses Abschnitts folgendermaßen Stellung nehmen:

Zu (1): Zur Frage der Notwendigkeit einer formalsprachlichen ‚Kalkülisierung' kann ich mich an dieser Stelle kurz fassen; denn ich denke, daß diese Notwendigkeit im folgenden unverkennbar ans Licht treten wird. Hier nur soviel: Ohne eine Übersetzung normalsprachlicher Verpflichtungssätze in formalsprachliche Analysantia würden wir nicht in der Lage sein, die logisch-semantische Implikation von allgemeinen Wollensprinzipien in Verpflichtungsurteilen zu erkennen, und nur durch die Isolierung solcher Wollensprinzipien ist es möglich, subjektiv vertretene Verpflichtungssätze methodologisch korrekt zu begründen,[199] in schlüssiger Weise moralisch zu argumentieren, das moralische Argumentieren (entgegen der Auffassung Hares) als eine „geradlinige [deduktive] Schlußart" („linear inference")[200] und die Goldene Regel (im wesentlichen wiederum entgegen der Auffassung Hares)[201] zumindest in einer verallgemeinerten Form als einen analytischen Satz zu erweisen.

Die Vermutung, daß man all diese Resultate letztlich auch im Rahmen der normalen Sprache erzielen könnte, scheint mir deswegen falsch, weil wir selbst dann, wenn wir auf Symbolisierungen (oder ‚Abkürzungen') völlig verzichten und damit einen beträchtlichen Mangel an Übersichtlichkeit in Kauf nehmen wollten, doch auf jeden Fall die Junktoren, Quantoren und anderweitigen Operatoren der natürlichen Sprache für unsere Zwecke

---

199 Dies ist besonders gegen Hare zu erinnern, dessen falsifikationistische Theorie der „‚Goldene-Regel'-Argumente" (bes. 1963, dt. 1973: Kap. 6) aus mehr als einem Grund nicht in Ordnung ist: vgl. Hoche 1978 c; 1981 a; 1983; 1992 a; Kese 1990; s. o. Vorwort mit Anm. 9-13, u. S. 243 f.

200 Hare 1963, dt. 1973: 6.2.

201 Ebd.: 3.2.

‚reglementieren‘ oder ‚normieren‘ müßten;[202] und damit wäre der Übertritt in die Kunstsprache – die man mit Cavell eher als *Möglichkeit* denn als *Alternative* der natürlichen Sprache ansehen sollte – in verdeckter Weise bereits vollzogen.[203]

Zu (2): Wenn man die logisch-semantische Äquivalenz zweier Sätze einmal als ihre wechselseitige logisch-semantische Implikation gemäß den Kriterien K-1 und K-2 und einmal als die Gleichheit ihrer Folgerungsmengen definiert, dann braucht man aus folgendem Grunde nicht zu befürchten, daß hier eine bei Definitionen unbedingt zu vermeidende ‚Kreativität‘ – nämlich die Möglichkeit, aus konkurrierenden Begriffsbestimmungen fragwürdige empirische Behauptungen zu erzeugen[204] – ins Spiel kommen könnte:

Im Rahmen einer und derselben natürlichen Sprache – genauer: meines jeweils eigenen Idiolekts – können die beiden Äquivalenz-Kriterien nicht zu unterschiedlichen Resultaten führen; hier sind die Äquivalenz-Kriterien ihrerseits äquivalent. Denn wenn zwei Sätze „p“ und „q“ meines Idiolekts eine und dieselbe Folgerungsmenge M haben, dann gehören auch „p“ und „q“ trivialerweise zu M (und zwar zu derjenigen Teilmenge von M, deren Elemente die logisch-semantischen Implikate von „p“ und „q“ sind; gemäß K-1 und K-2 impliziert sich nämlich jeder Satz logisch-semantisch selbst), und dann impliziert Satz „p“ auch Satz „q“ und Satz „q“ auch Satz „p“ logisch-semantisch. Wenn man auf der anderen Seite diese wechselseitige logisch-semantische Implikation von „p“ und „q“ als gegeben annimmt, dann gehören auch alle logisch-semantischen und alle pragmatischen

---

[202] Vgl. etwa Quine 1960: Kap. V; Ebbinghaus/Flum/Thomas 1978: III.2.

[203] Siehe o. 2.1 mit Anm. 155; Anm. 196.

[204] Vgl. Savigny 1969: 111 f.; Essler 1970: 11 f.; II.7. (Einen ganz anderen Begriff von „kreativer“ oder „schöpferischer Definition“ haben z. B. Popper 1934: 283 f.; Leinfellner 1967: 86, 91-93.)

Folgerungen von „q“ bzw. von „p“ zur Folgerungsmenge von „p“ bzw. von „q“; denn durch eine extensive Anwendung unserer Kriterien K-1 und K-2 können wir uns davon überzeugen,[205] daß (a) die Beziehung der logisch-semantischen Implikation transitiv ist und daß (b) ein Satz „p“ einen Satz „r“ immer dann pragmatisch impliziert, wenn es einen ‚mittleren‘ Satz „q“ gibt, der aus „p“ semantisch und aus dem „r“ pragmatisch folgt.

Wenn wir die Grenzen einer und derselben natürlichen Sprache überschreiten und beispielsweise Sätze des Englischen und des Deutschen auf ihre semantische Äquivalenz hin befragen, dann kann dies strenggenommen nur sozusagen im Rahmen des Doppel-Idiolekts eines englisch-deutschen Zweisprachlers (‚Bilinguisten‘) geschehen, und in diesem Rahmen sind die Kriterien K-1 und K-2 offensichtlich nicht anwendbar; denn Satzkonjunktionen der Form „p, aber nicht q“, in denen z. B. der eine Teilsatz der deutschen und der andere Teilsatz der englischen Sprache angehört, müssen als ‚nicht wohlgebildet‘ (‚ill-formed‘) außer Betracht bleiben. Doch auch andere Implikations-Kriterien sind hier nirgends in Sicht, so daß in dieser Beziehung für die Rede von Folgerungsmengen und damit auch von logisch-se-

---

[205] Da es sich bei der Anwendung der Kriterien K-1 und K-2 nicht um eine ‚formale‘, sondern um eine ‚informale Logik‘ (wenn auch in einem wesentlich strengeren Sinne des Wortes als bei Ryle 1954: Kap. VIII; vgl. auch Strube 1985: Kap. I) handelt – und handeln *muß*, da ja Implikationsbeziehungen im Bereich *natürlicher* Sprachen erforscht werden sollen –, wäre es eine methodologische Fehlforderung, auch hier der Form nach oder ‚ein für allemal‘ gültige Beweise nach Art formallogischer Beweise zu verlangen. Auf Sumpfgelände kann man sich nicht mit der gleichen Sicherheit und Eleganz fortbewegen wie auf Autobahnen; aber manchmal lohnt es sich trotzdem, einen Sumpf zu durchqueren – z. B. in der Absicht, ihn zu erforschen, seine spätere Trockenlegung vorzubereiten oder Brückenpfeiler für neue Autobahnen in ihm niederzubringen. Im Sinne des Bildes von Popper 1934: § 30 (Schlußabsatz) ist der Philosoph, wie mir scheint, der Sumpf-Experte – wenn man so will, im Kreis der Wissenschaftler der ‚Mann fürs Grobe‘.

mantischer Äquivalenz genaugenommen jede solide Grundlage fehlt. In welchem Zusammenhang diese Feststellung mit der bekannten Quineschen These der prinzipiellen Übersetzungsunbestimmtheit (,indeterminacy of translation')[206] steht, ist eine Frage, die ich hier bloß stellen, aber nicht untersuchen möchte.

Was formale Sprachen (symbolische Kunstsprachen) angeht, so können unsere Kriterien K-1 und K-2 für diese ganz offensichtlich nicht in Betracht kommen; denn bei der Anwendung dieser Kriterien müssen wir zwangsläufig – in Ermangelung eines besseren Instrumentariums für natürlich-sprachliche Sätze – von unserer Vorstellungs- und Idiolekt-Kompetenz, also von ,Phantasie' und Sprach-,Gefühl', Gebrauch machen – mithin von subjektiven Evidenzquellen, die in formalen Sprachen durch die modelltheoretische Definition der semantischen Folgerungsbeziehung und durch die entsprechende Festsetzung syntaktischer Umformungs- oder Ableitungsregeln gerade überflüssig gemacht werden soll.[207]

Uns interessiert hier nun aber vor allem die Übersetzung normalsprachlicher Analysanda in logisch-semantisch äquivalente formalsprachliche Analysantia. Dabei kommen, wie wir gesehen haben, innerhalb des normalsprachlichen Bereichs nur unsere Kriterien K-1 und K-2 und innerhalb des formalsprachlichen Bereichs nur die semantisch definierte Folgerungsbeziehung und entsprechend festgesetzte syntaktische Ableitungsregeln in Betracht; doch für den Übergang aus dem einen Bereich in den andern – für die ,logische Übersetzung' mithin – stehen uns weder diese noch jene zur Verfügung, und insoweit haben wir auch hier wieder, wie schon bei der Übersetzung von einer natürlichen Sprache in eine an-

---

[206] Diese These habe ich 1990: 4.3-4.4 in knapper Form darzustellen versucht; dort auch zahlreiche Literaturangaben.

[207] Siehe o. 2.1 mit Anm. 153; Anm. 198.

dere, ‚kriteriales Niemandsland‘. Hier kann man nur versuchen, erstens zu möglichst einfachen Sätzen der natürlichen Sprache möglichst einfache Sätze der künstlichen Sprache zu konstruieren, die kraft ‚Stipulation‘ dasselbe besagen *sollen*, und zweitens Schritt für Schritt solche komplizierteren Sätze der formalen Sprache zu entwickeln, aus denen – wenn wir die Sache sogleich syntaktisch betrachten – gemäß den Umformungs- oder Deduktionsregeln des jeweils gewählten Kalküls die formalsprachlichen Gegenstücke genau derjenigen normalsprachlichen Sätze logisch-semantisch bzw. pragmatisch ableitbar sind, die aus dem zugrunde gelegten normalsprachlichen Analysandum im Sinne von K-1 und K-2 logisch-semantisch bzw. pragmatisch folgen.

2.8. Von den drei im letzten Abschnitt aufgezählten Problempunkten steht die Diskussion des letzten noch aus. Dieser Punkt betraf das Problem, daß in der Semantik interpretierter formaler Sprachen kein pragmatischer, sondern nur ein logischer ‚Folgerungs‘-Begriff – und entsprechend in ihrer Syntax kein pragmatischer, sondern nur ein logischer ‚Ableitungs‘-Begriff – definiert ist. Die Begriffe einer pragmatischen formalsprachlichen Implikation und einer pragmatischen formalsprachlichen Deduktion bleiben aber solange ohne einen logisch respektablen Gehalt, wie man sie nicht präzise zu definieren vermag.
Bei dem Versuch einer diesem Desiderat entsprechenden Definition werde ich mich der Einfachheit halber auf die syntaktische Seite, d. h. auf den Begriff der Ableitung oder Deduktion, beschränken; in gewisser Weise dürften ja hier, im ‚kleinen Grenzverkehr‘ zwischen dem formalsprachlichen und dem normalsprachlichen Bereich, die im letztgenannten Bereich durchgeführten semantischen Überlegungen – die aufgrund der Anwendung von K-1 und K-2 den Charakter ‚semantisch-pragmatischer‘

Kombinationstests annehmen – die Aufgaben einer Semantik der formalen Sprache mit übernehmen.
Weiterhin werde ich mich auf Ableitungen in einem sogenannten ‚Kalkül des natürlichen Schließens' beschränken. In einem solchen Kalkül macht man von keinerlei Postulaten oder Axiomen Gebrauch, sondern nur von einem verhältnismäßig reichen System von Ableitungsregeln. Unter einer Ableitung in einem Kalkül des natürlichen Schließens versteht man eine streng nach solchen Regeln aufgebaute „endliche Folge fortlaufend numerierter Zeilen, von denen jede aus einer Aussage und einer Menge von Nummern (den Prämissennummern der Zeile) besteht [...] Eine Ableitung, bei der in der letzten Zeile eine Aussage φ auftritt und bei der alle Prämissen der letzten Zeile zu einer Aussagenmenge Γ gehören, nennt man eine *Ableitung von* φ *aus* Γ. Eine Aussage φ ist dann und nur dann *aus* einer Aussagenmenge Γ *ableitbar*, wenn es eine Ableitung von φ aus Γ gibt."[208]
Den gemäß K-1 *logischen* – insbesondere also auch den gemäß K-2 *semantischen* – Implikationen im normalsprachlichen Bereich werde ich nun ganz gewöhnliche *logische* Ableitungen zuordnen, also Ableitungen, deren Regeln in der Aussagenlogik, in der Prädikatenlogik oder gegebenenfalls auch in der Glaubenslogik, Wollenslogik usw. mehr oder weniger etabliert sind.
Ganz analog werde ich den gemäß K-1 *pragmatischen* Implikationen im normalsprachlichen Bereich etwas zuordnen, was man wohl als ‚pragmatische Ableitungen' zu bezeichnen hätte. Darunter würde man solche Ableitungen zu verstehen haben, deren Umformungsregeln nicht ausschließlich mehr oder minder etablierte logische Regeln sind, sondern zu denen auch noch mindestens

[208] Mates 1965: 150 f.; vgl. 204. – Das damit Gemeinte wird bei der Durchführung konkreter Ableitungen im 4. Kapitel natürlich deutlicher werden; vgl. bes. unten 4.1.

eine ganz neuartige Regel gehört. Doch gibt es solche ‚Ableitungen' überhaupt?
Nun, in der Logik gibt es sie meines Wissens bisher noch nicht. Aber das liegt nur daran, daß man sich auch in der logischen *Semantik* nur auf *logische* Folgerungen beschränkt und sich für *pragmatische* Folgerungen oder Implikationen nicht interessiert. Die Frage müßte also eigentlich heißen: *Kann* es solche ‚Ableitungen' überhaupt geben? Und darauf scheint mir die Antwort ganz klar zu sein: Eine ‚pragmatische Ableitung' gibt es dann und nur dann, wenn es mindestens eine begründet oder plausibel anwendbare (‚korrekte') ‚pragmatische Umformungsregel' gibt.
Bei der Suche nach einer solchen Regel werde ich mich von einem Gedanken leiten lassen, der uns inzwischen vertraut sein sollte, nämlich von dem Gedanken, daß im normalsprachlichen Bereich ein sehr enges und recht durchsichtiges Verhältnis zwischen pragmatischer Implikation der doxastisch-buletischen ‚Aufrichtigkeits'-Variante und semantischer Implikation besteht. Dieses Verhältnis möchte ich nun ein wenig eingehender untersuchen, als ich das in Abschnitt 2.6 schon getan habe. Ich knüpfe aber zunächst an das dort ganz zum Schluß Gesagte an:
Aufgrund der Kriterien K-1 und K-2 impliziert ein Satz der natürlichen Sprache – er werde durch „p" abgekürzt – einen anderen Satz der natürlichen Sprache – er werde durch „q" abgekürzt – genau dann *doxastisch-buletisch*, also pragmatisch im Sinne der ‚Aufrichtigkeits'-Variante, wenn „q" aus „p" nicht *formallogisch* folgt und der Satz „Ich glaube (bin davon überzeugt), daß p" den Satz „q" *semantisch* impliziert.
Dem so beschriebenen Verhältnis zwischen doxastisch-buletischer und semantischer Implikation im normalsprachlichen Bereich entspräche die folgende Formulierung einer Definition des logisch-syntaktischen Begriffs

der pragmatischen, und zwar doxastisch-buletischen,[209] Ableitbarkeit im formalsprachlichen Bereich; dabei verwende ich den Klammerausdruck „(Be)" im Anschluß an Hintikka, dessen 1962 erschienenes Buch „Knowledge and Belief" zu den Pionierarbeiten auf dem Gebiet der Wissens- und Glaubenslogik gehört, als einen formalsprachlichen Glaubens- oder doxastischen Operator, nämlich als Übersetzung der Worte „ich glaube (bin davon überzeugt), daß":[210]

(D 1) Ein formalsprachlicher Satz „q" gelte genau dann als aus einem formalsprachlichen Satz „p" doxastisch-buletisch ableitbar, wenn es für ihn eine Ableitung aus „(Be) p", aber keine Ableitung aus

---

209 Wenn ich recht sehe, gibt es neben der doxastisch-buletischen Ableitbarkeit keine andere eigenständige Form pragmatischer Ableitbarkeit. Insbesondere ergeben sich völlig andere (und für unsere Zwecke wenig brauchbare) Verhältnisse, wenn man den doxastischen Operator „(Be)" durch den epistemischen Operator „(Ke)" ersetzt. (Diesen Wissensoperator – „ich weiß (habe in Erfahrung gebracht; usw.), daß" – hat Hintikka 1962: 1.5 in die epistemische Logik eingeführt; „K" steht dabei für engl. „knows".)

210 Vgl. ebd. Der Buchstabe „B" steht dort für engl. „believes"; hier soll mit diesem Zeichen „volle subjektive Gewißheit" (Blau 1969: 7; vgl. 1.1) oder „Überzeugung" (Lenzen 1980: Kap. 2 f., passim) gemeint sein. Den Buchstaben „e" benutze ich als Abkürzung für „ego", also als Bezeichnung für je mich, den Sprecher. Über die Zulässigkeit dieses Personalpronomens in formalen Sprachen vgl. etwa Blau 1969: 3.7.1 (dessen „i" freilich anders fungieren soll als mein „e") sowie Barnett 1974. Dieser führt interessante Gründe für die Auffassung an, daß das Wort „ich" nicht allein, sondern nur in Verbindung mit dem jeweiligen Sprecher ein vollständiges Zeichen („‚I' + speaker" bzw. „speaker + his utterance of ‚I'": 544) darstellt, d. h. daß nur diese Kombination ein Denotatum oder Designatum (eine ‚Bedeutung' im Sinne Freges) hat: 545; vgl. 540 f. (und Wittgenstein, Schriften 5: 158 unten). Bei dieser Deutung genüge die klassische Namensrelation (vgl. Carnap 1947: Kap. III) zur Erklärung des logischen Verhaltens des Wortes „ich", und daraus folge, „that egocentric words like ‚I', as well as ‚this', may be incorporated into standard formalised languages as parts of composite denoting constants": 544 f.; vgl. 540 f. Von dieser Möglichkeit mache ich hier Gebrauch.

„p", nach mehr oder minder etablierten logischen Regeln gibt.[211]

Daß es sich bei den in dieser Definition genannten ‚mehr oder minder etablierten logischen Regeln' nicht nur um aussagen- und prädikatenlogische, sondern zumindest auch um doxastisch-logische Regeln handelt, versteht sich bei der Verwendung des doxastischen Operators „(Be)" wohl von selbst.
Nun haben wir in Abschnitt 2.7 unter Punkt (2) aber auch gesehen, daß im Bereich der natürlichen Sprache ein Satz „p" einen Satz „r" immer dann pragmatisch impliziert, wenn der Satz „p" einen Satz „q" semantisch und dieser den Satz „r" pragmatisch impliziert. Aufgrund dieser Feststellung könnten wir an die Stelle unserer Definition (D 1) auch die folgende Definition setzen:

(D 2) Ein formalsprachlicher Satz „q" gelte genau dann als aus einem formalsprachlichen Satz „p" doxa-

[211] Wegen der Unentscheidbarkeit der Prädikatenlogik erster Stufe (vgl. etwa Mates 1965: 150; Ebbinghaus/Flum/Thomas 1978: X.4) gibt es auch kein Entscheidungsverfahren für die Frage, ob ein bestimmter formalsprachlicher Satz aus einem bestimmten anderen formalsprachlichen Satz ‚nach mehr oder minder etablierten logischen Regeln' – dabei denke ich zumindest an aussagen-, prädikaten-, glaubens- und wollenslogische Regeln – deduzierbar sei. Daher wäre es ‚un-logisch', einen strengen *Beweis* dafür zu verlangen, daß es für „q" keine Ableitung aus „p" nach Regeln eines klassischen oder nicht-klassischen (insbesondere ‚extendierten': vgl. Haack 1978: 1.2, 9.1) Kalküls gibt. Insofern steht meine Definition des Begriffs der pragmatischen, und zwar doxastisch-buletischen, Ableitbarkeit aus rein metalogischen Gründen unter dem Vorbehalt, daß irgend jemand irgendwann auch eine nicht-pragmatische Ableitung finden könnte. Dieses Vorbehalts bedürfte es nicht, wenn man sich mit der Definition des Begriffs der ‚wenigstens doxastisch-buletischen Ableitbarkeit' begnügte („‚q' ist genau dann aus ‚p' wenigstens doxastisch-buletisch ableitbar, wenn es wenigstens eine Ableitung aus etablierten logischen Regeln und der pragmatischen Regel … gibt"); eine solche abgeschwächte Definition würde aber für die Zwecke des vorliegenden Forschungsprojekts offensichtlich nicht ausreichen. Zumindest für diese Zwecke aber ist der metalogisch bedingte Vorbehalt auch ohne jede praktische Relevanz: s. u. Anm. 359.

stisch-buletisch ableitbar, wenn es für ihn zwar keine Ableitung aus „p" nach mehr oder minder etablierten logischen Regeln allein gibt, wohl aber eine Ableitung nach solchen Regeln und der hinzukommenden pragmatischen Regel, daß jeder beliebige aus „p" ohne Hinzunahme weiterer Prämissen ableitbare Satz in dieser Ableitung durch den Glaubensoperator „(Be)" präfigiert werden darf.

Definition (D 2) schließt die Definition (D 1) offenbar ein; denn trivialerweise ist jeder Satz „p" auch aus sich selbst ohne Hinzunahme weiterer Prämissen logisch ableitbar; die Präfigierung durch den Operator „(Be)" kann also auch Satz „p" selbst betreffen, und genau dieser Fall ist in (D 1) als einziger vorgesehen.
Nun läßt sich aber eine dritte und noch umfassendere Definition der doxastisch-buletischen Ableitbarkeit aufgrund der folgenden Überlegung gewinnen:
Natürlich-sprachliche Sätze der Formen „p" und „Ich glaube (bin davon überzeugt), daß p" sind pragmatisch – wenn auch nicht doxastisch-buletisch gemäß der Präzisierung in Kommentar (2) am Ende von Abschnitt 2.6 – *wechselseitig ineinander* impliziert und in genau diesem Sinne pragmatisch *äquivalent*. Denn nicht nur ein Satz wie

(2.8.1) Er ist hinausgegangen, aber ich glaube nicht, daß er hinausgegangen ist.,

sondern auch ein Satz wie unser altes, auf Moore selbst zurückgehendes Beispiel

(1.6.7) Ich glaube, er ist hinausgegangen, aber er ist nicht hinausgegangen.

ist im genauen Sinn von K-1 ‚sprachwidrig': Ich kann mir keine Situation vorstellen, in der ich den einen oder anderen dieser zwei Sätze als eigenständigen (isolierten) ernsthaft verwenden würde; aber die kontrafaktischen Vermöglichungen beider Sätze sind in jeder Interpretation wahr.

Die damit gezeigte pragmatische Äquivalenz zwischen natürlich-sprachlichen Sätzen der Form „p“ und solchen der Form „Ich glaube (bin davon überzeugt), daß p“ hat nun eine ebenso triviale wie für unsere Zwecke wichtige Konsequenz: Solche Sätze können auf der ‚pragmatischen Ebene‘ – wenn wir darunter die Ebene ihrer Äußerungen mit ‚behauptender Kraft‘, also die Ebene ihrer Behauptbarkeit, verstehen – durchgängig füreinander eintreten; oder, mit anderen Worten: Während die *Sätze* „p“ und „Ich glaube (bin davon überzeugt), daß p“ etwas *Verschiedenes* besagen, sagen *wir* mit den *Behauptungen* „p“ und „Ich glaube (bin davon überzeugt), daß p“ – zumindest in kognitiver Hinsicht – genau *dasselbe*, sofern wir das Wort „sagen“ hier als neutral gegenüber dem von Moore und Austin herausgearbeiteten Unterschied zwischen „assert“ und „imply“ verstehen.

Da dieses Ergebnis jedoch im Hinblick auf Fragen von Überzeugtsein und Wissen eine Problematisierung verlangt, die hier zu weit führen würde, möchte ich in der folgenden Definition (D 3) – die (D 2) und (D 1) in leicht erkennbarer Form mit umfaßt – nur von der völlig unkontroversen Hälfte meiner These der pragmatischen Äquivalenz Gebrauch machen:

(D 3) Ein formalsprachlicher Satz „q“ gelte genau dann als aus einem formalsprachlichen Satz „p“ doxastisch-buletisch ableitbar, wenn es für ihn zwar keine Ableitung aus „p“ nach mehr oder minder etablierten logischen Regeln allein gibt, wohl aber eine Ableitung nach solchen Regeln und der hinzukommenden pragmatischen Regel, daß jeder beliebige Satz in dieser Ableitung durch den Glaubensoperator „(Be)“ präfigiert werden darf.

Ich werde mich im folgenden an die letzte und umfassendste Definition (D 3) halten. Dafür sehe ich wenigstens drei gute Gründe:
Erstens beruht diese Definition auf den wenigsten Voraussetzungen: Im Unterschied zu den beiden anderen macht sie keinen Gebrauch von den am Ende des Abschnitts 2.6 und in Abschnitt 2.7 unter Punkt (2) besprochenen Thesen, deren Berechtigung man nur durch eine umständliche Kasuistik nachprüfen könnte; und sie macht, wie gesagt, auch keinen Gebrauch von der problematisierbaren These einer pragmatischen *Äquivalenz*, sondern begnügt sich mit der unstrittigen Annahme, daß ein natürlich-sprachlicher Satz der Form „p" einen solchen der Form „Ich glaube (bin davon überzeugt), daß p" pragmatisch (und zwar doxastisch) *impliziert*.
Zweitens lassen es die Formulierungen dieser Definition noch deutlicher erkennen als die ihrer beiden Vorgängerinnen, daß wir – wie zu erwarten war – mit dem Begriff der pragmatischen Ableitbarkeit logisches Neuland betreten, nämlich sozusagen mit einem ‚pragmatischen Kalkül' – einem ‚Kalkül der Behauptbarkeit' – arbeiten. Was man darunter ganz genau zu verstehen habe, ist ohne Zweifel einer tiefer dringenden Untersuchung würdig; aber der Grundgedanke ist der: Während man – eine semantische Interpretation der Sätze vorausgesetzt – in logischen Kalkülen in genau geregelter Weise von *wahren* Sätzen zu *wahren* Sätzen fortschreitet, geht man in pragmatischen Kalkülen von *behauptbaren* Sätzen zu *behauptbaren* Sätzen über.[212]

---

[212] Die Frage, ob man in solchen ‚Behauptbarkeits-Kalkülen' von allen in ‚Wahrheits-Kalkülen' verwendbaren Umformungsregeln unbeschränkt Gebrauch machen darf, möchte ich hier ausdrücklich offenhalten; für die gegenwärtigen Zwecke sehe ich aber keinen Grund, Beschränkungen zu verlangen. Im Zusammenhang mit einer zu entwikkelnden ‚Bewährbarkeitslogik', wie sie insbesondere durch die Probleme der Quantenmechanik gefordert zu werden scheint (vgl. Hoche

Drittens erfordert das Arbeiten mit dieser Definition die wenigsten in der Quantoren- und Glaubens- bzw. Überzeugungslogik noch nicht etablierten Umformungsregeln, nämlich für unsere gegenwärtigen Zwecke neben der in (D 3) genannten pragmatischen Regel im wesentlichen nur noch zwei verschiedene wollenslogische Abtrennungsregeln (Modi ponendo ponentes).
Für die Plausibilität dieser beiden Abtrennungsregeln als genauer Gegenstücke zu natürlich-sprachlichen Schlußweisen werde ich teils im folgenden Abschnitt 2.9, teils im 4. Kapitel mit Hilfe unserer Kriterien K-1 und K-2 plädieren.[213] Wegen der Notwendigkeit dieser beiden nicht-klassisch logischen und jener pragmatischen Umformungsregel handelt es sich bei der in diesem Buch unternommenen logischen Analyse des Verpflichtungsbegriffs genaugenommen um eine pragmatisch-wollenslogische Analyse.

2.9. Nach den methodologischen Vorbereitungen der Abschnitte 2.6 bis 2.8 wollen wir uns nun der logisch-konstruktiven Aufgabe zuwenden, Schritt für Schritt einen formalsprachlichen Satz (einen ‚[voll-]symbolischen' Satz im Sinne unseres Abschnitts 1.2) aufzubauen, der zwar aller Voraussicht nach auch einer ganzen Reihe von anderen, noch nicht genannten Bedingungen zu genügen hat, aus dem sich aber auf jeden Fall das formalsprachliche Gegenstück zu Satz

(1.6.6) Ich will (bin dafür; usw.), daß z_0 a_0 tut.

in dem Sinn ‚pragmatisch ableiten' läßt, in dem wir den Begriff einer solchen Ableitbarkeit – in der sachlich erzwungenen Beschränkung auf die doxastisch-buletische

---

1990: 5.2-5.4), könnte das vielleicht anders sein; ich glaube es aber nicht: s. u. Anm. 366.

213 Siehe auch u. Anm. 225.

Spielart – mit Hilfe unserer letzten Definition (D 3) präzise bestimmt haben.

Wie wir den normalsprachlichen Glaubens- oder doxastischen Operator „ich glaube (bin davon überzeugt; usw.), daß“ im letzten Abschnitt bereits mit Hilfe des symbolischen Klammerausdrucks „(Be)“ ‚normiert‘ oder ‚reglementiert‘ haben, so wollen wir nun entsprechend den normalsprachlichen Wollens- oder buletischen Operator „ich will (bin dafür; beabsichtige; usw.), daß“ durch den formalsprachlichen Operator „(We)“ auf den von uns gewünschten genauen Sinn festlegen.[214] Wir übersetzen Satz (1.6.6) daher in den formalsprachlichen Satz

(1.6.6') (We) z_0 tut a_0.[215]

Wir müssen nun in einem ersten Schritt einen formalsprachlichen Satz „p“ zu konstruieren versuchen, aus dem sich dieser Satz (1.6.6') pragmatisch ableiten läßt. Von solchen Sätzen dürfte es zwar beliebig viele geben; doch wollen wir uns – wie es auch in vergleichbaren Fällen ausnahmslos üblich ist, sofern nicht *konkurrierende* Einfachheits-Gesichtspunkte etwas anderes nahelegen – von dem Prinzip leiten lassen, einen möglichst

---

214 Dies ist, wie oben (1.5-1.6 mit Anm. 61; 2.2 mit Anm. 159) gesagt, recht genau der Sinn des englischen Ausdrucks „I intend (someone) to“. Insofern würde der Operator „(Ie)“ wohl deutlicher sein als „(We)“; doch werde ich später den unterschiedlich indizierten Buchstaben „I“ als Bezeichnung für verschiedene Interessen-Relationen verwenden.

215 Zu meiner Entscheidung, nicht mit einem mehrstelligen Wollens-*Prädikat*, sondern mit einem Wollens-*Operator* zu arbeiten, s. o. Anm. 36. – Da kein Bedarf besteht, den Ausdruck „z_0 tut a_0“ zu normieren, können wir an dieser einfachsten (fast) normalsprachlichen Formulierung für einen Handlungssatz auch bei den Formalisierungen festhalten. In eine durchgeführte Wollenslogik müßte übrigens ausdrücklich eine Formregel des Inhalts aufgenommen werden, daß Wollensoperatoren nur auf Handlungssätze bestimmter Tempora angewandt werden können (vgl. u. Anm. 220).

einfachen Satz zu suchen,[216] der dieser Bedingung genügt.

Ginge es nicht um pragmatische, sondern um logische Ableitbarkeit, so könnte es sich bei unserem unmittelbar gesuchten Satz „p" – der sich von Satz (1.6.6') natürlich unterscheiden soll – wohl nur um einen Satz der folgenden – oder einer aussagenlogisch äquivalenten – Form handeln (wobei „p_0" für einen beliebigen Aussagesatz stehe):

(2.9.1) $p_0 \rightarrow$ (We) z_0 tut a_0 . & p_0.[217]

---

[216] Einfachheit ist eines der vier üblicherweise geforderten Adäquatheitskriterien für Begriffsexplikationen (vgl. etwa Carnap 1959: 12-15; Essler 1970: I.4); und wenn ich hier auch meist von der *Paraphrase* des *Satzes* „z_0 ist verpflichtet, a_0 zu tun." spreche, so ist dies doch im Grunde nichts anderes als die *Explikation* des Verpflichtungs-*Begriffs* oder, genauer gesagt, der zweistelligen *Relation* ‚z ist verpflichtet, a zu tun' (mit den nicht-indizierten Buchstaben „z" und „a" als freien Variablen oder Platzhaltern; s. o. 1.2 mit Anm. 32; 2.1 mit Anm. 154). ‚Einfachheit' kann in diesem Zusammenhang (mindestens) zweierlei besagen: „Einfachheit der Definition des Begriffs" und „Einfachheit der Gesetze, welche diesen Begriff mit anderen Begriffen verknüpfen" (Carnap 1959: 15; vgl. Essler 1970: 59). Im vorliegenden Fall dürfte nur die erste Art von Einfachheit maßgebend sein (vgl. allerdings Chomsky 1966 b: 83; 1968 a: 125; 1968 b: 79 f., 86, 88 f., 99; dagegen Putnam 1968: 135); denn die Explikation des Verpflichtungsbegriffs bzw. die formalsprachliche Paraphrase normalsprachlicher Verpflichtungssätze muß der Möglichkeit dessen Rechnung tragen, was Psycholinguisten gelegentlich als die „psychologische Realität" oder ‚Verhaltenswirksamkeit' sprachlicher (Tiefen-)Strukturen bezeichnen (vgl. etwa Hörmann 1967: Kap. XIII, bes. 249 f., 261, 263, 275 f.; Bosshardt 1986: Sachverzeichnis s. v. „Realität").

[217] Die logische Gliederung in symbolischen Sätzen, also die Reihenfolge der vorzunehmenden logischen Operationen, zeige ich aus Gründen der Übersichtlichkeit nicht durch – gegebenenfalls verschiedengestaltige oder wiederholte runde – Klammern an, sondern durch verschiedenzahlige Punktgruppen (vgl. Whitehead/Russell 1910: 9-11; Lewis/Langford 1932: Appendix I: „The Use of Dots as Brackets"; Menne 1966: 48 f., 60). Dabei gilt die „convention that a dot is always to be understood as operating away from the connective or other symbol beside which it occurs" (Lewis/Langford 1932: 486). In Satz (2.9.1) hat der Punkt vor dem Konjunktor „&" demnach die Funktion einer ‚Klammer zu', und die zugehörige ‚Klammer auf' müßte man sich ganz am Anfang des Satzes denken. Punkte oder mehrzahlige Punktgruppen

Denn nach der aussagenlogischen Abtrennungsregel (Modus ponendo ponens) kann man aus Satz (2.9.1) den Satz (1.6.6') unmittelbar, das heißt ohne Hinzunahme weiterer Prämissen, logisch ableiten.

Jetzt kommen unsere im letzten Abschnitt 2.8 entwickelten Definitionen (D 1) bis (D 3) ins Spiel. Da die ganze logische Ableitung hier nur aus der Prämisse (2.9.1) und der Konklusion (1.6.6') besteht, legen alle drei Definitionen ein und dasselbe Vorgehen nahe: Wir müssen versuchen, Satz (2.9.1) durch den Glaubensoperator „(Be)“ zu präfigieren. So kommen wir zu Satz

(2.9.2) $(Be) : p_o \rightarrow (We)\ z_o$ tut a_o . & p_o.

Von diesem Satz darf man nach einer anerkannten glaubenslogischen Umformungsregel[218] zu dem folgenden Satz übergehen:

---

brauchen also am Anfang und am Ende eines Satzes nicht hingeschrieben zu werden. Im Inneren eines Satzes endet der Anwendungs- oder Geltungsbereich (engl.: ‚scope‘) einer n-stelligen Punktgruppe bei der nächsten Punktgruppe mit n oder mehr als n Punkten. Dies sei am folgenden Satz (2.9.2) erläutert: Der ‚Skopós‘ des nach links ‚operierenden‘ (Einzel-)Punkts vor dem Konjunktor endet am Doppelpunkt, und zugleich erstreckt sich der Geltungsbereich dieses nach rechts ‚operierenden‘ Doppelpunkts bis zum Ende des ganzen Satzes, da keine Gruppe von mindestens zwei Punkten mehr folgt. In der Klammerschreibweise würde Satz (2.9.2) also etwa so aussehen: „(Be) [($p_o \rightarrow$ (We) z_o tut a_o) & p_o]“. Übrigens können die oben in Anm. 33 genannten Konventionen über die Bindungsintensitäten logischer Zeichen die erforderlichen Punktezahlen vermindern; doch mache ich von dieser Möglichkeit um der Übersichtlichkeit willen nicht immer Gebrauch. – In der ‚Erlanger Logik‘ werden Punkte im Zusammenhang mit Bindungsintensitäten *völlig anders* verwendet; vgl. etwa Lorenzen [2]1962: 22, 31 f., 102; dies möge der Leser im folgenden bitte immer im Auge behalten.

218 Vgl. etwa Lenzen 1980: 33, Satz (22). – Übrigens läßt Lenzen auch die Umkehrung dieses Satzes zu (nämlich Satz (10) auf S. 25); doch im Rahmen einer ‚Bewährbarkeitslogik‘ (s. o. Anm. 212) müßte die Möglichkeit dieser Umkehrung ebenso eingeschränkt werden wie die Möglichkeit des Übergangs von einer Satzmenge {p, q} zu der Konjunktion „p & q“ (vgl. Hoche 1990: 85 f.; s. u. 4.2, Kommentar zu Satz (4) mit Anm. 365 f.).

(2.9.3) (Be) . $p_o \rightarrow$ (We) z_o tut a_o . & (Be) p_o.

Mit Hilfe eines glaubenslogischen Modus ponendo ponens[219] kommen wir von diesem Satz zu Satz

(2.9.4) (Be) . (We) z_o tut a_o.

Da man aber in einer voll ausgebauten Wollenslogik zu postulieren hätte, daß die Operatorfolge „(Be) (We)" durch den einfachen Operator „(We)" zu ersetzen ist,[220] besagt Satz (2.9.4) nichts anderes als Satz (1.6.6').
Trotzdem kann Satz (2.9.2) noch nicht die unmittelbar gesuchte Vorstufe der erstrebten Verpflichtungssatz-Paraphrase sein; denn niemand von uns würde ernsthaft glauben, etwas Bestimmtes – in diesem Falle: daß z_o a_o tut – zu wollen, wenn tatsächlich und objektiv (und das kann auch heißen: ohne daß ich subjektiv davon die geringste Ahnung habe) eine bestimmte Bedingung p_o erfüllt ist. Dies zu glauben würde ja auf den Glauben an eine ‚magische' Beziehung zwischen bestimmten objek-

---

[219] Die beste mir bekannte Darstellung des Für und Wider eines glaubenslogischen Modus ponendo ponens – ‚Von der Satzmenge {(Bi) p, (Bi) . p → q} kann man zu dem Satz „(Bi) q" übergehen'; s. weiter unten im vorliegenden Abschnitt die Erläuterungen, die meinem *wollenslogischen* Modus ponendo ponens ($R_{wl}1$) voranstehen – habe ich bei Blau 1969: 3.3 gefunden. Der für Blaus Überlegungen wichtige „*aktive* Glaubensbegriff GA" (ebd.: 59) wird der Sache nach in meiner anschließenden Plausibilitätsbetrachtung für ($R_{wl}1$) berücksichtigt.

[220] Vgl. die o. in Anm. 108 genannte Literatur; der strenge Nachweis würde, wie stets in solchen Fällen, durch (gegenläufige) Kombinationstests zu führen sein (s. o. Anm. 117). – Übrigens müßte man in einer ausgeführten Wollenslogik nicht nur fordern, daß die Operatorfolge „(Be) (We)" mit dem einfachen Operator „(We)" äquivalent ist, sondern auch bezüglich der umgekehrten Operatorfolge „(We) (Be)" eine Festsetzung treffen – diese Operatorfolge nämlich durch die Formregeln der wollenslogischen Sprache als nicht wohlgebildet ausschließen (s. o. Anm. 215); denn wollen kann man immer nur eigene oder fremde Handlungen, aber Glaubensüberzeugungen sind nicht Handlungen, sondern in der Außensicht Handlungsdispositionen (vgl. Ryle 1949: Kap. 5), in der Innensicht aber nicht-gerundive Charaktere meiner noematischen Umwelt (s. u. 3.11 mit Anm. 333 f.).

tiven Gegebenheiten und meinen subjektiven (intentionalen oder propositionalen) Einstellungen hinauslaufen; oder anders gesagt: auf eine Verwechslung von Motivations- und Naturkausalität.

Dieser Hinweis setzt uns nun auf die richtige Spur: Der Wollensoperator muß in Satz (2.9.2) anders plaziert werden, nämlich unmittelbar vor die mit Hilfe des Pfeils (‚Implikators') gebildete sog. ‚materiale Implikation'.[221] Der resultierende Teilsatz

(2.9.5) (We) . $p_o \rightarrow z_o$ tut a_o

wäre dabei ganz ‚wörtlich' zunächst etwa so zu lesen: „Ich will, daß, wenn p_o, dann z_o a_o tut."; verständlicher und eleganter jedoch: „Ich will für den Fall p_o, daß z_o a_o tut."; oder: „Ich will, daß z_o im Falle p_o (die Handlung) a_o tut (ausführt)."; oder am besten, wenn auch nicht ganz so gut gegen Mißverständnisse gefeit: „Ich will, daß z_o a_o tut, wenn p_o.".

Versuchen wir es also nun mit Satz

(2.9.6) (Be) : (We) . $p_o \rightarrow z_o$ tut a_o . & p_o.

Aus diesem läßt sich nach einer bereits erwähnten glaubenslogischen Regel die Konjunktion

(2.9.7) (Be) : (We) . $p_o \rightarrow z_o$ tut a_o : & (Be) p_o

---

[221] Die auf Russell zurückgehende Rede von ‚materialer Implikation' führt spätestens dann in die Irre, wenn man den formalsprachlichen Satz „p → q" so liest: „p impliziert (material) q" (so etwa Menne 1966: 37); denn in „p → q" sind die Buchstaben „p" und „q" *objektsprachliche Abkürzungen*, in „p impliziert (material) q" jedoch *metasprachliche Namen* für objektsprachliche Sätze (s. o. Anm. 32). Aus anderen Gründen ist die (besonders bei Mathematikern gelegentlich anzutreffende) Lesart „aus p folgt q" für „p → q" abzulehnen (es handelt sich ja um ‚materiale' und nicht um ‚formale' oder ‚logische' Implikation). Da auch die Lesart „wenn p, dann q" sehr ungenau wäre (s. o. Anm. 27, Anm. 29; u. Anm. 356), empfiehlt sich am ehesten wohl die Lesart „p Pfeil q" (vgl. ebenfalls Menne 1966: 37).

und aus dieser wiederum, aufgrund einer (wie ich ebenfalls schon gesagt habe) zu postulierenden wollenslogischen Konvention, der Satz

(2.9.8) $(We) \,.\, p_o \rightarrow z_o$ tut a_o . & $(Be)\, p_o$

logisch – und zwar natürlich nicht klassisch-logisch (insbesondere quantorenlogisch), sondern wollenslogisch – ableiten.[222]

Doch können wir auch von Satz (2.9.8) zu Satz (1.6.6') übergehen? Nur wenn das möglich ist, haben wir ja mit Satz (2.9.6) einen ersten Baustein für die gesuchte Verpflichtungssatz-Paraphrase gewonnen.

Nun hat Satz (2.9.8) aber eine oberflächliche Ähnlichkeit mit Satz (2.9.3), auf den sich eine glaubenslogische, und mit Satz (2.9.1), auf den sich die bekannte aussagenlogische Abtrennungsregel anwenden läßt. Das ist Anlaß genug zu der Frage, ob man nicht vielleicht auch für eine wollenslogische Abtrennungsregel zu plädieren vermag, die den Übergang von Sätzen der Bauart (2.9.8) zu Sätzen der Bauart (1.6.6') unmittelbar gestattet. Vielleicht läßt sich eine solche Regel sogar für alle Individuen- (und zwar Personen-) Bezeichnungen „i" – und nicht bloß für „e" als die Bezeichnung des jeweiligen Sprechers – vertreten. Sie würde sich in diesem Fall in allgemeinster Form etwa so schreiben lassen:

$$(R_{wl}1) \quad \frac{(Bi)\, p,\ (Wi) \,.\, p \rightarrow z \text{ tut } a}{(Wi)\, z \text{ tut } a}$$

Diese ‚erste wollenslogische Regel' besagt: Von der Satzmenge {(Bi) p, (Wi) . p → z tut a} – bei der es, wie stets bei Mengen, auf die Reihenfolge der (beiden) Ele-

[222] Ich sage nicht: „glaubens- und wollenslogisch"; denn die Glaubenslogik läßt sich, wie ich meine, als bloßer Bestandteil einer umfassenden Wollenslogik auffassen. Zu dem engen Zusammenhang zwischen Glauben und Wollen s. o. Anm. 191.

mente nicht ankommt – darf man immer zu dem Satz „(Wi) z tut a“ übergehen.[223]

Eine noch allgemeinere Formulierung der Regel ist im Grunde nicht möglich; denn über den Ausdruck „z tut a“ hinaus gibt es keinen allgemeineren Ausdruck für einen formalsprachlichen *Handlungs*-Satz, und nur ein solcher darf ja aufgrund der Formregeln, die wir für eine exakte wollenslogische Sprache zu postulieren haben, auf einen Wollensoperator „(Wi)“ folgen.[224] Eine Ersetzung von „z tut a“ durch ein schlichtes „q“ würde nur scheinbar einen Gewinn an Einfachheit bedeuten; denn in diesem Falle müßte man im Alphabet der wollenslogischen Sprache eigens kenntlich machen, daß „q“ im Gegensatz zu „p“ nur für einen Handlungs-Satz stehen darf. Und was schließlich Symbolisierungen der Art „T(z,a)“ betrifft, so dürften sie in keiner Hinsicht wirklich gewinnbringend sein.

Wie jede andere logische Umformungsregel auch, kann unsere wollenslogische Abtrennungsregel ($R_{wl}1$) nur dann für Anwendungen auf natürlich-sprachliche – etwa philosophische oder moralische – Argumente fruchtbar gemacht werden, wenn sie in dem Sinn plausibel ist, daß sie eine Schlußregel der natürlichen Sprache widerspiegelt, die sich in dieser mit Hilfe unserer Kriterien K-1 und K-2 (oder eines prinzipiell gleichwertigen Verfahrens) rechtfertigen läßt.

---

223 Auf eine Indizierung der Satz- bzw. Individuenbezeichnungen verzichte ich hier und in der Satzform (2.9.9) nicht nur aus Gründen der Übersichtlichkeit, sondern auch und vor allem deshalb, um Allgemeinheit zu signalisieren: Man kann sich die gesamte Regel bzw. Satzform durch die Allquantoren „(i,z,a,p)“ – „für alle Personen i und z, alle Handlungen a und alle Sachverhalte p gilt“ – gebunden denken. Dieses Verfahren entspricht der Fregeschen Verwendung von *lateinischen* Kleinbuchstaben (vgl. Hoche 1985 a: 57) und ist auch in der Mathematik gang und gäbe (etwa in der bekannten Binomischen Formel „$(a + b)^2 = a^2 + 2ab + b^2$“).

224 Siehe o. Anm. 215, Anm. 220.

Eine entsprechende Plausibilitäts-Betrachtung für (R_{wl}1) – die hier eine formallogische ‚Korrektheits'-Überprüfung dieser Regel ersetzen möge[225] – besteht in der exemplarischen Untersuchung von Kombinationen der Form

(2.9.9) i will, daß z a tut, wenn p der Fall ist, und i ist (auch) davon überzeugt, daß p der Fall ist; aber i will (trotzdem) nicht, daß z a tut;

denn dann und nur dann, wenn solche Satzkonjunktionen gemäß K-1 und K-2 einen logisch-semantischen Widersinn darstellen, ist die Annahme der Regel (R_{wl}1) gerechtfertigt.

Betrachten wir etwa die folgende Exemplifizierung der Form (2.9.9):

(2.9.10) Ida will mit der Bahn fahren, falls in Hamburg Glatteis herrscht, und sie ist davon überzeugt, daß in Hamburg Glatteis herrscht; aber sie will (trotzdem) nicht mit der Bahn fahren.

Zum einen kann ich mir keine kontrafaktisch mögliche Welt vorstellen, in der das mit diesem Satz Gesagte der Fall ist (und das gilt dann eo ipso auch für die wirkliche Welt);[226] also liegt nach K-1 ein logischer Widersinn vor. Und zum andern kann ich mir keine Situation vorstellen, in der ich den Satz

(2.9.11) Ida will mit der Bahn fahren, falls in Hamburg Glatteis herrscht, und sie ist davon überzeugt, daß in Hamburg Glatteis herrscht.

für wahr halten würde, den Satz

---

225 Eine solche würde einen unverhältnismäßig hohen formalen Aufwand erfordern und ihrerseits auf einer höheren Abstraktionsebene Plausibilitätsbetrachtungen wie die hier angestellten voraussetzen. Siehe auch u. 4.1 mit Anm. 355.

226 Zu dieser Abkürzung in der Anwendung von K-1 s. o. 2.6, bes. Kommentar zu den Sätzen (2.6.2) und (2.6.3).

(2.9.12) Ida will mit der Bahn fahren.

aber nicht; denn wenn ich mich von der Wahrheit *jenes* Satzes hinreichend überzeugt habe, brauche ich nichts mehr zu unternehmen, um mich auch von der Wahrheit *dieses* Satzes zu überzeugen. Gemäß den Bestimmungen von K-2 ist Satz (2.9.10) also semantisch inkonsistent und Satz (2.9.12) in Satz (2.9.11) semantisch impliziert.

Gegen diese Sicht der Dinge könnte man freilich den Einwand erheben wollen, sie ignoriere völlig die doch unverkennbare menschliche Irrationalität und Inkonsistenz in dem, was man will und glaubt. – Demgegenüber glaube ich jedoch zeigen zu können, daß man für den mit diesem Einwand einhergehenden Versuch, gemäß dem Sinnkonstanz-Phänomen eine ‚Ehrenrettung' für Satz (2.9.10) zu finden, einen unbezahlbar hohen Preis zu entrichten hätte. Man müßte dann nämlich für die in ihrem Gebrauch untrennbar miteinander verflochtenen[227] Verben „wollen" („dafür sein") und „glauben" („überzeugt sein") Verwendungsregeln in Anspruch (oder in Kauf) nehmen, die sich von den tatsächlich von uns befolgten in einem gar nicht mehr überschaubaren Maß unterschieden.

Denn was würden wir tun, und was würden wir sagen, wenn Ida auf die Idee käme, der Behauptung von Satz (2.9.11) beizupflichten, der Behauptung von Satz (2.9.12) aber zu widersprechen? Nun, in einem solchen Falle würde man Ida sicher bitten, genauer zuzuhören und ihre Stellungnahme zu revidieren. Sollte sie auch noch nach einer solchen Ermahnung auf ihrer Position beharren, dann würden wir von ihr aber nicht etwa sagen, daß sie in ihrem Wollen und Glauben nach wie vor inkonsistent sei; vielmehr würden wir sagen, daß sie die Wörter „wollen" und „glauben" einfach ganz anders verwende als wir, und zwar in einer so durch und durch unver-

---

[227] Siehe o. Anm. 191, Anm. 222.

ständlichen Weise, daß wir ihre eigenen Äußerungen über das, was sie (wie sie sich ausdrückt) „wolle“ und „glaube“, als ganz unerheblich für die Entscheidung der Frage, was sie *tatsächlich* wolle und glaube, außer Betracht lassen würden. Wir würden, mit anderen Worten, mit Bezug auf einen beliebigen Menschen eher an dem wollenslogischen Modus ponendo ponens ($R_{wl}1$) als an der Auffassung festhalten, schließlich müsse er selber am besten wissen, was er wolle und glaube. Wir würden in einem solchen Fall – der glücklicherweise nicht allzuoft vorkommen dürfte – seine expliziten Äußerungen über das, was er wolle und glaube, gar nicht beachten und vielmehr aufgrund einer Gesamtwürdigung seines übrigen sprachlichen und nicht-sprachlichen Verhaltens die Frage zu entscheiden versuchen, was er denn nun *tatsächlich* glaube und wolle – vorausgesetzt, daß wir ihm ungeachtet seines abwegigen Verhaltens überhaupt noch so viel Rationalität zubilligen würden, daß mit Bezug auf ihn von einem Glauben und Wollen noch in einem guten Sinn die Rede sein könnte.

Wer sich trotz diesen Überlegungen mit dem allgemein gefaßten wollenslogischen Modus ponendo ponens ($R_{wl}1$) noch nicht anfreunden kann, der möge sich einmal prüfen, ob er vielleicht einen spezielleren wollenslogischen Modus ponendo ponens hinnehmen könnte, nämlich diejenige Regel, die aus ($R_{wl}1$) durch Substitution von „e“ für „i“ hervorgehen würde, bzw. das entsprechende wollenslogische Postulat

(2.9.13) $(Be)\, p \mathbin{\&} (We) \,.\, p \rightarrow z \text{ tut } a \,.$
$\rightarrow (We)\, z \text{ tut } a,$

in Worten: „Wenn ich davon überzeugt bin, daß p, und will, daß z a tut, falls p, dann will ich, daß z a tut.“

Dieses speziellere Postulat scheint nämlich psychologisch eher zu überzeugen als jenes allgemeiner gefaßte – freilich, wenn ich recht sehe, aufgrund einer Überlegung, die sich nicht aufrechterhalten läßt, die aber immerhin dazu taugt, unsere Intuition sozusagen zu disziplinieren. Ich meine die folgende Überlegung: Wenn man, als ein um Rationalität zumindest *bemühter* Mensch, die junktorenlogische Schlußregel des einfachen Modus ponendo ponens und das ihr entsprechende junktorenlogische Gesetz

(2.9.14) $p \mathbin{\&} . p \rightarrow q . \rightarrow q$

kennt und auch anerkennt (und das darf für jeden Leser dieses Buches vorausgesetzt werden), dann muß man sich vernünftigerweise auch zu dem wollenslogischen Postulat (2.9.13) bekennen; denn – und mit der nun folgenden Begründung versteigt man sich – weil es jetzt nur noch um das je eigene Wollen und Überzeugtsein des jeweiligen Sprechers gehe, lasse sich (2.9.13) nicht nur als *Konstatierung* einer – in Wahrheit gar nicht ausnahmslos geltenden – psychologischen Gesetzmäßigkeit des je eigenen Wollens und Überzeugtseins, sondern auch – und darauf komme es an – als Ausdruck der bewußten *Entscheidung* des Sprechers zur Rationalität in seinem künftigen Wollen und Überzeugtsein deuten.
Diese Begründung scheint mir aber *deswegen* falsch zu sein, weil man durch eine solche bewußte Entscheidung nicht einmal bei sich selbst verhindern kann, auch in Zukunft gelegentlich unvermerkt ein Opfer der Inkonsistenz des Wollens und Überzeugtseins zu werden. Doch kann uns diese falsche Begründung rasch auf den rechten Weg helfen: Behaftet mit den bekannten Schwächen der condicio humana, kann ich mich zwar nicht dazu bringen, künftig nie mehr in Widersprüchlichkeiten des Wollens und Überzeugtseins zurückzugleiten; wohl aber kann ich mich durch einen Entschluß dazu bringen, in meinem Idiolekt die Wörter „wollen" („dafür sein", „beabsichtigen" usw.) und „glauben" („der Meinung sein", „überzeugt sein" usw.) in bewußter und diszipli-

nierter Rede – insbesondere also im Rahmen philosophischer und einzelwissenschaftlicher Argumente – künftig nur noch so zu verwenden, daß sie – weil ich an (2.9.14) festhalten will – auch der Norm (2.9.13) genügen.
Diese letzte Überlegung gilt aber unverändert auch für die Regel ($R_{wl}1$) und das ihr entsprechende Postulat

(2.9.15) (Bi) p & (Wi) . p → z tut a .
→ (Wi) z tut a:

Nicht nur mit Bezug auf jeweils mich selber, sondern auch mit Bezug auf beliebige andere Wollens- und Glaubenssubjekte kann ich mir – wegen meiner Anerkennung des Modus ponendo ponens (2.9.14) – ein für allemal vornehmen, in bewußter und wissenschaftlich zu verantwortender Rede von „wollen“ und „glauben“ nur noch so zu sprechen, daß die allgemeinere Norm (2.9.15) nicht verletzt wird: Als ein logisches Postulat – eine logische ‚Forderung‘ – erhebt dieser Satz ja noch nicht einmal den *Anspruch*, die Formulierung eines psychologischen oder anthropologischen *Naturgesetzes* über das tatsächliche Verhalten menschlicher Wollens- und Glaubenssubjekte zu sein und eine unverbrüchliche Rationalität und Konsistenz menschlichen Wollens und Glaubens (die es tatsächlich kaum gibt) zu behaupten; als ein logisches Postulat ist dieser Satz vielmehr der Ausdruck eines *logischen Gesetzes*, das einer *logischen Regel* zur Disziplinierung unseres Sprechens – einer *wollenslogischen Abtrennungsregel* – korrespondiert.
Nach diesen Überlegungen scheint es mir vernünftig, einen allgemein gefaßten wollenslogischen Modus ponendo ponens in Gestalt der Regel ($R_{wl}1$) bzw. in Gestalt des ihr entsprechenden Postulats (2.9.15) zu fordern. Wenn man das aber tut, dann dürfen wir, wie gesagt, von Satz (2.9.8) unmittelbar zu Satz (1.6.6') übergehen; und diese Übergangsbefugnis ist die Brücke von Satz

(2.9.6) (Be) : (We) . $p_o \rightarrow z_o$ tut a_o . & p_o

zu Satz

(1.6.6') (We) z_o tut a_o.

Dieser läßt sich also aus jenem (glaubens- und wollens-) *logisch*, mithin nach (D 1) bis (D 3) aus dem folgenden Satz *pragmatisch* ableiten:

(2.9.16) (We) . $p_o \rightarrow z_o$ tut a_o . & p_o.

Dieser Satz (2.9.16) ist daher nach den Überlegungen des Abschnitts 2.8 die gesuchte ‚Keimzelle' unserer formalsprachlichen Paraphrase von normalsprachlichen Verpflichtungssätzen der Form (1.6.5).
Da die Bedingung p_o im Verpflichtungs-Fall offensichtlich sehr viel mit der Situation und den Eigenschaften des potentiellen Verpflichtungssubjekts z_o zu tun hat, können wir den Ausdruck „p_o" sogleich durch den Ausdruck „S_oz_o" ersetzen, der etwa so zu lesen ist: „z_o befindet sich in der Situation S_o"; und dabei soll die Rede von der ‚Situation S_o' so weit gefaßt sein, daß alle für den eventuellen Verpflichtungsfall relevanten persönlichen Eigenschaften und Lebensumstände des z_o zu S_o gehören. Dann nimmt unsere Paraphrase-‚Keimzelle' die folgende Form an:

(2.9.17) (We) . $S_oz_o \rightarrow z_o$ tut a_o . & S_oz_o.

Wie diese ‚Keimzelle' im einzelnen zu entfalten ist, können wir natürlich nicht sagen, bevor wir untersucht haben, was aus einem natürlich-sprachlichen Verpflichtungssatz außer einem „ich will"-Satz *sonst noch* – und zwar *logisch-semantisch* – folgt. Dieser Aufgabe wird das ganze 3. Kapitel gewidmet sein.

2.10. Doch bevor wir uns dieser Aufgabe zuwenden, sollten wir noch ein recht vertracktes Methodenproblem zu lösen versuchen. Daß wir dabei zum Teil schon auf

Resultate des 3. Kapitels vorgreifen müssen, scheint mir weder bedenklich noch für den Leser unzumutbar; wer indessen ohne methodologisches Unbehagen so lange warten kann, mag diesen Abschnitt erst im Anschluß an Abschnitt 3.8 in Angriff nehmen.
Wenn zu der Situation S_0, von der in unserer Paraphrase-,Keimzelle' (2.9.17) die Rede ist, alle für den eventuellen Verpflichtungsfall relevanten persönlichen Eigenschaften und Lebensumstände der Person z_0 gehören sollen, dann ist zu befürchten, daß die Prädikatkonstante „S_0" einen außerlogischen Sachgehalt mit sich führt, der weit über den hinausgeht, den wir mit einem konkreten Satz der Form (1.6.5) zur Sprache bringen; und ein solcher Überschuß an außerlogischem Gehalt wird vollkommen deutlich, wenn wir die in Abschnitt 3.8 erreichten, voll entwickelten Paraphraseformen (1.6.5') und (1.6.5'') mit der zu analysierenden Form (1.6.5) vergleichen: Während wir mit einem konkreten Satz *dieser* Form nur sagen, daß der und der moralisch verpflichtet sei, das und das zu tun, geben wir mit den entsprechenden Konkretisierungen *jener* Formen *außerdem* an, *warum* er dazu verpflichtet sei. Damit scheinen wir aber gegen eine Forderung zu verstoßen, die an jede kunstgerecht durchzuführende oder ,adäquate' Satz-Paraphrase bzw. Begriffs-Explikation[228] gestellt werden muß – gegen die Forderung nämlich, den außerlogischen Sachgehalt des jeweiligen Analysandums im jeweiligen Analysans nur *auf andere Ausdrücke zu verteilen*, im großen und ganzen[229] jedoch *weder zu vermindern noch zu vermehren*.

[228] Siehe o. Anm. 216.
[229] *Vollständige Gleichheit* des Sachgehalts läßt sich in der Regel nicht fordern, da das natürlich-sprachliche Analysandum bzw. Explikandum (s. o. Anm. 216) meist keine scharfen ,Ränder' hat. Daher verlangt man bei Begriffs-Explikationen nur die *Ähnlichkeit* des Explikats mit dem Explikandum (etwa Carnap 1959: 12-15; Essler 1970: I.4), und Quine

Eine solche Vermehrung des Sachgehalts liegt, wie gesagt, im vorliegenden Fall insofern vor, als mit einem Satz der Paraphraseform (1.6.5') oder (1.6.5'') eine bestimmte Verpflichtung nicht nur, wie mit einem Satz der zu paraphrasierenden Form (1.6.5), *konstatiert*, sondern zudem noch *begründet* wird. Für diese Begründung einer jeweils ganz *bestimmten* Verpflichtung trägt nun in der elaborierten Paraphraseform (1.6.5'') offensichtlich nur die dreistellige Relationskonstante „R_O" die Verantwortung, nämlich das Zeichen für eine ganz *bestimmte* Beziehung zwischen einem Interessensubjekt, dem Verpflichtungssubjekt und der obligaten Handlung (eine solche Beziehung besteht beispielsweise dann, wenn jemand einem anderen *versprochen* hat, das und das zu tun); denn was in dieser Paraphraseform mit den Ausdrücken „(We)", „K_O", „I_O" und „I_1" über Wollen, Können und wohlverstandene Interessen gesagt wird, betrifft nicht *bestimmte* Verpflichtungen *als solche*, sondern den Begriff der moralischen Verpflichtung ganz *allgemein*. Mit der inkriminierten Prädikatkonstanten „R_O" gerät nun offensichtlich auch die Prädikatkonstante „P_O" in der abgekürzten Paraphraseform (1.6.5') in Verdacht; und das gleiche gilt für die Prädikatkonstante „S_O" bzw. die Satzkonstante „p_O" in den Paraphrase-‚Keimzellen' (2.9.17) bzw. (2.9.16), da „R_O" aus „S_O" und „p_O" nur sozusagen herausfraktioniert worden ist, in diesen also in ungeschiedener Form schon enthalten war.

Im besonderen Hinblick auf die Paraphrase-Vorstufe (2.9.17) scheinen wir also vor der Frage zu stehen, wie wir uns der in Verdacht geratenen Prädikatkonstanten „S_O" entledigen können, ohne unser bisher erreichtes Ergebnis im Kern anzutasten.

(1960: §§ 33, 38) schließt für Satz-Paraphrasen einen Synonymie-Anspruch („synonymy claim") ausdrücklich aus.

Auf diese Frage scheint es nun auf den ersten Blick eine ganz einfache Antwort zu geben; denn eine überschüssige Konstante können wir in der Regel durch einen sog. ‚Existenzschluß' loswerden. Diesen Schluß bezeichnet man auch als ‚Existenzeinführung', ‚Existenzabschwächung' oder ‚Existenzverallgemeinerung' (engl.: ‚existential generalization'), und in der Prädikatenlogik begegnet man ihm auf Schritt und Tritt.[230] So kann man z. B. durch eine Existenz-Quantifikation über Individuen (bzw. Individuenbezeichnungen)[231] den Satz

(2.10.1) Ida ist 114 Jahre alt.

zu dem folgenden Existenzsatz abschwächen:

(2.10.2) Es gibt (mindestens) eine Person, die 114 Jahre alt ist.

Entsprechend könnte man von Satz (2.10.1) aber auch auf den folgenden, ganz andersartigen Existenzsatz schließen:

(2.10.3) Es gibt (mindestens) eine Eigenschaft, die Ida zukommt.

Durch eine solche ‚Quantifikation über Eigenschaften (bzw. Prädikate)' verläßt man freilich den vertrauteren Boden der sogenannten Quantorenlogik der ersten Stufe, in der man nur über Individuen (bzw. Individuenbezeichnungen) quantifiziert; aber dagegen lassen sich

---

230 Vgl. etwa Menne 1966: 63, Axiom 3.32; Ebbinghaus/Flum/Thomas 1978: IV.4, Regel 4.1; s. u. 4.3, Kommentar zu Satz (7).

231 Man pflegt seit Frege (vgl. Stevenson 1973) zwischen einer „objektuellen" oder „Gegenstandsquantifikation" und einer „substitutionellen" oder „Einsetzungsquantifikation" zu unterscheiden: vgl. etwa Quine 1969: Index s. v. „Quantification"; Blau 1969: 2.2.3; Künne 1983: 3.3-3.4; vgl. 3.5. Dieser Unterschied ist möglicherweise wesentlich für das weiter unten in diesem Abschnitt zur Sprache zu bringende Problem des ‚Hineinquantifizierens' in ‚nicht-extensionale Kontexte'; doch kann ich diesem Problem hier nicht nachgehen (vgl. aber Blau 1969: 2.2, bes. S. 31-37, 45 f.).

keine wirklich ernsthaften Einwände vorbringen.[232] Da sich formale Logiker freilich oft mit Vorrang für die mathematischen Anwendungen ihrer Wissenschaft interessieren und da für die Mathematik die Logik erster Stufe vollkommen ausreicht, sofern man keine Bedenken trägt, zu ihrem Aufbau die Mengenlehre hinzuzunehmen,[233] werden die Logiken zweiter und gegebenenfalls noch höherer Stufe in der einschlägigen Literatur nicht selten etwas stiefmütterlich behandelt.

Das ist für den Philosophen, der sich des Rüstzeugs der modernen Logik für seine ganz anderen Zwecke bedienen möchte, insofern bedauerlich, als philosophisch interessante Anwendungen der Quantorenlogik meistens sofort auf höhere Stufen führen. So ist es auch in unserem gegenwärtigen Fall: Wenn wir Satz (2.9.17), wie es erforderlich scheint, einer Existenzverallgemeinerung unterwerfen, müssen wir die Prädikat-Konstante „S_o" durch die Prädikat-Variable „S" ersetzen und diese durch den Existenzoperator „(ES)"[234] binden, also zu folgendem Satz übergehen:

(2.10.4) $(ES) : (We) . Sz_o \rightarrow z_o \text{ tut } a_o . \& Sz_o.$

Doch daß wir damit die Prädikatenlogik der ersten Stufe bereits verlassen haben, ist nur das kleinere Problem. Das größere ist dies: In Satz (2.10.4) quantifizieren wir mit einem Existenzoperator zweiter Stufe unter anderem auch über den Wollensoperator „(We)" hinweg, und damit ist der (fast möchte man sagen: Straf-) Tatbestand erfüllt, daß wir in einen sogenannten ‚nicht-extensionalen Kontext'[235] von außen ‚hineinquantifizieren'.[236] Zu-

---

232 Vgl. bes. Boolos 1975.

233 Vgl. etwa Ebbinghaus/Flum/Thomas 1978: 180; Quine 1970: 5.3-5.5.

234 Etwa zu lesen als: „es gibt (mindestens) ein S, so daß gilt:".

235 Ein ‚Kontext' „K(...)" heißt genau dann extensional, wenn aus der Satzkonjunktion „K(a) & a = b" der Satz „K(b)" folgt, und genau dann nicht-extensional, wenn das nicht der Fall ist. (In dieser Kurzfassung

mindest bei der Existenzquantifikation erster Stufe kann das indessen zu unerwünschten Konsequenzen führen,[237] und ich bin nicht ganz sicher, ob sich diese Konsequenzen bei der Existenzquantifikation höherer Stufe – und vielleicht auch bei der Allquantifikation beliebiger Stufe – wirklich vermeiden lassen.[238]

---

folge ich im großen und ganzen Lenzen 1980: 249; der Locus classicus ist Carnap 1947: §§ 11-13, der auf Frege 1892 aufbaut.) Zum Beispiel ist der offene Satz „Inspektor Greif will (...) festnehmen" nicht-extensional; denn daraus, daß Greif den Täter festnehmen will und daß der Täter (was Greif ja nicht zu wissen braucht) niemand anders ist als der Architekt, folgt keineswegs, daß Greif den Architekten festnehmen will. Das gleiche gilt bemerkenswerterweise, wenn an der Subjektstelle des Wollenssatzes das Personalpronomen „ich" steht; denn auch wenn je *ich* den Täter festnehmen will und der Täter der Architekt ist, braucht es keineswegs so zu sein, daß ich den Architekten festnehmen will. Allerdings impliziert der Satz „Ich will den Täter festnehmen, und der Täter ist (niemand anders als) der Architekt." den Satz „Ich will den Architekten festnehmen." nach K-1 pragmatisch; in diesem Sinne kann man einen „ich will"-Satz als ‚pragmatisch extensional' bezüglich der in ihm enthaltenen Individuenkonstanten bezeichnen. Ich vermute, daß die so verstandene ‚pragmatische Extensionalität' im Rahmen einer ‚pragmatischen' oder ‚Behauptbarkeitslogik' (s. o. 2.8 mit Anm. 212) für die Frage der Zulässigkeit eines ‚Hineinquantifizierens' (s. u. Anm. 236-238) eine entscheidende Rolle spielt: s. u. Anm. 308.

236 Quine spricht statt von ‚Nicht-Extensionalität' von „Undurchsichtigkeit des Bezugs" („referential opacity"; vgl. bes. 1960: § 30) und definiert sie – wegen seiner Auffassung, daß Namen aus der Sprache eliminierbar seien (1948: 19; vgl. 22; 1950: 291; 1951: 44; 1960: § 49, bes. 417 f.) – auch etwas anders: „Fundamentally the proper criterion of referential opacity turns on quantification rather than naming, and is this: a referentially opaque context is one that cannot properly be *quantified into* (with quantifier outside the context and variable inside)" (1966: 172; Hervorheb. v. Quine). Dafür gibt er 1970: 2.11, S. 43, eine bemerkenswerte Begründung: Wenn der Wahrheitswert eines offenen Satzes (vgl. das Beispiel in Anm. 235) für einen Gegenstand oder eine Person davon abhängt, welcher Name bzw. welche bestimmte Kennzeichnung für diesen Gegenstand oder diese Person benutzt wird, „dann kann man sich fragen, ob das überhaupt ein sinnvoller offener quantifizierbarer Satz ist".

237 Vgl. etwa Quine 1956; 1960: §§ 31 f.; Hintikka 1962: Kap. 6; Blau 1969: Kap. 2, bes. S. 39 f.; Lenzen 1980: 7.1-7.2.

238 Für die Quantifikation höherer Stufe möchte ich das allerdings zumindest für Glaubens-, Wollens- und andere subjektiv-personale Kontexte (vgl. Hoche 1982: 1.6.2-1.8) vermuten. Denn das Problem be-

Deswegen werde ich im folgenden vorsorglich von der Arbeitshypothese ausgehen, daß auch die Existenzquantifikation zweiter Stufe in Satz (2.10.4) nicht zulässig ist. Als Ausweg aus der damit entstandenen ‚Sackgasse‘ – man könnte ja fast befürchten, daß mein ganzes pragmatisch-wollenslogisches Forschungsprojekt an diesem Punkt steckenbleibt – möchte ich zunächst ein Verfahren in Betracht ziehen, das auch in logischen Kalkülen des natürlichen Schließens eine Rolle spielt und sich meines Wissens auch bei der Erstellung eines Computerprogramms zumindest nicht immer vermeiden läßt:[239] Ich meine die sogenannte ‚Skolemisierung‘, das heißt die Ersetzung existenzgebundener Variabler durch sogenannte ‚Skolem-Konstanten‘. In der Logik erster Stufe bedeutet das folgendes: „Instead of saying that there exists an object with a certain set of properties, one can create a name for one such object and simply say that it

---

steht auf der ersten Stufe darin, daß man ‚individuelle Identitäten‘ nicht zu kennen braucht: Man braucht nicht zu wissen, daß der Erfinder des Blitzableiters der erste US-Botschafter in Paris war oder ob der ‚informelle Stasi-Mitarbeiter‘ Czerni mit Lothar de Maizière identisch sei oder nicht (s. auch unten 5.13 mit Anm. 482 f.). Wenn man jedoch, was mir philosophisch wünschenswert zu sein scheint, für Begriffe und Beziehungen nur individuell ungebundene Bezeichnungen zuläßt (also solche wie „die Beziehung, in der Charlotte zu Emil steht“ ausschließt), dann ist eine entsprechende Unkenntnis ‚begrifflich-relationaler Identitäten‘ nicht anzunehmen, da wir von formalsprachlichen Gegenstücken zu idiolektischen Sätzen erwarten dürfen, daß der Sprecher sie *versteht* (s. o. 1.11 mit Anm. 133). Aber ich möchte hier weder diesen Fragen noch der allgemeineren Frage nachgehen, ob wir dann, wenn subjektiv-personale Kontexte in welcher Form auch immer berührt sind, nicht in jedem Falle über subjektive Bezugsgegenstände quantifizieren, nämlich über intentionale Gegenstände der je in Rede stehenden Person; denn für eine derart konzipierte Quantifikationstheorie, in der ein ‚quantifying-into‘-Verbot entfiele, finden sich, nicht zuletzt wohl wegen einer falschen Weichenstellung Freges (s. auch u. Anm. 300), in der formalen Logik meines Wissens noch keine ernst zu nehmenden Vorarbeiten (vgl. Hoche 1982: bes. 1.7-1.8).

239 Zu Kalkülen des natürlichen Schließens s. o. 2.8 mit Anm. 208; s. u. 4.1, bes. Kommentar „Zu (4)“; zu Problemen der Erstellung eines Computerprogramms vgl. Pfeil 1990.

has the properties.“[240] Für die Logik zweiter Stufe würde das entsprechend besagen: Wir behaupten nicht, daß es mindestens eine Eigenschaft oder Beziehung gibt, für die das und das gilt, sondern wir ‚schaffen‘ oder ‚erfinden‘ für die betreffende ein- oder mehrstellige Relation eine – zuvor noch nicht verwendete – Bezeichnung und sagen von der dadurch bezeichneten Eigenschaft, daß sie dem und dem Individuum zukommt, bzw. von der dadurch bezeichneten mehrstelligen Beziehung, daß sie zwischen den und den Individuen besteht.

Die Frage, ob man auf diese Weise den Problemen des Hineinquantifizierens in Glaubens-, Wollens- und andere nicht-extensionale Kontexte *tatsächlich* oder nur *scheinbar* entgeht, möchte ich hier nur stellen, aber nicht diskutieren. Ich werde auch hier wieder sicherheitshalber von der Arbeitshypothese ausgehen, daß für unseren Zweck, ein Hineinquantifizieren zu umgehen, eine Skolemisierung noch nicht ausreicht. Welcher Weg bleibt uns dann noch übrig?

Nun, in dem speziellen Fall, um den es hier geht, nämlich in der Verpflichtungssatz-Analyse, sind wir in der glücklichen Lage, anstelle von Skolem-Konstanten ganz gewöhnliche Konstante zu verwenden. Damit verstoßen wir zwar auf den ersten Blick gegen das vorhin genannte Erfordernis, in den formalsprachlichen Analysantia keine die Analyse verderbenden überschüssigen außerlogischen Konstanten zu dulden. Aber auf den zweiten Blick sieht das ganz anders aus: Diese Konstanten verderben unsere Analyse im Grunde gar nicht; und dies aus folgendem Grund:

Wenn ich sage, der und der sei nach meinen normativen Maßstäben moralisch dazu verpflichtet, das und das zu tun, dann unterscheidet sich ein solcher Verpflichtungssatz beispielsweise von einem Imperativ (oder Impera-

---

240 Clocksin/Mellish 1981: 226.

tiv-Ersatz für die erste und dritte Person)[241] nicht nur durch seine ‚Universalisierbarkeit', auf die ich im nächsten Kapitel eingehen werde, sondern auch dadurch, daß ich mich durch die normale, mit ‚behauptender Kraft' erfolgende Äußerung eines solchen Verpflichtungssatzes anheischig mache – darauf festlege –, bei Bedarf Gründe für mein Urteil zu nennen; und wenn ich das nicht tun kann, dann habe ich die sprachliche Institution des Verpflichtungsurteils einfach mißbraucht.[242]
Das läßt sich durch Kombinationstests (also eine Anwendung unserer Kriterien K-1 und erforderlichenfalls auch K-2) belegen: Einen Satz der Form

(2.10.5) z_o ist (nach meinen normativen Maßstäben) moralisch verpflichtet, a_o zu tun, aber ich kann dafür keine Gründe angeben.

würde ich in keiner vorstellbaren Situation als eigenständigen (isolierten) ernsthaft verwenden, aber seine kontrafaktische Vermöglichung

(2.10.6) Es ist kontrafaktisch möglich, daß z_o (nach meinen normativen Maßstäben) moralisch verpflichtet ist, a_o zu tun, daß ich dafür aber keine Gründe angeben kann.

ist in jeder Interpretation wahr; denn ich kann mir immer eine mögliche Welt vorstellen, in der ich nicht weiß, daß die für die moralische Verpflichtung der Person z_o relevanten, also auch zu ihrer Begründung heranzuziehenden, Tatsachen vorliegen. In jedem Verpflichtungssatz der Form (1.6.5) ist mithin, gemäß den Festsetzungen unseres Kriteriums K-1, ein Satz der folgenden Form pragmatisch impliziert:

---

241 Vgl. dazu bes. Hare 1963, dt. 1973: 4.3., 6.3.
242 Vgl. Pfeil 1990: 3.2.2.2, bes. S. 75, 80 mit Anm. 1.

(2.10.7) Ich kann Gründe dafür angeben, daß z_0 (nach meinen normativen Maßstäben) moralisch dazu verpflichtet ist, a_0 zu tun.

Mit jedem Verpflichtungssatz der Form (1.6.5) sprechen wir also weniger aus, als wir können. Das braucht übrigens keinen Verstoß gegen die Gricesche, oben schon einmal erwähnte ‚erste Maxime' der Quantität' darzustellen, in seinen Äußerungen so informativ wie nötig zu sein.[243] Denn sehr oft können sowohl die moralisch relevanten Tatsachen wie auch die vom Sprecher subjektiv vertretenen normativen Maßstäbe – die ich im nächsten Kapitel als Wollensprinzipien charakterisieren werde – in der jeweiligen Situation, in der man einen Verpflichtungssatz (etwa die Diskussion zusammenfassend) ausspricht, zwischen Sprecher und Hörer schon offenkundig und unstrittig sein (was natürlich nicht heißen soll, daß der Hörer die Wollensprinzipien des Sprechers notwendigerweise teilt). Weiterhin kann man sich wohl auch Fälle denken, in denen die Angabe der Begründung für ein Verpflichtungsurteil gar nicht relevant sein – und daher sogar einen Verstoß gegen die Gricesche Gesprächs-Maxime der ‚Relation' darstellen – würde. Drittens aber werden Verpflichtungssätze gewiß sehr häufig auch in der Absicht verwendet, eine Diskussion einzuleiten, und in einem solchen Falle provoziert man durch seine Äußerung ganz bewußt eine Frage nach der Begründung.

Wer einen Verpflichtungssatz der Form (1.6.5) ausspricht, ohne ihn (bloß nachplappernd, zum Munde redend usw.) zu mißbrauchen, der ist also prinzipiell in der Lage, ein Satzfragment der Form

(2.10.8) z_0 ist (nach meinen normativen Maßstäben) moralisch dazu verpflichtet, a_0 zu tun, weil …

---

243 Siehe o. 1.9 mit Anm. 109.

hinreichend zu ergänzen.[244] Und wenn wir nun bei der wollenslogisch-pragmatischen Analyse eines Verpflichtungssatzes nicht nur das zu paraphrasieren versuchen, was der Sprecher mit den bloßen Worten einer Konkretisierung der Satzform (1.6.5) *explizit verlautbart*, sondern zugleich auch das, was er, wenn er die sprachliche Institution des Verpflichtungsurteils nicht mißbraucht, *implizit mitmeinen muß* und durch einen vervollständigten Satz der Form (2.10.8) prinzipiell muß explizit machen können, dann kann und muß unsere Paraphrase auch solche außerlogischen Konstanten enthalten, die zur Begründung der jeweils in Rede stehenden, ganz bestimmten Verpflichtung beitragen.

Von dieser Möglichkeit werde ich im folgenden und sogleich hier bei der Paraphrase-‚Keimzelle' (2.9.17) Gebrauch machen: In dem singulären Wollenssatz, der in dieser Paraphrase-‚Keimzelle' als erstes Konjunktionsglied enthalten ist, brauche ich mich der Konstanten „S_O" deswegen nicht zu entledigen, weil ich in einem – motivationsmäßig – bedingten singulären oder universellen „ich will"-Satz die motivationsmäßige Bedingung meines Wollens immer muß angeben können; und in dem zweiten Konjunktionsglied von (2.9.17) darf ich die Konstante „S_O" deswegen beibehalten, weil ich mich bei der korrekten Verwendung eines Verpflichtungssatzes – als dessen ‚Keimzelle' wir Satz (2.9.17) bereits identifiziert haben – immer zuvor davon überzeugt haben muß, daß jene motivationsmäßige Bedingung auch tatsächlich erfüllt ist.

---

[244] Vgl. Hare 1963, dt. 1973: 6.5, Schlußabsatz: „for debt" („meiner [seiner] Schulden wegen"); Hoche 1983: 455 f.: „wegen meiner [seiner] Zahlungsunwilligkeit"; und noch viel deutlicher: Stuhlmann-Laeisz 1983: 35 f.: das Wort „weil" sei universalisierbaren Verpflichtungssätzen „wesentlich" und werde von Hare – zwar nicht ausdrücklich, aber der Sache nach – zu einer „*moral*logischen Konstanten" erklärt (Hervorheb. v. Stuhlmann-Laeisz). Vgl. u. Anm. 252.

3. Logisch-semantische Implikate und die Durchführung einer pragmatisch-wollenslogischen Analyse moralischer Verpflichtungssätze

3.1. Zu wollen oder dafür zu sein, daß derjenige, von dem man sagt, er sei zu etwas Bestimmtem moralisch verpflichtet, ebendies auch tue – das dürfte eine notwendige, allerdings noch nicht hinreichende, Bedingung für die sprechakttheoretische Aufrichtigkeit einer Verpflichtungssatz-Äußerung sein. Diese informelle Überlegung läßt auf einen Blick verständlich erscheinen, was wir im 2. Kapitel mit großem Aufwand zutage gefördert haben: daß nämlich ein normalsprachlicher Verpflichtungssatz der Form

(1.6.5) z_o ist (nach meinen normativen Maßstäben moralisch) verpflichtet, a_o zu tun.

einen normalsprachlichen Wollenssatz der Form

(1.6.6) Ich will (oder: bin dafür; usw.), daß z_o a_o tut.

pragmatisch – und zwar doxastisch-buletisch – impliziert.

Es ist zu vermuten, daß Satz (1.6.6) das einzige nicht-triviale pragmatische Implikat von Satz (1.6.5) ist; denn in seinen übrigen pragmatischen Implikaten, sofern sie nicht zu semantischen Implikaten in einer so trivialen Beziehung stehen wie z. B. in Abschnitt 3.2 der Satz (3.2.17) zu dem Satz (3.2.18), scheint er durchweg selber als Bestandteil enthalten zu sein. Das gilt insbesondere für den Ausdruck seiner zweiten notwendigen Aufrichtigkeits-Bedingung, nämlich für den Glaubenssatz

(2.6.1) Ich halte z_o für (nach meinen normativen Maßstäben moralisch) verpflichtet, a_o zu tun.

Wegen dieser gewiß nicht unbegründeten Trivialitäts-Vermutung werde ich auf weitere pragmatische Implikate von Verpflichtungssätzen der Form (1.6.5) nur noch beiläufig hinweisen; denn sie dürften für die logische Analyse solcher Sätze nichts Bemerkenswertes mehr beitragen.

Wir wollen uns deswegen unmittelbar der Frage zuwenden, was für *logisch-semantische* Implikate sich aus normalsprachlichen Verpflichtungssätzen ergeben. Um diese Frage zu beantworten, müssen wir, wie immer in solchen Fällen, ‚pragmatisch-semantische Kombinationstests' durchführen. Wir müssen also unsere Kriterien K-1 und K-2 auf normalsprachliche Satzkonjunktionen anwenden, in denen außer einem Verpflichtungssatz der Form (1.6.5) jeweils noch irgendein anderer Satz steckt. Gibt es eine heuristische Möglichkeit, dieses „irgendein" loszuwerden, d. h. die Klasse der mit Verpflichtungssätzen probeweise zu kombinierenden Sätze einzuschränken? Oder anders gefragt: Gibt es Verpflichtungssatz-Kombinationen, deren Überprüfung mit Hilfe der Kriterien K-1 und K-2 besonders erfolgversprechend erscheint? ‚Erfolg' bedeutet dabei natürlich die Schaffung einer Kombination, die so absurd ist, daß auch der sprachpsychologische Mechanismus der Sinnkonstanz daran nichts mehr ändern kann; denn nur solche Kombinationen lassen den Schluß auf pragmatische oder logisch-semantische Implikationen zu.

Einen ersten heuristischen Hinweis haben wir uns im 2. Kapitel schon selbst gegeben: Dort wurde bereits der alte Rechtsgrundsatz „ultra posse nemo obligatur" erwähnt – „Über sein Können hinaus ist niemand zu etwas verpflichtet.". Ebenso wie das gleichbedeutende Schlagwort englischsprachiger Moralphilosophen – „‚ought' implies ‚can'" – legt dieser Rechtsgrundsatz ohne Zweifel den dringenden Verdacht nahe, daß nicht nur die rechtliche, sondern auch die moralische Verpflichtung in einer wesentlichen und engen Beziehung zum Können des Verpflichtungssubjektes steht.[245] Von hier aus ist es wiederum nur ein kleiner Schritt zu der Überlegung, daß sich auch die Überprüfung von solchen Kombinationen als lohnend erweisen könnte, die neben einem Verpflichtungssatz einen Satz mit einem der übrigen Modalverben, insbesondere „dürfen“ und „müssen“, aber natürlich auch „sollen“ und „sollte“, enthalten. Dagegen dürften Vollverben (und als Vollverben dienende Hilfsverben) im allgemeinen nur dann von Belang sein, wenn sie zusammen mit anderen Wörtern Verbalphrasen bilden, die modifizierende Aufgaben haben; das wichtigste Beispiel ist hier sicher der schon einmal kurz in Betracht gezogene Ausdruck „es liegt im Interesse von dem und dem, das und das zu tun (oder: daß der und der das und das tut)“. Doch gibt es auch Vollverben, die für sich allein eine Modifizierungs-Funktion zu erfüllen haben, z. B. „versuchen“ oder „versprechen“, und auch an diese sollte man also bei Kombinationstests mit Verpflichtungssätzen möglicherweise denken.

Doch ist es, wie schon nach diesen wenigen Beispielen deutlich geworden sein dürfte, ohne vollständige Durchsicht eines Wörterbuches gar nicht möglich, die ‚Kandidatenliste‘ zu schließen. Man muß daher von vornherein damit rechnen, bei dem Versuch einer logischen Analyse von alltagssprachlichen Sätzen über das Beste-

---

245 Siehe o. 2.2 mit Anm. 161. – Moore 1922: 317-323 weist allerdings auf eine Doppeldeutigkeit des Ausdrucks „moral obligation“ hin: Es gebe nicht nur eine (unter „rules of duty“ stehende) moralische Verpflichtung zu äußeren Handlungen (ein moralisches „ought to *do*“), sondern auch eine (unter „ideal rules“ stehende) moralische Verpflichtung zu bestimmten Gefühlen und Gedanken (ein moralisches „ought to *be*“), und nur im ersten Fall könne ein Können vorausgesetzt sein. Noch weiter geht Robinson 1971: Abschnitt 2; seine Gründe sind sehr bedenkenswert, doch macht er sich die Untersuchung (auf kaum mehr als einer halben Druckseite) viel zu einfach. Zum Zusammenhang von moralischer Verpflichtung und Können vgl. weiterhin Hare 1963, dt. 1973: Kap. 4; Berlet 1968; Hoche 1981 b: 4.2, 4.4.

hen einer moralischen Verpflichtung zu keinem Zeitpunkt das denkbare Maximum an logischer Struktur entfaltet zu haben.

In diesem Sinne kann man versucht sein zu sagen, daß der sprachanalytische Philosoph – wie vermutlich in *vielen*, ja möglicherweise *allen* anderen Fällen – auch bei der Analyse von normalsprachlichen Verpflichtungssätzen dazu ‚verurteilt' sei, hinter dem ‚logischen Ideal' der vollen Strukturentfaltung wenn nicht prinzipiell, so doch zumindest de facto immer ‚zurückzubleiben'. Demgegenüber möchte ich aber meinen, daß es gar kein ‚logisches Ideal' – und vielleicht nicht einmal ein wirklich erstrebenswertes Ziel – ist, bei der philosophischen Analyse von Sätzen der gewöhnlichen Sprache das äußerste Maximum an logischem Struktur-Filigran herausziselieren zu wollen. Mit gutem Grund hat ja Wittgenstein ganz allgemein darauf hingewiesen, daß von „Exaktheit" oder „Genauigkeit" immer nur relativ auf bestimmte Zwecke die Rede sein kann und daß eine verabsolutierte Exaktheit keine „Funktion" mehr hat, sondern „leer läuft".[246] Speziell für die logische Analyse von Sätzen der natürlichen Sprache aber hat Quine eine *„maxim of shallow analysis"* („Maxime der Analyse des geringsten Tiefgangs") empfohlen: *„Enthülle nicht mehr Struktur, als nützlich erscheint* – nützlich für das Folgern oder was sonst gerade anliegt. Um es mit den unsterblichen Worten Adolf Meyers zu sagen: Wo es nicht juckt, soll man sich auch nicht kratzen."[247]

Wo ‚juckt' es nun den Moralphilosophen (oder was ist sein ‚Anliegen'), wenn er Verpflichtungsurteile analysiert? Letztlich, so meine ich, geht es ihm darum, die Struktur solcher Urteile in dem Maße aufzuklären, wie dies für eine Theorie des deontischen Argumentierens

---

[246] Wittgenstein 1953: §§ 69-71, 88; s. o. 2.1 mit Anm. 152; s. u. 3.9 mit Anm. 317.

[247] Siehe o. Anm. 195.

unbedingt erforderlich ist. Allerdings gibt uns diese Antwort selbst dann noch keinen unmittelbaren Hinweis auf den ‚Tiefgang' der Analyse, geschweige denn auf die angemessene Akzentuierung bei der Enthüllung der logischen Struktur, wenn wir uns auf streng deduktive Varianten des deontischen Argumentierens beschränken, wie sie in den letzten Jahrzehnten vor allem von Searle und Hare untersucht worden sind. Searle beispielsweise glaubt bei seinem Versuch, aus einem Satz über die ‚institutionelle Tatsache', daß jemand etwas versprochen hat, einen Verpflichtungssatz abzuleiten, auf die Strukturanalyse von Verpflichtungsurteilen ganz verzichten zu können; das scheint allerdings damit zusammenzuhängen, daß er moralische und ‚institutionelle Pflichten' nicht hinreichend unterscheidet.[248] Hare dagegen möchte den Nachweis führen, daß man, im Sinne der deduktiven Falsifizierungsstrategie Poppers, hypothetisch angenommene Verpflichtungs- (moralische „ought"-) Sätze dadurch bis auf Widerruf bestätigen kann, daß man aus ihnen Imperative ableitet und an seinen jeweils eigenen ‚Neigungen oder Interessen' nach besten Kräften scheitern zu lassen versucht, ohne daß dies gelingt; dementsprechend ist es für ihn unerläßlich, aber auch völlig genug, in der logischen Struktur – in der „Logik", wie er sagt – eines „ought"-Satzes neben seiner ‚Universalisierbarkeit' seine als Implikation von Imperativen gedeutete ‚Präskriptivität' herauszustellen.[249] Will man jedoch, wie ich es in diesem Buch vorhabe, erstens zeigen, daß sich Verpflichtungssätze aus Tatsachensätzen und begründbaren Sätzen einer ganz anderen Art, in denen weder von einem ‚Sein' noch von einem ‚Sollen'

---

[248] Vgl. Searle 1969, dt. 1971 a: Kap. 8; Hudson 1969: Beiträge XII-XVII; Hoerster 1969: 24-32; Hoche 1978 b. Vgl. o. 2.5 mit Anm. 188, u. 3.9 mit Anm. 319-321.

[249] Vgl. bes. Hare 1963, dt. 1973: 6.3, 10,6; Hoche 1981 a: 2.7-2.8; 1983: 1.1-1.3.

die Rede ist, geradewegs deduzieren lassen, und zweitens beweisen, daß bestimmte Versionen der ,Goldenen Regel' analytisch wahre Aussagen sind, dann muß man den Begriff der ,Präskriptivität' anders als Hare konzipieren und vor allem sein Augenmerk darauf richten, daß Verpflichtungsurteile universelle – wenn auch jeweils nur individuell zu vertretende – Wollensprinzipien enthalten.[250]

Um nun den folgenden Analyse-Versuchen, bei denen es ja nur um die ,Elemente' einer ,Anatomie' (und nicht etwa um eine vollständig durchgeführte ,Physiologie') der Verpflichtung geht, eine möglichst akzeptable und vernünftige Grenze zu ziehen – d. h. eine Grenze, die so wenig wie möglich von meinen persönlichen Vorlieben abhängt und die weder zu eng noch zu weit ist –, möchte ich von der folgenden Feststellung ausgehen, mit der Jürgen Sprute eine sehr detaillierte und wohlfundierte Darstellung des moralischen Urteils in der neueren ethischen Diskussion treffend zusammenfaßt: „Indessen dürfte durch die Diskussion der letzten Jahrzehnte nunmehr klarer geworden sein, welchen charakteristischen Merkmalen moralischer Urteile jeder Deutungsversuch dieser Urteile gerecht werden müßte, nämlich ihrer Verallgemeinerbarkeit, ihrer Begründbarkeit, ihrem deskriptiven Gehalt sowie ihrer nonkognitiven Komponente."[251]

Dem, was Sprute hier die „nonkognitive Komponente" – und Hans Albert entsprechend die „normative Funktion" – nennt, bin ich bei meinem Analyseversuch moralischer Verpflichtungssätze insofern bereits gerecht geworden, als ich zu zeigen versuchte, daß sie in dem Sinne handlungsleitend oder ,vorschreibend' (,präskriptiv') sind, daß sie entsprechende „ich will"-Sätze pragmatisch (und zwar doxastisch-buletisch) implizieren.

---

250 Siehe bes. u. 3.9-3.11, 4.4-4.6.

251 Sprute 1979: 63; vgl. 44, und Albert 1961: 487.

Bei dem, was Sprute als die „Verallgemeinerbarkeit" moralischer Urteile – und Hans Albert entsprechend als „das in ihnen enthaltene Element der Allgemeinheit" – bezeichnet, handelt es sich um das, was man nach dem Vorgange Hares heute gewöhnlich ihre ‚Universalisierbarkeit' nennt;[252] dieser Gedanke geht offensichtlich auf das für die Kantische Moralphilosophie entscheidende Element der objektiven Verallgemeinerungsfähigkeit unserer subjektiven Handlungsprinzipien (‚Maximen') zurück.[253] Mit dieser speziellen Frage der Universalisierbarkeit *deontischer* Moralaussagen werden wir uns alsbald ausführlich befassen müssen.

Bei dem „deskriptiven Gehalt" von Verpflichtungssätzen – bei ihrem „Realitätsbezug" (Albert) – handelt es sich um ihren Bezug auf moralisch relevante Tatsachen. Von diesen werden wir vor allem die beiden schon erwähnten gründlich zu untersuchen haben, nämlich das Können des potentiellen Verpflichtungssubjekts und das ‚wohlverstandene Interesse' irgendeiner Person an der mutmaßlich obligaten Handlung. Daß auch die zwischenmenschliche oder, allgemeiner ausgedrückt, interpersonale Beziehung zwischen dem potentiellen Verpflichtungssubjekt und dem Interessensubjekt eine entscheidende Rolle spielt, versteht sich beinah von selbst und wird sich im Fortgang der Untersuchungen immer deutlicher zeigen.

Viertens spricht Sprute von der „Begründbarkeit" moralischer Urteile, und entsprechend fordert Hans Albert,

---

[252] Siehe o. Anm. 249, u. 3.5-3.6, 4.2, 5.6, 5.12. – Wenn Singer 1961: III.1 sagt: „Moralische Urteile sind also Kausalsätzen und ‚weil'-Sätzen darin verwandt, daß sie das Merkmal impliziter Allgemeinheit besitzen", so deutet dies möglicherweise auf einen etwas anderen Begriff der Verallgemeinerungsfähigkeit hin; doch liegt eine vergleichende Untersuchung hier nicht in meiner Absicht. Vgl. o. Anm. 244.

[253] Vgl. bes. Kant 1785: A/B 17-20, 51-59, 70, 80 f. (Ak.-Ausg. IV, 402 f., 421-425, 431, 436), und dazu Hare 1963, dt. 1973: 3.2, Schlußabsätze.

„die Möglichkeit einer rationalen Argumentation im ethischen Bereich" nicht außer acht zu lassen. Daß man insbesondere moralische Verpflichtungssätze zu begründen – oder rational für sie zu argumentieren – vermag, wird sich als eine Forderung herausstellen, die nicht nur den „deskriptiven Gehalt" – also die Tatsachengrundlage – solcher Sätze, sondern auch ihre „nonkognitive Komponente" betrifft. Insbesondere wird es erforderlich sein, die Wollensprinzipien begründen zu können, von denen – nach Ausweis der folgenden Analyse – moralische Verpflichtungsurteile abhängen. Als ein solches Begründungsverfahren werde ich das untersuchen, was man im Anschluß an das 2. Buch Samuel, Kapitel 11-12, als die ‚Nathan-David-Methode' bezeichnen könnte.

3.2. Es erscheint mir aus mehreren Gründen sinnvoll, nach der Lösung des ‚Präskriptivitäts'-Problems im 2. Kapitel nicht etwa mit der Frage der ‚Universalisierbarkeit', sondern mit der Frage nach dem ‚deskriptiven Gehalt' natürlich-sprachlicher Verpflichtungsaussagen fortzufahren. Dabei liegt es nahe, von der oft gesehenen, relativ einfachen und im wesentlichen[254] auch unkontroversen Frage des Könnens auszugehen.

---

254 Strittig ist bei den meisten Autoren nur, ob das moralische Müssen ein Können pragmatisch (vgl. Grant 1958: 312; Hungerland 1960: 256), logisch-semantisch oder in noch anderer Weise impliziert. Letzteres meint Hare (1963, dt. 1973: 4.3), der eine Analogie zu der Austin-Strawsonschen Konzeption der Existenzpräsupposition behauptet. Demgegenüber werde ich im folgenden zu zeigen versuchen, daß es sich um eine logisch-semantische Implikation handelt. (Das gilt natürlich nur für moralische Verpflichtungen im Sinne des Mooreschen „ought to *do*" [s. o. Anm. 245]; auf die ganz andere Frage eines „ought to *be*" gehe ich im vorliegenden Buch an keiner Stelle ein.) Der Gegensatz zu Hare ist trotzdem nicht so groß, wie es auf den ersten Blick scheinen könnte; denn nach meinen Kriterien K-1 und K-2 ist die Existenzpräsupposition ein Fall von logisch-semantischer Implikation (was gegen Frege, Austin und Strawson und für Russell zu sprechen scheint: vgl. Hoche 1985 a: 128, 129 f. Anm. 8). ‚Um so schlimmer für diese Kriterien!', könnte man vielleicht meinen. Aber auch nach Hares

Wegen lehrreicher Parallelen und Unterschiede möchte ich aber nicht nur bezüglich des moralischen *Müssens*, sondern auch bezüglich des *Wollens* fragen, ob und wie es ein Können impliziere. Das erfordert natürlich wieder pragmatisch-semantische Kombinationstests, nämlich exemplarische Anwendungen unserer Kriterien K-1 und K-2.

Prüfen wir zunächst zur Frage von *Wollen* und Können die Kombination

(3.2.1) Ich will dich besuchen, aber ich kann es nicht.

Dies klingt akzeptabel, wenn man „will“ und „kann“ besonders betont; man erklärt dann, man sei zwar ‚willens‘, aber ‚nicht in der Lage‘ zu kommen. Wenn man jedoch „besuchen“ hervorhebt und, wie es üblich ist, unterstellt, daß mit „es“ im zweiten Teilsatz nichts anderes gemeint ist als die im ersten Teilsatz bezeichnete Handlung (hier: „dich besuchen“), dann wird der Satz sprachwidrig oder absurd – so absurd wie der folgende, der ihn interpretiert:

(3.2.2) Ich habe die Absicht (beabsichtige; gedenke), dich zu besuchen, aber ich kann dich nicht besuchen.

Ich kann mir also, wie ich es in K-1 formuliert habe, keine Situation vorstellen, in der ich den einen oder anderen dieser Sätze – eventuell nach einem weiteren Abbau von Sinnkonstanz-Phänomenen – als eigenständigen ernsthaft verwenden würde. Demgegenüber ist die zugehörige Modalisierung

---

eigener – freilich unzulänglicher – Definition von ‚entailment‘ (1952, dt. 1972 a: 2.4; dazu kritisch Hoche 1985 a: IV.3.a) ist das nicht anders (weswegen mir seine beiden eben genannten Abschnitte miteinander nicht ganz zu harmonieren scheinen). Das Problem der Existenzpräsupposition müßte abschließend freilich im Zusammenhang mit der unterschiedlichen Deutung der universellen Quantifikation in der Aristotelischen und der Fregeschen Logik untersucht werden.

(3.2.3) Es ist kontrafaktisch möglich, daß ich dich zu besuchen gedenke, daß ich es aber nicht kann.

in jeder Interpretation wahr; denn mit diesem Satz beschreibe ich völlig korrekt eine mögliche Situation (‚kontrafaktisch mögliche Welt'), in der ich ernstlich die Absicht habe, einen Besuch zu machen, und nur selbst noch nicht weiß, daß dies objektiv gar nicht möglich ist. Nach K-1 impliziert daher der Satz

(3.2.4) Ich habe die Absicht, dich zu besuchen.

den Satz

(3.2.5) Ich kann dich besuchen.

pragmatisch. Das entsprechende Resultat ergibt sich (wie ich hier im einzelnen wohl nicht ausführen muß), wenn wir die Beispielsbasis verbreitern und insbesondere Fälle betrachten, in denen man will (erwartet), daß ein *anderer* etwas tut, wie in der Kombination

(3.2.6) Ich will (erwarte von dir), daß du kommst, aber du kannst es nicht.

So werden wir formelhaft festhalten dürfen: Wollen schließt Können pragmatisch ein.
Prüfen wir nun zur Frage von (moralischem) *Müssen* und Können die Kombination

(3.2.7) Charlotte ist moralisch verpflichtet, an der Aufführung teilzunehmen, aber sie kann es nicht.

Wir wollen hier der Einfachheit halber gleich voraussetzen, daß die üblichen, sozusagen routinemäßigen ‚Einschlupflöcher' für das Wirken der Sinnkonstanz schon ‚verstopft' sind, d. h. daß je ich, der Sprecher, mich auf meine jeweils eigenen normativen Maßstäbe beziehe und daß ich mit „sie" und „es" im letzten Teil-

satz Charlotte und ihre Teilnahme an der in Rede stehenden Aufführung meine. Was haben wir von einer Äußerung der so verstandenen Kombination (3.2.7) zu halten?
Soweit ich sehe, gäbe es für die Meinung, eine solche Äußerung könne sinnvoll sein, noch eine einzige diskutable Verteidigungsstrategie. Ein Kenner der Ethik könnte – gemäß der vorhin schon besprochenen Unterscheidung von W. D. Ross[255] – darauf hinweisen wollen, möglicherweise sei ja im ersten Teilsatz nicht von einer ‚tatsächlichen', sondern von einer bloß ‚prima facie' bestehenden Verpflichtung die Rede, die im Konflikt mit anderen ‚prima-facie'-Verpflichtungen unterlegen sei; dann sei Charlotte (etwa aufgrund eines festen Versprechens) prima facie zwar zur Teilnahme an der Aufführung verpflichtet, aber sie könne – in einem moralischen Sinne des Wortes „können" – trotzdem nicht teilnehmen, da eine schwererwiegende moralische Verpflichtung (z. B. die, sich um ihre verunglückte Mutter zu kümmern) dem entgegenstehe. Ein solches Argument würde jedoch den Intentionen von Ross nicht entsprechen; denn da dieser – wie ich schon deutlich zu machen versuchte – das dem Wort „Verpflichtung" beigefügte Attribut „prima facie" als ein nicht ‚determinierendes', sondern ‚modifizierendes' ansieht, sind prima-facie-Verpflichtungen für ihn gar keine Verpflichtungen von besonderer – etwa schwächerer – Art, sondern sozusagen nur Verpflichtungs-‚Kandidaten'. Daher würde es nicht ein bloßer Verstoß gegen Regeln der Sprachpragmatik – etwa gegen eine Gricesche ‚Gesprächs-Maxime'[256] –, sondern ein echter semantischer Fehler sein, wenn man im ersten Teilsatz von (3.2.7) den modifizierenden Zusatz „prima facie" stillschweigend wegließe: Man würde sich dann einer ähnlich gravierenden – wenn auch ähn-

255 Siehe o. 1.5 mit Anm. 58, 2.2 mit Anm. 164 f.
256 Siehe o. 1.9 mit Anm. 109.

lich unauffälligen – Bedeutungsverschiebung schuldig machen wie etwa dann, wenn man einen potentiellen oder mutmaßlichen Mörder schlechthin als Mörder betrachten wollte. Genaugenommen ist dieser Vergleich – wie ich ebenfalls schon sagte – sogar noch zu schwach; denn während ein mutmaßlicher Mörder durchaus auch ein wirklicher Mörder sein kann, ist ein erfolglos gebliebener Verpflichtungs-,Kandidat' niemals zugleich auch eine – sozusagen durch ,Wahl' in diesen Rang erhobene – wirkliche Verpflichtung.

Nur eine – eher außerphilosophische – Variante des soeben beschriebenen Falls schiene es mir zu sein, wenn man Satz (3.2.7) deswegen akzeptabel fände, weil man ihn von dem folgenden Satz nicht klar unterschiede:

(3.2.8) Charlotte wäre (eigentlich) moralisch verpflichtet, an der Aufführung teilzunehmen, aber sie kann es nicht.

Eine Vermengung der Sätze (3.2.7) und (3.2.8) könnte vor allem dadurch gefördert werden, daß man ja manchmal aus bloßer Höflichkeit den ,harten Indikativ der Pflicht' vermeidet und beispielsweise den konzilianter klingenden Satz

(3.2.9) Charlotte wäre (eigentlich) moralisch verpflichtet, an der Aufführung teilzunehmen.

durchaus im Sinne dessen meint, was man ohne alle etikette-bedingten und sprach-verrenkenden Umschweife kompromißlos und einfach so ausdrücken würde:

(3.2.10) Charlotte ist moralisch verpflichtet, an der Aufführung teilzunehmen.

Wenn man den Satz (3.2.9) aber nicht als bloße Höflichkeitsform von Satz (3.2.10), sondern nach strengen grammatischen Regeln verwendet, so ist er nach meinem Sprachgefühl nur als Kurzform des folgenden Satzes zu verstehen, dessen „wenn“-Teil aus sprachpragmatischen Gründen – z. B. weil sein Inhalt den Gesprächspartnern offensichtlich bekannt ist oder weil gerade davon die Rede war – sozusagen als geschenkt gelten darf:

(3.2.11) Charlotte wäre moralisch verpflichtet, an der Aufführung teilzunehmen, wenn sie nicht gute Gründe hätte, es nicht zu tun.

Dieser Satz besagt indessen[257] nichts anderes als Satz

(3.2.12) Charlotte ist nur deshalb nicht moralisch verpflichtet, an der Aufführung teilzunehmen, weil sie gute Gründe hat, es nicht zu tun.,

und dieser Satz – also auch Satz (3.2.9) – schließt den Satz

(3.2.13) Charlotte ist nicht moralisch verpflichtet, an der Aufführung teilzunehmen.

ganz offensichtlich logisch-semantisch ein. Daraus folgt, daß man den Gedanken, den man mit dem ersten Teilsatz von (3.2.7) bejaht, mit dem ersten Teilsatz von (3.2.8) verneint, daß die Sätze (3.2.7) und (3.2.8) also ganz entschieden auseinanderzuhalten sind.

Nach diesen Überlegungen möchte ich es als erwiesen betrachten, daß die Kombination (3.2.7) nur dann als akzeptabel erscheint, wenn man sie in psychologisch zwar naheliegender, logisch aber unhaltbarer Weise mißdeutet – daß sie also in dem Sinn als nicht sprachkonform zu verwerfen ist, daß ich mir keine Situation vorstellen kann, in der ich sie als eigenständige (isolierte) ernsthaft verwenden würde.

Es ist nun weiter zu fragen, ob man die *Modalisierung* des Satzes (3.2.7) durchgehen lassen kann, also den Satz

---

[257] Vgl. Hoche 1977 a: bes. Abschnitte XIV f.; 1990: 9.3-9.4.

(3.2.14) Es ist kontrafaktisch möglich, daß Charlotte moralisch verpflichtet ist, an der Aufführung teilzunehmen, daß sie es aber nicht kann.

Auch das möchte ich bestreiten; denn mit diesem Satz würde man eine mögliche Situation (kontrafaktisch mögliche Welt) beschreiben, innerhalb deren jemand tatsächlich dazu verpflichtet ist, etwas zu tun, was er tatsächlich nicht kann; und das erscheint mir nach den vorangegangenen Überlegungen gänzlich abwegig.[258]

Dagegen – und diese beiden Fälle sind daher sorgfältig auseinanderzuhalten – kann ich mir ohne weiteres eine kontrafaktisch mögliche Welt vorstellen, innerhalb deren jemand tatsächlich dazu verpflichtet ist, etwas zu tun, was er *meiner* (unzutreffenden) *Auffassung nach* nicht tun kann. Das bedeutet, daß die folgende Modalisierung

(3.2.15) Es ist kontrafaktisch möglich, daß Charlotte moralisch verpflichtet ist, an der Aufführung teilzunehmen, daß ich aber nicht glaube, daß sie es kann.

völlig in Ordnung ist, während die zugehörige schlichte Kombination

(3.2.16) Charlotte ist moralisch verpflichtet, an der Aufführung teilzunehmen, aber ich glaube nicht, daß sie es kann.

an meinem Sprachgefühl scheitert.

Aus diesen Befunden ergibt sich, daß ein Satz der Form

(1.6.5) z_o ist (nach meinen normativen Maßstäben) moralisch verpflichtet, a_o zu tun.

---

[258] Ich hätte hier natürlich auch von dem oben in Abschnitt 2.6 bei den Sätzen (2.6.2) und (2.6.3) erwähnten und angewendeten Kunstgriff Gebrauch machen können, gleich mit der Untersuchung der kontrafaktischen Vermöglichung zu beginnen und aus der Falschheit in allen möglichen Welten auf das Fehlen einer vorstellbaren Verwendungssituation zu schließen.

zwar einen Satz der Form

(3.2.17) Ich glaube, daß z_0 a_0 tun kann.

pragmatisch, einen Satz der Form

(3.2.18) z_0 kann a_0 tun.

hingegen logisch einschließt. Daß diese logische Implikation semantischer Natur ist, lehrt eine Anwendung des Kriteriums K-2: Wenn ich mich davon überzeugt habe, daß jemand nach meinen normativen Maßstäben tatsächlich dazu verpflichtet ist, etwas Bestimmtes zu tun, dann muß ich mich unter anderem auch davon überzeugt haben, daß er es wirklich kann; denn solange ich diese Frage nicht geklärt und positiv beantwortet habe, darf ich korrekterweise nicht behaupten, er sei zu der betreffenden Handlung tatsächlich verpflichtet. Während also, wie wir zuvor gesehen haben, ein Wollen ein Können *pragmatisch* impliziert, impliziert ein Müssen – nämlich das Bestehen einer moralischen Verpflichtung – ein Können *logisch-semantisch*.[259]

---

[259] Siehe o. Anm. 245, Anm. 254. – Das hier relevante Tun-Können wird in der Regel ein dispositionales Moment enthalten, sich aber nicht immer darin erschöpfen. Zunächst: Ein Können im Sinne subjektiv-relativer Möglichkeit (hierzu und zum folgenden s. o. 1.9 mit Anm. 106 f.; Hoche 1990: Kap. 9) scheidet offenbar grundsätzlich aus, und ein naturgesetzliches Können (sagen wir: ‚fliegen können') dürfte bei Verpflichtungssätzen ebenso selten eine Rolle spielen wie ein logisches (eidetisches – sagen wir: ‚ein Perpetuum mobile konstruieren können'). Sodann: Das hier meist mit ins Spiel kommende dispositionale Tun-Können kann prinzipiell von unterschiedlicher Form sein. Doch kann, aristotelisch gesprochen, im Zusammenhang mit Verpflichtungs-Fragen überall dort, wo diese Unterscheidung überhaupt einen Sinn ergibt, wohl nicht die Dynamis als bloße Naturanlage, sondern nur die durch Lernen entwickelte Dynamis (‚erste Entelechie') eine Rolle spielen. Und schließlich: Über das Können als sozusagen ‚zweite Dynamis' hinaus kommen im Zusammenhang mit der Verpflichtungs-Problematik auch ‚moralische' und ‚Umgebungs'-Möglichkeiten in Betracht, und zwar nicht selten mit Vorrang. So könnte etwa Charlotte in den Beispielfällen (3.2.7) und (3.2.8) aus folgenden Gründen unfähig sein, an der (Theater-) Aufführung teilzunehmen: Sie hat höherrangige

Um diesem Resultat nun auch in unserer formalsprachlichen Paraphrase für einen normalsprachlichen Verpflichtungssatz der Form (1.6.5) Genüge zu tun, brauchen wir nur das formalsprachliche Analysans des „kann“-Satzes (3.2.18) – dafür diene uns zunächst dieser Satz selber – in geeigneter Weise in unsere Paraphrase-‚Keimzelle‘

(2.9.17) (We) . $S_o z_o \rightarrow z_o$ tut a_o . & $S_o z_o$

einzuführen. Da die Situation S_o, wie ich bei der Kommentierung dieses Satzes in Abschnitt 2.9 gesagt habe, alle verpflichtungs-relevanten persönlichen Eigenschaften und Lebensumstände des Verpflichtungssubjekts z_o umfassen soll, umfaßt sie auch seine Fähigkeit, a_o zu tun. Wenn wir diese nun mit Hilfe von Satz (3.2.18) eigens zur Sprache bringen, müssen wir sozusagen die ‚Restsituation‘ des z_o in anderer Weise bezeichnen, sagen wir: durch „S_1“. So kommen wir zu Satz

(3.2.19) (We) . $S_1 z_o$ & z_o kann a_o tun $\rightarrow z_o$ tut a_o . & $S_1 z_o$ & z_o kann a_o tun;

in Worten etwa: „Ich will, daß z_o a_o tut, wenn sich z_o in der Situation S_1 befindet und a_o tun kann; und z_o befindet sich in der Situation S_1 und kann a_o tun.“
Da der „kann“-Satz (3.2.18) in Satz (3.2.19) an einer der beiden Stellen, an denen er vorkommt, ein selbständiges Konjunktionsglied ist, folgt er aus (3.2.19) nach dem aussagenlogischen Gesetz „$p \& q \rightarrow q$“ (‚Abschwächung der Konjunktion‘) logisch. Syntaktisch gesprochen: Er läßt sich nach der aussagenlogischen Umformungsregel, die diesem Gesetz entspricht, aus Satz (3.2.19) logisch ableiten. Das ist aber eine der beiden bisher herausgear-

---

Pflichten (z. B. ihre verunglückte Mutter im Krankenhaus aufzusuchen); sie hat sich ein Bein gebrochen; ihr Flugzeug kann wegen Nebels nicht landen; die Polizei hat sie vorläufig festgenommen; der Intendant hat ihr wegen groben Fehlverhaltens das Haus verboten; usw.

beiteten Bedingungen, denen die gesuchte Verpflichtungssatz-Paraphrase und ihre jeweils erreichte Vorstufe zu genügen hat. Die andere Bedingung ist die pragmatische Implikation bzw. Ableitbarkeit des „ich will"-Satzes (1.6.6'), und diese ist offenbar bei Satz (3.2.19) in gleicher Weise erfüllt wie bei seiner Vorstufe (2.9.17); denn auf der für die Anwendung unseres wollenslogischen Modus ponendo ponens – der in Abschnitt 2.9 ausführlich erörterten Abtrennungsregel ($R_{wl}1$) – relevanten Stufe haben (2.9.17) und (3.2.19) die gleiche logische Form,[260] nämlich die Form des Satzes (2.9.16).

3.3. Wenden wir uns nun der wesentlich komplizierteren und sicher auch nicht unkontroversen Frage des ‚wohlverstandenen' oder ‚wahren Interesses' zu. Bezüglich dieses äußerst undurchsichtigen Begriffes, der meines Wissens übrigens auf Helvétius zurückgeht,[261] möchte ich zunächst einmal einfach zwei Vermutungen aufstellen: erstens, daß moralische Verpflichtungen etwas mit wohlverstandenem oder wahrem Interesse zu tun haben, und zwar nicht weniger eng als mit Können, so daß zu erwarten ist, daß auch hier eine logisch-semantische Implikation besteht; zweitens, daß wohlverstandene Interessen in irgendeiner Weise mit dem zusammenhängen, was das Interessensubjekt selber will oder wollte oder vielleicht einmal wollen wird, ohne indessen einfach damit zusammenzufallen.[262]

Zur Überprüfung beider Vermutungen müssen wir wiederum die Kriterien K-1 und K-2 bemühen; die mit de-

---

260 Zur Formen-‚Hierarchie' s. o. 1.2 mit den Sätzen (1.2.4) und (1.2.5).

261 Helvétius 1758: I, 87 ff.; II, 17: „intérêt bien entendu"; vgl. allerdings Gerhardt 1976: Sp. 486 f. Zur vorphilosophischen Bedeutungsgeschichte von „Interesse" scheint mir Fuchs 1976 äußerst lehrreich.

262 Von beiderlei Annahmen pflegt man heute beispielsweise in der medizinischen Ethik weitestgehend Gebrauch zu machen; vgl. etwa die zusammenfassende Darstellung bei Pfeil 1990: Kap. 5, bes. 5.1.2.

ren Hilfe angestellten pragmatisch-semantischen Kombinationstests sind ja auch sozusagen tatsächlich der ‚König Drosselbart' der normalsprachlichen Begriffsanalyse: Wohin das Auge auch blickt – überall sieht man Domänen solcher Kombinationstests.

Es liegt nahe, mit der *zweiten* Vermutung, also mit dem Versuch einer Explikation des Interessen-Begriffs, zu beginnen. Dazu gibt es, soweit ich sehe, nur verhältnismäßig wenige Vorarbeiten in der Literatur;[263] und mit Abstand am brauchbarsten – wenn auch immer noch nicht ausreichend – scheint mir das zu sein, was Hare zu diesem Thema gesagt hat.[264]

In den Abschnitten 7.4 und 9.1 von „Freedom and Reason" (1963: 122, 157) skizziert er zwei grobe Explikationen des Interessen-Begriffs, die sich nicht decken und die er beide im nachhinein als unbefriedigend[265] einstuft. In Meggles Übersetzung lauten die beiden Explikations-Vorschläge:

„Grob gesprochen, heißt ein Interesse haben soviel wie: Es gibt etwas, was man will oder in der Zukunft wahrscheinlich wollen wird; oder etwas, was ein notwendiges oder hinreichendes Mittel ist (oder wahrscheinlich sein wird), um auch zu bekommen, was man will (oder wahrscheinlich wollen wird)."[266]

„Ein Interesse haben heißt, daß es etwas gibt, was man will (bzw. wollen könnte) oder was ein notwendiges oder hinreichendes Mittel ist (bzw. sein könnte), um zu bekommen, was man will (bzw. wollen könnte)."[267]

---

263 Vgl. bes. Nelson 1913; Perry 1926; Patzig 1978. Für die Begriffsklärung weniger hilfreich scheint mir die (oft an Nelson anknüpfende) Interessen-Diskussion in der gegenwärtigen ‚Tierrechts'-Literatur zu sein: vgl. etwa Feinberg 1974; Frey 1980.

264 Vgl. außer den in den folgenden Anmerkungen genannten Stellen auch Hare 1975: 206, 214, 218 f.

265 Hare 1972 b: 97 f.; 1973: 177 Anm. 25.

266 Hare 1973: 142.

267 Ebd.: 177. (Im Original 1963: 157 heißt es in den Parenthesen: „or may want" bzw. „or may be".)

Ich möchte mit einer Kritik dieser zweiten Version beginnen. Zunächst scheint mir die Formulierung „ein Interesse haben" („to have an interest") eine unerwünschte Konnotation von ‚Aktivität' mit sich zu führen; deshalb werde ich die Formulierung „etwas liegt in jemandes Interesse" vorziehen. Das dürfte die Substanz des von Hare vermutlich Gemeinten ebensowenig antasten wie eine weitere Präzisierung, die zu der folgenden Umformulierung führt: „Etwas liegt genau dann in jemandes Interesse, wenn er es will oder wollen kann oder wenn es ein notwendiges oder hinreichendes Mittel zur Erlangung von etwas ist oder sein kann, was er will oder wollen kann."[268] Diese Formulierung enthält, wie Hares eigene Formulierung, eine Reihe von Verzweigungen. Wenn wir einen der dadurch entstehenden verschiedenen Stränge herauspräparieren, kommen wir wegen des aussagenlogischen Gesetzes

(3.3.1) $(q \leftrightarrow p \vee r) \rightarrow (p \rightarrow q)$

zu der folgenden Teil-Formulierung: „Wenn etwas ein notwendiges oder hinreichendes Mittel zur Erlangung von etwas sein kann, was eine bestimmte Person wollen kann, dann liegt es im Interesse dieser Person." Nun kann aber zur Erlangung dessen, was jemand wollen kann, unter bestimmten Umständen eine bestimmte Handlung a_n und unter bestimmten anderen Umständen die entsprechende Unterlassung non-a_n notwendig oder hinreichend sein. Also können gemäß der Hareschen Explikation – wenn ich sie recht verstanden und präzisiert habe – wenn nicht in allen, so doch zumindest in einer ganzen Reihe von Fällen einander genau ‚entgegen-

---

268 Ich glaube nicht, daß man auf diese oder eine ähnliche Präzisierung der Worte Hares ganz verzichten kann. Das zeigt aufs neue, wie mißlich es in der Philosophie ist, finite Verbformen zu umgehen (s. o. Anm. 183) und in diesem Falle mit Hare (1963: 122, 157) zu sagen: „to have an interest is for there to be something which one wants …".

gesetzte' Handlungen in jemandes Interesse liegen; und das scheint mir mit unserem Vorverständnis von wohlverstandenem Interesse nicht vereinbar zu sein.
Doch auch mit Hares erster Version fahren wir keineswegs besser. Ich möchte diese Version, entsprechend dem im anderen Fall schon Gesagten, wie folgt präzisieren: „Etwas liegt genau dann in jemandes Interesse, wenn er es will oder in Zukunft wahrscheinlich wollen wird oder wenn es ein notwendiges oder hinreichendes Mittel zur Erlangung von etwas ist oder wahrscheinlich sein wird, was er will oder wahrscheinlich wollen wird." Wenn wir auch hier wieder einer der Verzweigungen nachgehen, dann kommen wir, ebenfalls aufgrund des aussagenlogischen Gesetzes (3.3.1), zu der folgenden Teil-Formulierung: „Wenn jemand etwas will, dann liegt es in seinem Interesse." Auch das entspricht offensichtlich keinem akzeptablen Interessen-Begriff; denn Kombinationen wie

(3.3.2) Ida will Urlaub in Thailand machen, aber das liegt nicht in ihrem (wohlverstandenen) Interesse.

(3.3.3) Es liegt in Charlottes Interesse, ihren Vertrag zu verlängern, aber sie will es nicht tun.

– oder wie die gegen Ende von Abschnitt 5.4 zu untersuchenden Sätze (5.4.8) und (5.4.9) – sind in keiner Weise ‚sprachwidrig' im Sinne von K-1, so daß es zwischen Interessen- und Wollens-Sätzen in keiner Richtung irgendwelche Implikationen gibt.
Von beiden Versionen hat sich Hare (wie gesagt) später selbst distanziert. Doch deutet er mit Hilfe des folgenden – rudimentären – Kombinationstests noch eine dritte an: Daß ein Zusammenhang zwischen dem ‚Interessen'- und dem ‚Wollens'-Begriff bestehe, sei „evident from the fact that it would be scarcely intelligible to claim that a certain thing was in a man's interest,

although he neither wanted it, nor had ever wanted it, nor would ever want it, nor anything that it was a necessary or sufficient means to, nor might any of these things be the case".[269]

Die Behauptung, die Hare hier als „kaum verständlich" bezeichnet – und damit scheint er mir so etwas wie ‚Sprachwidrigkeit' im Sinn von K-1 zu meinen – dürfte sich etwa so verdeutlichen lassen: „Eine Sache b liegt im Interesse einer Person y, obwohl y b nicht will und niemals gewollt hat und niemals wollen wird und (obwohl y) auch nichts will, je gewollt hat oder je wollen wird, wozu b als notwendiges oder hinreichendes Mittel beiträgt, und (obwohl) es (auch) nicht möglich ist, daß y b oder etwas, wozu b als notwendiges oder hinreichendes Mittel beiträgt, will oder jemals wollte oder jemals wollen wird." Dieser Satz hat die allgemeinere Form

(3.3.4) p, obwohl weder q noch r,

und diese ist mit den folgenden Formen semantisch äquivalent:[270]

(3.3.5) Weder q noch r, aber p;
(3.3.6) Nicht (q oder r), aber p;
(3.3.7) Nicht q und nicht r, aber p.

Versuchen wir nun Hares „kaum verständlichen" Satz auf die leichter zu handhabende Form (3.3.6) zu bringen, so lautet er etwa so: „Es ist nicht der Fall, daß y b will oder daß y jemals b gewollt hat oder daß y jemals b wollen wird oder daß y etwas will, je gewollt hat oder je wollen wird, wozu b als notwendiges oder hinreichendes Mittel beiträgt, oder daß es möglich ist, daß y b oder et-

---

269 Hare 1972 b: 97 f.

270 Vgl. Hoche 1981 b: 1.1; s. o. 1.6 mit Anm. 68; Anm. 100. – Wenn man es nötig findet, kann man sich von diesen normalsprachlichen Äquivalenzen mit Hilfe von K-1 und K-2 überzeugen (s. o. Anm. 117 und 2.7 mit Anm. 197).

was, wozu b als notwendiges oder hinreichendes Mittel beiträgt, will oder jemals wollte oder jemals wollen wird; aber b liegt in y's Interesse."

Welche genaue Folgerung Hare aus der ‚Unverständlichkeit' oder ‚Sprachwidrigkeit' dieses Satzes gezogen wissen will, sagt er nicht explizit; doch dürfte er etwas im Sinn haben, was in unserer Terminologie etwa so lauten müßte: Der – negative – Satz vor dem „aber" impliziert logisch-semantisch die Negation des Satzes nach dem „aber", also den Satz „b liegt nicht in y's Interesse"; oder, wegen des aussagenlogischen Gesetzes

(3.3.8) $(\neg q \rightarrow \neg p) \leftrightarrow (p \rightarrow q)$

– also der sogenannten ‚Kontraposition der Implikation' –: Der Satz „b liegt in y's Interesse" impliziert logisch-semantisch den seines Negators beraubten Satz vor dem „aber", also den Satz: „y will b, oder y wollte b, oder ...".

Wenn es das ist, was Hare sagen will, so hat er damit eine *notwendige* Bedingung dafür genannt, daß etwas in jemandes Interesse liegt, und diese notwendige Bedingung ist eine Disjunktion von schlichten und mannigfach modifizierten Wollenssätzen. Damit wäre zwar in der Tat ein gewisser Zusammenhang zwischen „Interesse" und „wollen" zutage gebracht, aber keine *Explikation* des Interessen-Begriffs geleistet; denn eine solche müßte *notwendige und hinreichende* Bedingungen dafür angeben, daß etwas in jemandes Interesse liegt.

Würden wir aus diesem Grund aber unterstellen – wozu uns die beiden Formulierungen Hares in „Freedom and Reason" freilich eine gewisse Handhabe böten –, daß Hare bezüglich der beiden negativen bzw. der beiden positiven Sätze, die ich im vorletzten Absatz genannt habe, an *wechselseitige* logisch-semantische Implikation denkt, so würde aus dieser *Äquivalenz* nach dem aussagenlogischen Gesetz (3.3.1) ein Satz logisch folgen, den

wir in unerheblich anderer Formulierung bereits zurückweisen mußten, nämlich der Satz „Wenn y b will, dann liegt b in y's Interesse.".
Ich möchte diese Äquivalenz-Annahme also nicht unterstellen, und dies umso weniger, als Hare unmittelbar vor seinem ‚rudimentären Kombinationstest' von den beiden Formulierungen in „Freedom and Reason" sagt: „I do not think that either formulation is entirely satisfactory, and probably something more complicated is required. But these complications need not concern us here."[271]
Eine *Explikation* des Interessen-Begriffs ist Hare also nicht gelungen; und auch ich habe nicht die Hoffnung, diese äußerst schwierige Aufgabe hier bewältigen zu können. Doch hat Hare mit seiner Angabe einer *notwendigen* Bedingung für das Vorliegen eines wohlverstandenen Interesses immerhin etwas geleistet, was nicht ganz unerheblich sein dürfte (ich unterstelle dabei, daß die Angaben Hares durch lege artis durchgeführte Kombinationstests zumindest annäherungsweise zu bestätigen wären): Er hat gezeigt, daß das, was in jemandes Interesse liegt, nicht unabhängig von dem ist, was der Betreffende *selber* tatsächlich oder möglicherweise will oder wollte oder wollen wird. Diese Einsicht dürfte jeder individuellen oder gesellschaftlichen Bevormundung anderer, insbesondere einem staatlichen Paternalismus, wie er in den Ländern des ehemaligen Ostblocks inzwischen zusammengebrochen ist, eine wesentliche Grundlage nehmen.

Ich möchte diesen Abschnitt mit zwei ganz informellen Bemerkungen und Vermutungen abschließen:
(1) Wenn es, wie wir anhand der Sätze (3.3.2) und (3.3.3) gesehen haben, zwischen Interessen- und Wollens-Sätzen in keiner Richtung irgendwelche Implikationen gibt,

---

[271] Hare 1972 b: 97.

dann könnten grundsätzlich auch solche Lebewesen, bei denen nicht gegenwärtig, aber möglicherweise später (wieder) einmal von einem manifestierbaren oder nachprüfbaren Wollen die Rede sein kann, Interessensubjekte sein.[272] Und so sprechen wir ja auch in der Tat: Wir sprechen von dem, was im Interesse eines Embryos oder Fötus, oder was im Interesse künftiger Generationen, oder was im Interesse eines bewußtlosen Unfallopfers oder Patienten liegt. Dies dürfte aber mit dem zu tun haben, was diese Interessensubjekte möglicherweise in Zukunft (wieder) einmal wollen werden, so daß man vielleicht sagen darf: Genau diejenigen Lebewesen sind Interessensubjekte, die Wollenssubjekte sind oder möglicherweise in Zukunft (wieder) einmal sein werden.[273]

---

[272] Könnten auch Lebewesen, bei denen ein manifestierbares Wollen einmal vorlag, aber gegenwärtig nicht vorliegt und auch mit Sicherheit nie wieder vorliegen wird, Interessensubjekte sein? Würden wir etwa sagen, die Bewahrung ober Fortführung seines Lebenswerkes liege im *Interesse* eines Verstorbenen, oder der Stalinismus und die in ihm angelegte Selbstzerstörung der Sowjetunion habe die *Interessen* Lenins verletzt? Ich neige dazu, diese Fragen zu verneinen. Freilich kann das und das im *Sinne* eines Verstorbenen liegen; aber das hat wohl eher mit dem zu tun, was diejenigen *wollen*, die sich mit dem Verstorbenen liebe- oder pietätvoll ‚identifizieren'. Im übrigen können Verstorbene durchaus Rechts- (nämlich Berechtigungs-) Subjekte sein; s. u. 5.5, „Zu (5)".

[273] Besonders wichtig scheint mir der *ausschließlich* – ohne das in Klammern gesetzte „wieder" – auf die Zukunft bezogene Teil der im Relativsatz genannten Disjunktion zu sein, und gerade diesen vernachlässigt man in der angewandten Ethik und in der Politik beinahe täglich aufs neue. In der angewandten Ethik: Man bedenkt bei der Diskussion des Schwangerschaftsabbruchs zu wenig, daß Embryonen und Föten nur dann Interessensubjekte sind, wenn man sie zu Wollenssubjekten heranwachsen läßt (vgl. Hoche 1978 a: Abschnitt VIII; dagegen Hare 1975: 219); und in der Politik: Hier bedenkt man zu wenig, daß die Angehörigen künftiger Generationen in gleichem Maße Interessensubjekte sind wie wir selbst, und gibt sich daher – vor allem bekanntlich bei Fragen, die die Energieversorgung und die Sicherung der Arbeitsplätze betreffen – mit oft sehr kurzsichtigen Mehrheitsentscheidungen zufrieden, die dadurch systematisch verzerrt sind, daß eine ‚GEU' – eine ‚Gewerkschaft der Enkel und Ungeborenen' – an ihnen nicht mitwirken kann.

(2) Bei der Bestimmung dessen, was im wohlverstandenen Interesse einer Person liegt, wird man das, was diese Person will oder möglicherweise einmal wollen wird – sagen wir: seine Lebensziele – in eine ‚Hierarchie' bringen müssen. Im Interesse eines Menschen würde dann vermutlich genau das liegen, was objektiv als notwendige oder hinreichende (oder eher noch: INUS-)[274] Bedingung zu dem beiträgt, was er subjektiv mindestens ebenso sehr wie alles andere will oder möglicherweise einmal wollen wird. Doch diese Vermutung zu überprüfen, würde hier viel zu weit führen.

3.4. Kommen wir nun auf die *erste* der beiden zu Beginn des Abschnitts 3.3 geäußerten Vermutungen zurück, nämlich auf die Vermutung, daß Sätze über das Bestehen einer moralischen Verpflichtung nicht nur Könnens-Sätze, sondern auch Interessen-Sätze logisch-semantisch implizieren. Damit meine ich Sätze, mit denen man sagt, daß die ‚obligatorische' Handlung in jemandes wohlverstandenem Interesse liegt.
Überlegen wir also – und zwar jeder für sich aufgrund seiner eigenen Phantasie- und Idiolekt-Kompetenz –, ob wir uns eine Situation vorstellen können, in der wir eine Kombination der folgenden Form als eigenständige (nicht in einen umfassenden Satz eingebettete) ernsthaft verwenden würden:

(3.4.1) Der und der ist (nach meinen normativen Maßstäben moralisch) verpflichtet, das und das zu tun, aber es liegt in niemandes (wohlverstandenem) Interesse, daß er es tut.

Man könnte hier etwa an Diskussionen aus der zeitgenössischen ökologischen Ethik denken und z. B. die Überzeugung vertreten, Astronauten der Zukunft seien

---

[274] Vgl. Mackie 1965.

moralisch verpflichtet, die Vegetation eines nur von Pflanzen, aber nicht von Tieren oder menschenähnlichen Wesen bewohnten fernen Planeten nicht mutwillig zu zerstören, obwohl diese zu ‚respektierenden' Pflanzen keine Interessensubjekte[275] seien. Zwar ist dies insoweit auch *meine* Überzeugung; doch kommen hier, wenn ich recht sehe, ganz andere Interessensubjekte ins Spiel: an erster Stelle die Astronauten selbst, die sich ‚psychohygienisch' durch Akte des Vandalismus schaden (nämlich sich ‚depravieren') würden, aber vielleicht auch künftige Urlauber von der Erde, die sich an der Schönheit jener fremden Vegetation erfreuen könnten, oder irgendwelche ‚extraterrestrischen Hominiden', die auf dem fernen Planeten möglicherweise einmal vor ökologischen Katastrophen in ihrer eigenen Heimat Schutz suchen werden; und am Ende vielleicht sogar Gott (auf dessen mögliche ‚Interessen' ich sogleich zurückkommen werde). Wenn ich jedoch in irgendeinem Fall davon überzeugt sein sollte, daß eine bestimmte Handlung in niemandes Interesse – weder im Interesse einer Person noch im Interesse eines nicht-personalen Interessensubjektes – läge, dann wüßte ich nicht, warum ich von irgend jemandem annehmen sollte, er sei moralisch zu dieser Handlung verpflichtet.

Gegen diesen Befund scheint man freilich die beiden folgenden Bedenken erheben zu können: (1) Unsere moralischen Pflichten beruhen irgendwie immer auf dem, was Gott von uns will; und Gott ist kein Interessensubjekt: Es würde lächerlich sein, von Gottes ‚wohlverstandenen Interessen' zu sprechen. (2) Neben ‚Interessen' spielen bei moralischen Fragen oft auch ‚Ideale' eine große Rolle.

Zu (1): Zu den grundlegenden methodologischen Tugenden metaethischer Analysen gehört es, daß sie zwar

---

[275] Vgl. den Definitionsversuch unter Punkt (1) gegen Ende von Abschnitt 3.3.

nicht schlechterdings ‚wertneutral', aber doch ‚moralisch neutral' sind.[276] Aus diesem Grunde müssen gegen alle Formen des – angeblich ‚metaethischen' – Naturalismus schwere Bedenken erhoben werden,[277] und aus diesem Grunde würde auch die vorliegende, als universell-präskriptiv zu charakterisierende, Verpflichtungssatz-Analyse nicht akzeptabel sein, wenn sie mit theonomen[278] oder irgendwelchen anderen tatsächlich vertretenen oder möglicherweise vertretbaren Moralauffassungen von vornherein nicht vereinbar wäre. Deswegen habe ich in Vorarbeiten zu diesem Buch[279] statt von ‚Interesse' von einem – nicht notwendigerweise ‚gegenwärtig manifestierbaren' – ‚rationalen Wollen' gesprochen.[280] Der Sachzwang hat mich jedoch zu der hier entwickelten Sicht der Dinge geführt, und ich meine inzwischen auch, daß der Wert meiner Analyse für eine theonome Moral dadurch überhaupt nicht geschmälert wird; denn auch ein rationales Wollen könnte man von Gott wohl nur im ‚analogen' Sinn behaupten, und in einem solchen ‚analogen' Sinn darf man ihm gewiß auch ein Interesse – z. B. ein Interesse am ‚optimalen' Zustand seiner Schöpfung – beilegen. Doch ist dies eine Frage, für deren Beantwortung ich mich völlig inkompetent fühle; sie bleibe daher den Theologen vorbehalten, sofern sich diese für die hier vorgelegte Analyse von Verpflichtungsurteilen interessieren sollten.

---

276 Der Sinn dieser Neutralität wird immer wieder mißverstanden (vgl. etwa Lenk 1967); eine verdienstvolle Richtigstellung unternimmt Pfeil 1986. Vgl. auch Hare 1963, dt. 1973: 6.1-2, 6.5; Hoche 1979 a: 1.4-1.6; 1981 a: 2.4; Pfeil 1990: 2.1.3, 2.2.3.1.

277 Vgl. etwa Hare 1963, dt. 1973: 6.1; Pfeil 1986: 2.1.

278 Nicht jede theonome Moralauffassung braucht ja die oben in Abschnitt 1.4 mit Anm. 41 erwähnte primitive Gestalt anzunehmen.

279 Insbesondere in Hoche 1977 b: 380, 382 f.; vgl. auch 1985 a: 140.

280 Zur Frage der Manifestierbarkeit des Wollens s. o. 3.3, Schlußbemerkung (1); zu einer, wie ich glaube, verbesserten Definition des ‚rationalen Wollens' s. u. 5.10, Sätze (5.10.11) und (5.10.12) mit Definition (D 4).

Zu (2): Nach der Auffassung Hares würde der exemplarisch herangezogene Vandalismus der Astronauten nicht ihre eigenen *Interessen*, sondern nur unsere *Ideale* von menschlicher Würde („ideals of human excellence") verletzen.[281] Diese Auffassung scheint mir indessen nur eine Konsequenz der an verschiedenen Stellen deutlich werdenden Neigung Hares zu sein, bei moralisch relevanten Interessen immer an die Interessen *anderer* („another's interests", „other people's interests") zu denken.[282] Ein solcher Ausschluß der eigenen Interessen aus der moralischen Diskussion scheint mir aber ebenso unbegründet zu sein wie der entsprechende Ausschluß von Pflichten gegen sich selbst; insbesondere erfordert die korrekte Anwendung des Moralprinzips der Goldenen Regel durchaus auch die Berücksichtigung der jeweils eigenen Interessen, und es ist auch nicht richtig, mit Kant zu sagen, dieses Moralprinzip enthalte „nicht den Grund der Pflichten gegen sich selbst".[283] Im übrigen meine ich – wiederum im Unterschied zu Hare[284] –, daß diejenigen Ideale, die in moralischen Diskussionen heute noch eine Rolle spielen (selbst Ideale wie ‚Tapferkeit', ‚Keuschheit', ‚Kultiviertheit', ‚Bildung' usw.), den Zusammenhang mit ihrem historischen Ursprung in In-

---

281 Vgl. bes. Hare 1963, dt. 1973: 8.4.

282 Vgl. ebd.: 8.1 Ende, 8.4 passim, 8.6 Anfang, 9.3 Anfang. – Dudda 1992: 7.1 geht in dieser Hinsicht über Hare noch hinaus, indem er das Interesse *anderer* Lebewesen sogar ausdrücklich in die Explikation des Begriffs des moralischen Urteils aufnimmt: „Definition 7.1.2: Ein normatives Urteil ist genau dann ein moralisches normatives Urteil, wenn ein Sprecher in der Begründung des Urteils auf die wohlverstandenen Interessen anderer Lebewesen als Zwecke an sich selbst verweist.". Wenn man Dudda in dieser Auffassung folgen wollte, müßte man in Satz (3.4.5) und seinen Weiterentwicklungen bis hin zu Satz (1.6.5'') noch die Nicht-Identität des Interessensubjekts gegenüber dem Verpflichtungssubjekt notieren: s. u. 5.5, „Zu (5)".

283 Kant 1785: A 68 Anm. (Ak.-Ausgabe: 430 Anm.). Zur Goldenen Regel s. u. 4.6, sowie Hoche 1978 a; 1992 b; zu Pflichten gegen sich selbst s. u. 5.5, „Zu (5)".

284 Vgl. Hare 1963, dt. 1973: 8.4-8.5.

teressen noch nicht völlig verloren haben; doch eine Diskussion dieser recht schwierigen Frage würde hier entschieden zu weit führen.[285]
Ich bleibe also dabei, daß eine Satzverbindung der Form (3.4.1) nach meiner persönlichen Phantasie- und Idiolekt-Kompetenz sprachwidrig im Sinn von K-1 ist; und aus den Überlegungen, die ich vor der Behandlung der beiden Bedenken (1) und (2) angestellt habe, dürfte auch klar hervorgehen, daß ich die kontrafaktische Vermöglichung einer Kombination der Form (3.4.1) für in jedem Fall falsch halten muß. Nach K-1 impliziert daher ein Satz der Form

(3.4.2) Der und der ist (nach meinen normativen Maßstäben moralisch) verpflichtet, das und das zu tun.

den entsprechenden Interessen-Satz der folgenden Form logisch:

(3.4.3) Es liegt in jemandes (wohlverstandenem) Interesse, daß der und der das und das tut.

Diese logische Implikation ist nach Ausweis unseres Kriteriums K-2 semantischer Art: Ich kann mir nicht vorstellen, daß ich in irgendeiner Situation einem Satz der Form (3.4.2) zustimmen würde, ohne auch dem entsprechenden Satz der Form (3.4.3) zuzustimmen. Denn wenn mir die nötigen Informationen fehlen, um den *zweiten* dieser Sätze als wahr anzusehen, dann fehlen mir damit zugleich die nötigen Informationen, um den *ersten* für wahr zu halten: Wenn ich mich wirklich davon überzeugt habe, daß jemand zu einer bestimmten Handlung moralisch verpflichtet ist, dann schließt das seinem Begriffe nach ein, daß ich mich auch davon über-

[285] Mit den vorstehenden Formulierungen des Abschnitts 3.4 habe ich versucht, einigen Einwänden gerecht zu werden, die Dudda (1992: 5.8) gegen eine frühere Version durchaus begründet erhoben hat.

zeugt habe, daß diese Handlung in jemandes Interesse liegt.

Das wiederum schließt ein, daß ich das Interessensubjekt prinzipiell auch benennen kann; denn wenn ich nicht weiß, in *wessen* Interesse eine bestimmte Handlung liegt, dann weiß ich auch nicht, ob sie überhaupt in *irgend jemandes* Interesse liegt. In diesem Sinne kann der Benutzer eines Verpflichtungssatzes das Interessensubjekt nicht nur auf einen beliebigen Namen – eine ‚Skolem-Konstante' – ‚taufen', sondern auch persönlich identifizieren, und das heißt hier: seinen ‚Skolem-Namen' durch seinen ‚bürgerlichen Namen' oder durch eine bestimmte Kennzeichnung im Sinne Russells ersetzen. Einen individuell identifizierenden Ausdruck der einen oder anderen Art – er werde durch die Konstante „y_0" abgekürzt – dürfen wir nach den methodologischen Überlegungen unseres Abschnitts 2.10 in die formalsprachliche Verpflichtungssatz-Paraphrase einführen, obwohl das Interessensubjekt im normalsprachlichen Verpflichtungssatz nicht ausdrücklich genannt wird.[286]

Aus diesem Grunde können wir zunächst einen normalsprachlichen Interessen-Satz der Form (3.4.3), sofern er aus einem Verpflichtungssatz der Form (3.4.2) logisch-semantisch folgt, auf die folgende Form bringen:

(3.4.4) Es liegt im (wohlverstandenen) Interesse von y_0, daß z_0 a_0 tut.;

und dieser Satz diene uns zunächst auch als seine eigene – ‚homophone' oder vielmehr ‚homographe' – formal-

[286] Wer die Zulässigkeit dieses Verfahrens gleichwohl bezweifeln sollte, braucht auch an dieser Stelle noch nicht zu resignieren; denn die als Alternative verbleibende Quantifikation über den Wollensoperator „(We)" hinweg, die als eine Existenzquantifikation erster Stufe im Rahmen der klassischen, nicht an subjektiven Bezugsgegenständen orientierten Quantifikationstheorie als bedenklich erscheint (s. o. Anm. 238), würde nichts anderes darstellen als eine später wieder aufzugebende Zwischenstufe: s. u. bes. 3.6 und 3.8, Kommentar (4).

sprachliche Übersetzung. Wir können ihn also nach den gleichen Prinzipien in die Paraphrase-Vorstufe (3.2.19) aufnehmen, nach denen wir in Abschnitt 3.2 den Könnens-Satz (3.2.18) in die Paraphrase-Grundstufe (2.9.17) integriert haben. So kommen wir zu der nächsthöheren Paraphrase-Stufe

(3.4.5) (We) . S_2z_o & z_o kann a_o tun & es liegt in y_o's Interesse, daß z_o a_o tut → z_o tut a_o . & S_2z_o & z_o kann a_o tun & es liegt in y_o's Interesse, daß z_o a_o tut.

In dieser Konjunktion stecken der Könnens- und der Interessen-Satz unter anderem auch als selbständige Konjunktions-Glieder, und deshalb sind sie aus ihr auf die einfachste Weise *logisch* zu deduzieren. Da diese Konjunktion im übrigen noch immer die allgemeinere Form von Satz (2.9.16) aufweist, bleibt es auch nach wie vor bei der *pragmatischen* Ableitbarkeit des „ich will"-Satzes (1.6.6').

3.5. Wissenschaftstheoretiker pflegen zwischen einem ‚Entdeckungs-Zusammenhang' und einem ‚Begründungs-Zusammenhang' – einem ‚context of discovery' und einem ‚context of justification' – zu unterscheiden: Im ersten geht es um die *Aufstellung* und im zweiten um die *Überprüfung* wissenschaftlicher Hypothesen. Auf strenge Systematik kommt es allein beim zweiten an; wie man die zu überprüfenden Hypothesen findet, ist eine Sache der Heuristik, der Alltags-Psychologie und oft auch des Glücks.[287]

Auch wir haben es gegenwärtig mit der Aufstellung einer Hypothese zu tun – zwar keiner im üblichen Sinne empirisch-wissenschaftlichen Hypothese, wohl aber ei-

---

287 Der Locus classicus ist wohl Reichenbach 1951: 259 f.; vgl. aber auch Frege 1879: S. III f.; Popper 1934: §§ 2, 85. Etwas anders dagegen Peirce: s. o. 1.4 mit Anm. 48 und 51.

ner auf jeweils meinen eigenen Idiolekt bezogenen semantischen oder Bedeutungs-Hypothese, die ebenfalls der Überprüfung bedarf. Die Überprüfung unserer Hypothese über die Bedeutung normalsprachlicher Verpflichtungssätze hat auf zwei Ebenen zu erfolgen: der normalsprachlichen und der formalsprachlichen. Auf der ersten haben wir das Überprüfungs-Instrumentarium der pragmatisch-semantischen Kombinationstests, die wir Schritt für Schritt anwenden. Auf der zweiten Überprüfungs-Ebene benutzen wir einen um wollenslogische Regeln und eine pragmatische Regel erweiterten prädikatenlogischen Kalkül des natürlichen Schließens. Die letztlich maßgebliche Überprüfung mit Hilfe eines solchen Kalküls steht noch aus; doch haben wir zur Absicherung unserer bisherigen Schritte im ‚Entdeckungs-Kontext' im Vorgriff schon immer wieder von solchen Ableitungs-Überlegungen Gebrauch gemacht – zuletzt am Ende des letzten Abschnitts.

Dieses Verfahren hat hoffentlich nicht den falschen Eindruck erweckt, als gäbe es eine Methode, die gesuchte formalsprachliche Verpflichtungssatz-Paraphrase aus ihrer ‚Keimzelle' (2.9.17) systematisch zu deduzieren. Sollte dieser Eindruck jedoch entstanden sein, so dürften unsere folgenden Überlegungen dazu beitragen, ihn schnell wieder auszulöschen. Denn diese Überlegungen werden keinen Zweifel darüber lassen, daß wir uns auf einer ‚Entdeckungsreise' befinden und bei der Festlegung unserer ‚Reiseroute' rein tentativ und heuristisch vorgehen.

In dieser Darstellung kommen allerdings auch noch didaktische Gesichtspunkte in Betracht; denn im Unterschied zum Leser befindet sich ja der Autor nicht mehr völlig in Neuland und kann daher im Zweifelsfall bequemeren Wegen den Vorzug geben.

Von diesem ‚Erkenntnisvorsprung' möchte ich an dieser Stelle Gebrauch machen und die Untersuchung dessen, was Sprute den „deskriptiven Gehalt“ und Hans Albert den „Realitätsbezug“ der moralischen Verpflichtungsaussagen nennt,[288] zunächst einmal unterbrechen; das heißt, ich werde die Diskussion der moralisch zweifellos außerordentlich relevanten interpersonalen Beziehung zwischen dem Handlungs- oder Verpflichtungssubjekt und dem Interessensubjekt vorerst zurückstellen. Denn auf der Entwicklungsstufe (3.4.5) unserer Verpflichtungssatz-Paraphrase ergibt sich noch keine zwingende Motivation zur Einführung einer moralisch relevanten Beziehung zwischen dem Verpflichtungssubjekt z_0 und dem Interessensubjekt y_0. Eine solche Motivation wird sich indessen geradezu aufdrängen, wenn wir die Frage der ‚Universalisierbarkeit‘ oder ‚Verallgemeinerbarkeit‘ von Verpflichtungsurteilen untersuchen. Das soll in diesem Abschnitt geschehen.

Es scheint mir eine der bahnbrechenden Leistungen Hares für die Moralphilosophie zu sein, daß er die Universalisierbarkeit von Verpflichtungssätzen als eine nicht ‚praktische‘ oder ‚moralische‘, sondern rein ‚theoretische‘ oder ‚logische‘ Eigenschaft solcher Sätze erkannt hat:[289] Nicht nur moralische, ästhetische oder andere Werturteile, sondern auch rein deskriptive Urteile wie zum Beispiel

(3.5.1) Dieser Bleistift ist rot.

sind in dem Sinne universalisierbar, daß sie logisch-semantisch – wovon man sich wieder durch die Anwendung von K-1 und K-2 zu überzeugen vermag – universell quantifizierte Sätze wie z. B. den folgenden implizieren:

(3.5.2) Alles, was in den relevanten Hinsichten so ist wie dieser Bleistift, ist rot.

---

[288] Siehe o. 3.1 mit Anm. 251.
[289] Hare 1963, dt. 1973: bes. 2.2-2.4, 3.1-3.2; vgl. auch o. Anm. 252.

Unter den ‚relevanten Hinsichten' sind dabei diejenigen Hinsichten zu verstehen, die für die Fällung des Urteils (3.5.1) maßgebend sind, und das sind natürlich genau die Farbeigenschaften dieses Bleistifts.[290]
Da die logisch-semantische Implikation offensichtlich auch in der anderen Richtung gilt – der in Rede stehende Bleistift ‚gleicht sich selbst' ja in *allen* Hinsichten –, sind die Sätze (3.5.1) und (3.5.2) einander sogar logisch-semantisch äquivalent. Diese Äquivalenz eines singulären Satzes wie (3.5.1) mit einem Allsatz wie (3.5.2) mag auf den ersten Blick so erstaunlich scheinen, daß man versucht sein könnte, von einem ‚Paradox der Universalisierbarkeit' zu sprechen. Aber natürlich liegt hier nur ein scheinbares Paradox vor; denn auch Satz (3.5.2), obzwar universell quantifiziert, stellt keinen universellen Satz dar. Wie das gemeint ist, wird bei der Untersuchung von Verpflichtungssätzen, denen wir uns nun zuwenden wollen, deutlich zutage treten.
Daß solche Sätze universalisierbar oder verallgemeinerungsfähig sind, besagt folgendes: Wenn wir von jemandem sagen, er sei moralisch zu dem und dem verpflichtet, dann können wir nicht bestreiten, daß ceteris paribus *jeder* dazu verpflichtet ist. „Ceteris paribus" heißt hier genauer: „unter der Voraussetzung, daß alle für die Beurteilung entscheidenden persönlichen Umstände und Eigenschaften die gleichen sind". Obwohl die so verstandene Universalisierbarkeit als gesichertes Ergebnis der Moralphilosophie zumindest seit Kant gelten darf, werde hier doch ein Kombinationstest durchgeführt, aus dem auch über jeden Zweifel erhaben hervorgehen soll, ob ein Urteil über die ceteris-paribus-Verpflichtung beliebiger anderer Personen in einem Verpflichtungsurteil logisch-semantisch oder auf andere Art impliziert ist.

---

[290] Hare, ebd.: 2.2; vgl. 8.2.

Überprüfen wir also eine konkrete Kombination der Form

(3.5.3) z_o ist moralisch dazu verpflichtet, a_o zu tun, aber z_n ist unter – in den relevanten Hinsichten – gleichen Bedingungen nicht verpflichtet, entsprechend zu handeln.

Da eine pragmatische Implikation im Grunde nicht zu erwarten ist – wir können ja schon vermuten, daß die Universalisierbarkeit von Verpflichtungssätzen mit den notwendigen Bedingungen für das sprechakttheoretische Gelingen der Äußerung solcher Sätze ebensowenig zu tun hat wie Können und Interesse –, dürfen wir von einem schon wiederholt erwähnten Ökonomie-Prinzip[291] Gebrauch machen und uns unmittelbar mit den kontrafaktischen Vermöglichungen befassen. Betrachten wir also den Beispielsatz

(3.5.4) Es ist kontrafaktisch möglich, daß Charlotte (nach meinen jeweils vertretenen normativen Maßstäben) moralisch dazu verpflichtet ist, Blut zu spenden, daß aber Emil (nach meinen jeweils vertretenen normativen Maßstäben) nicht moralisch verpflichtet ist, Blut zu spenden, wenn er sich unter Bedingungen befindet, die denen Charlottes in allen – für die Beurteilung ihrer moralischen Verpflichtung, Blut zu spenden – relevanten Hinsichten gleichen.

Ist dieser Satz in jeder Interpretation falsch, oder können wir uns eine kontrafaktisch mögliche Welt vorstellen, in der zwar Charlotte, aber trotz den gleichen relevanten Bedingungen nicht Emil zu der gleichartigen Handlung des Blutspendens moralisch verpflichtet ist?
Wer glaubt, er könne dies tun, der verliert wahrscheinlich – jedenfalls möchte ich dies zunächst vermuten –

291 Siehe o. 2.6, Sätze (2.6.2) und (2.6.3); Anm. 226; Anm. 258.

bloß aus den Augen, daß zu den „gleichen Bedingungen“ – zu den „cetera“, die „paria“ sind – nicht bloß gleiche äußere Umstände, insbesondere interpersonale Relationen, sondern auch gleiche körperliche, gesundheitliche, charakterliche und andere relevante persönliche Eigenschaften gezählt werden müssen; und mit diesem Hinweis soll natürlich wieder einmal dem allgegenwärtigen Walten der Sinnkonstanz vorgebeugt werden. (Man könnte natürlich mit einigem Recht bezweifeln, daß sich zwei Personen jemals in diesem strengen Verstande unter völlig gleichen Bedingungen befinden; aber diese Frage hat mit der Beurteilung des Satzes (3.5.4) insofern nicht das geringste zu tun, als dort die völlige Gleichheit der maßgebenden Bedingungen nicht behauptet, sondern nur im „wenn“-Satz eines Bedingungsgefüges (Konditionals) ohne ‚behauptende Kraft‘ gedacht wird.)
Wenn sich der Leser nach sorgsamer Prüfung – eventuell auch von erweiterten oder von parallelen Beispielen – meiner ‚sprachlichen Intuition‘ anschließen kann, daß Satz (3.5.4) in jeder Interpretation falsch ist, dann dürfen wir festhalten, daß ein Satz wie

(3.5.5) Charlotte ist (nach meinen normativen Maßstäben) moralisch verpflichtet, Blut zu spenden.

einen Satz wie

(3.5.6) Wenn sich Emil unter Bedingungen befindet, die denen Charlottes in allen – für die Beurteilung ihrer moralischen Verpflichtung, Blut zu spenden – relevanten Hinsichten gleichen, dann ist (auch) Emil (nach meinen normativen Maßstäben) moralisch verpflichtet, Blut zu spenden.

logisch (im Sinn von K-1) impliziert.

Daß diese Implikation semantischer Art (im Sinn von K-2) ist, können wir uns leicht durch die Überlegung klarmachen, daß die Möglichkeit einer andersartigen – ‚mathematischen' oder, wenn man so will, nicht ‚analytischen', sondern ‚synthetischen' – Implikation in Fällen wie diesen weit und breit nicht erkennbar ist; oder etwas ausführlicher formuliert: Wenn man sich davon überzeugt hat, daß Charlotte in einer Situation ist, in der sie unter der moralischen Verpflichtung zum Blutspenden steht, und wenn man voraussetzt, daß sich Emil in allen Hinsichten, die für die Beurteilung der einschlägigen Verpflichtung Charlottes relevant sind, in genau der gleichen Lage befindet wie sie, dann ist nicht ersichtlich, was für eine Art von außersprachlicher Sachforschung etwa noch erforderlich sein könnte, um sich davon zu überzeugen, daß auch Emil verpflichtet ist, Blut zu spenden. (Wer das bezweifelt, möge sich bitte klarmachen, was für Fälle überhaupt den Anlaß zur Aufstellung des Zusatzkriteriums K-2 gegeben haben,[292] und, wenn ihm das nicht genügt, wenigstens die Richtung anzudeuten versuchen, in der man auf jene Frage, was für eine Art von Sachforschung etwa noch erforderlich sei, eine Antwort immerhin vermuten könnte.)

Daß der Satz (3.5.5) den Satz (3.5.6) logisch-semantisch impliziere, könnte nun freilich deshalb als wenig plausibel erscheinen, weil der implizierte Satz gegenüber dem implizierenden eine zusätzliche sachhaltige Konstante (nämlich den Namen „Emil") enthält, ohne daß dieser Überschuß an außerlogischem Gehalt durch einen der üblichen aussagenlogischen ‚Tricks' (insbesondere durch einen Schluß von „p" auf „p v q" oder auf „q v ¬ q") erzielt worden wäre. Diese Schwierigkeit klärt sich indessen ohne weiteres auf, wenn wir bedenken, daß der konstante Individuenausdruck „Emil" in Satz (3.5.6) nicht

---

[292] Siehe o. 1.10-1.11, bes. Anm. 120-121, 139.

‚wesentlich' vorkommt:[293] Wir können in diesem Satz für den Namen „Emil" beliebige andere Eigennamen oder bestimmte Kennzeichnungen substituieren, ohne den Wahrheitswert konkreter Verwendungen dieses Satzes im mindesten zu tangieren. Das bedeutet, daß in Satz (3.5.6) eigentlich gar nicht von Emil – wer immer das bei einer konkreten Verwendung des Satzes sein mag –, sondern von beliebigen Menschen die Rede ist; trotzdem ist dieser Satz nicht streng universell, sondern insofern singulär, als der Name „Charlotte" darin durchaus ‚wesentlich' vorkommt: *Dieser* Name kann hier nicht ‚salva veritate' durch einen beliebigen anderen Personennamen ersetzt werden. Aus dem singulären Satz (3.5.5) folgt also logisch-semantisch ein (selbstverständlich) ebenfalls singulärer Satz, in dem nicht von Emil, sondern von ‚x-beliebigen' Personen die Rede ist und der daher eigentlich so formuliert werden muß:

(3.5.7) Unter Bedingungen, die denen Charlottes in allen relevanten Hinsichten gleichen, ist *jeder* moralisch verpflichtet, Blut zu spenden.

Darin, daß dieser Satz über „jeden wie Charlotte" aus dem Verpflichtungssatz (3.5.5) logisch-semantisch folgt, besteht die ‚Universalisierbarkeit' des Verpflichtungssatzes. Trotzdem ist – dieser wichtige Punkt sei hier noch einmal ganz deutlich hervorgehoben – keiner der beiden Sätze streng universell; denn nicht das Vorkommen eines Alloperators („universal quantifier"), sondern das Fehlen von ‚wesentlich' verwendeten Individuenkonstanten macht einen Satz zu einem universellen.

3.6. Die Überlegungen unseres letzten Abschnitts 3.5 haben aufs neue die alte Einsicht bestätigt, daß Urteile über das Bestehen einer moralischen Verpflichtung uni-

---

[293] Vgl. etwa Quine 1966: 73-77, 83 f., 103, 116; Hoche 1990: 92 mit Anm. 303.

versalisierbar sind, nämlich auf logisch-semantische Weise bestimmte Urteile implizieren, in denen universell über Personen quantifiziert wird. Diese universelle Quantifizierung steckt also implizit in jedem Verpflichtungssatz der Moral, und unsere nächste Aufgabe muß es sein, diese ‚implizite Allgemeinheit'[294] in unserer gesuchten formalsprachlichen Verpflichtungssatz-Paraphrase explizit zu machen.

Wir müssen also versuchen, im Ausgang von der am Ende von Abschnitt 3.4 gewonnenen Paraphrase-Vorstufe

(3.4.5) (We) . S_2z_o & z_o kann a_o tun & es liegt in y_o's Interesse, daß z_o a_o tut $\rightarrow$ z_o tut a_o . & S_2z_o & z_o kann a_o tun & es liegt in y_o's Interesse, daß z_o a_o tut

so ‚weiterzubauen', daß auf der nächsthöheren Konstruktionsstufe der impliziten Allgemeinheit von Verpflichtungssätzen in dem soeben erörterten Sinne Rechnung getragen wird. Doch auf welchem Wege sollen wir vorgehen?

Schauen wir uns einmal den in (3.4.5) enthaltenen „ich will"-Satz ein wenig genauer an. Man könnte ihn normalsprachlich so lesen: „Ich will, daß z_o a_o tut, wenn ...", und dann folgen drei Bedingungen, derart, daß z_o in eine dreistellige (Interessen-) Beziehung, eine zweistellige (Könnens-) Beziehung und sozusagen noch eine ‚einstellige Beziehung'[295] involviert ist. Diese drei Bezie-

---

[294] Dieser von M. G. Singer (s. o. Anm. 252) verwendete Ausdruck ist auch im Rahmen unserer etwas andersartigen Überlegungen gut zu gebrauchen. – Übrigens meint Hare (1963, dt. 1973: 3.3), Urteile über *gesetzliche* Verpflichtungen seien nicht universalisierbar. Das scheint mir in gewisser Weise zwar richtig zu sein, verdiente aber doch tieferdringende Überlegungen.

[295] Begriffe können als Grenzfälle von Beziehungen, nämlich als ‚einstellige Beziehungen', aufgefaßt werden. Solche Einbeziehung von Grenzfällen trägt oft zur Vereinfachung bei und ist deswegen in der zeitgenössischen mathematischen Logik weit verbreitet; vgl. etwa die

hungen kann man nun zu einer einzigen mit der ‚höchsten Stelligkeit' – also zu einer neuen dreistelligen Beziehung – zusammenfassen; auf der Ausdrucksebene gesprochen: Man kann das Begriffswort und die beiden Beziehungswörter zu einem einzigen komplexen Prädikat zusammenfassen.

Ich mache dabei von einem schon von Frege verwendeten Verfahren Gebrauch. Frege sagt: „Immer wenn ein Eigenname in einem Behauptungssatze vorkommt, können wir den übrigen Teil des Satzes als Begriffszeichen ansehen", und für dieses können wir „mittels einer Definition ein neues Zeichen einführen".[296] Daß unser ‚Behauptungssatz' „S_2z_o & z_o kann a_o tun & es liegt in y_o's Interesse, daß z_o a_o tut" im Geltungsbereich des Wollensoperators ohne ‚behauptende Kraft' ist, spielt dabei keine Rolle; „Behauptungssatz" ist Freges Ausdruck für das, was wir heute gewöhnlich als „Aussagesatz" bezeichnen. Konzentrieren wir uns nun in diesem ‚Behauptungssatz' auf den ‚Eigennamen' (das ist Freges Ausdruck für alle Individuenkonstanten) „z_o", dann lautet ‚der übrige Teil des Satzes': „S_2( ) & ( ) kann a_o tun & es liegt in y_o's Interesse, daß ( ) a_o tut". Nichts hindert uns nun, Freges Gedanken auch auf das so entstandene ‚Begriffszeichen' anzuwenden, das heißt nach dem Grundsatz zu verfahren: Wenn in einem Aussagesatz n verschiedene Individuenkonstante vorkommen, so können wir den Rest des Satzes als n-stelliges Beziehungszeichen ansehen und definitorisch mit einem neuen Zei-

---

Definition des Begriffs der n-stelligen Relation für n ≥ 1 in Ebbinghaus/Flum/Thomas 1978: III.1.

[296] Frege 1969: 247; vgl. 253. – Auch andere Logiker machen von diesem Verfahren Gebrauch; vgl. etwa Lewis/Langford 1932: 266; Carnap 1947: § 1 („[sentential] matrix"), § 4 („compound predicator"), §§ 23, 27; Dummett 1973: 27-33, 62 f.; Plantinga 1974: IV.10 (und passim). Zu den komplexen Prädikaten gehören auch die in der Wissenschaftstheorie vielbeachteten ‚zerrütteten Prädikate' wie Goodmans „grue"; vgl. Birnbacher 1974: 4.6; Hoche 1979 b.

chen gleichsetzen. Die entstehenden ‚Lücken' müssen wir nur so bezeichnen, daß man sieht, daß aus ihnen *verschiedene* Individuenkonstante entfernt worden sind. Ich wähle dafür zunächst verschiedene Klammerformen und schreibe: „S_2( ) & ( ) kann < > tun & es liegt in [ ]'s Interesse, daß ( ) < > tut", und dieses Zeichen setze ich definitorisch gleich mit „G_o[ ]( )< >". Diese Schreibweise ist aber umständlich, und so verwende ich, wie es üblich ist, nicht-indizierte lateinische Buchstaben, um ‚Lücken' – logisch gesprochen: Argumentstellen – verschiedenen Ursprungs als solche zu markieren; ich verwende sie also, wie man zu sagen pflegt, als ‚Platzhalter' oder ‚freie Variable'.[297] So lautet nun unser dreistelliges Relationszeichen: „S_2z & z kann a tun & es liegt in y's Interesse, daß z a tut" bzw. „$G_o$yza"; und entsprechend lautet unser ‚Behauptungssatz' nun so: „$G_o y_o z_o a_o$".
Nach dieser Vereinfachung nimmt der in (3.4.5) enthaltene Wollenssatz die folgende Gestalt an:

(3.6.1) (We) . $G_o y_o z_o a_o \rightarrow z_o$ tut a_o.

Dieser Satz ist natürlich selbst noch nicht universell, aber er trägt sozusagen seine ‚Verallgemeinerungs'-Vorschrift auf der Stirn geschrieben: Es liegt nahe, über die Personenkonstanten „y_o" und „z_o" und die Handlungskonstante „a_o" universell zu quantifizieren. Wenn wir, einer in der englischsprachigen Literatur noch heute weit verbreiteten Gewohnheit folgend, die von Peano, Russell und Hilbert verwendete Klammerschreibweise für den Allquantor übernehmen und mehrere Klammerausdrücke der Einfachheit halber zu einem einzigen zusammenfassen, dann können wir den Ausdruck „für alle Personen y, für alle Personen z und für alle Handlungen

297 Zur Platzhalter-Rolle vgl. bes. Frege 1891: 6-8; 1904: 664; zu Freges berechtigter Abneigung gegen die Rede von ‚Variablen' oder ‚Veränderlichen' vgl. bes. ebd.: 656-661; 1969: 173 f., 254, 256 f.

a gilt“ durch den Ausdruck „(y,z,a)“ ersetzen[298] und die universalisierte Fassung des Satzes (3.6.1) wie folgt schreiben:

(3.6.2) (We) : (y,z,a) . $G_o$yza → z tut a,

in Worten etwa: „Ich will, daß für alle Personen y, alle Personen z und alle Handlungen a gelte, daß z a tut, wenn y, z und a in der Relation G_o zueinander stehen.“ Daß der dreifache All-Operator „(y,z,a)“ innerhalb des Geltungsbereiches des Wollensoperators „(We)“ steht, hat dabei einen intuitiven und einen formalen Grund. Der intuitive ist der, daß wir über Personen und Handlungen in der subjektiven – im Sinne Husserls: ‚noematischen‘ – Welt des jeweiligen *Sprechers* quantifizieren, und diese braucht nicht völlig mit der *unseren* – die wir als die ‚wirkliche‘ zu bezeichnen pflegen – zu kongruieren; für Personen, von deren Existenz der Sprecher nicht einmal träumt, würde er ja nicht universell etwas wollen, und deshalb wäre die Lesart „Für alle Personen y, alle Personen z und alle Handlungen a gilt, daß ich will, daß …“ wenig glücklich. Dieser intuitive Grund wird durch den formalen gestützt, daß ein Hineinquantifizieren in Wollens- und andere nicht-extensionale Kontexte immer etwas Problematisches an sich hat;[299] und das hat offensichtlich in einer (wenn ich recht sehe) noch nicht genügend erforschten Weise mit jenem anderen Grund zu tun.[300]

Nach diesen Überlegungen dürfen wir hypothetisch und tentativ die Paraphrase-Vorstufe (3.4.5) zu der folgenden Stufe weiterentwickeln:

---

298 Zu dieser Schreibweise s. o. Anm. 33.

299 Siehe o. 2.10 mit Anm. 235-238.

300 Für die Entwicklung der nicht-extensionalen Logik scheint es mir unvorteilhaft gewesen zu sein, daß man subjektiv-personale Kontexte (s. o. Anm. 238) zu eng den (im engeren Sinne) modalen Kontexten assimiliert hat.

(3.6.3) (We) : (y,z,a) . $G_o$yza → z tut a : & $G_o y_o z_o a_o$.

Wenn wir unsere Abkürzung nun noch einmal rückgängig machen – denn für das folgende verbirgt sie zu viel an logischer Struktur –, dann lautet dieser Satz ausgeschrieben:

(3.6.4) (We) : (y,z,a) . S_2z & z kann a tun & es liegt in y's Interesse, daß z a tut → z tut a: & $S_2 z_o$ & z_o kann a_o tun & es liegt in y_o's Interesse, daß z_o a_o tut.

3.7. Bevor wir prüfen, ob dieser Satz (3.6.4) der geforderten Universalisierbarkeit von Verpflichtungssätzen tatsächlich gerecht wird und auch die übrigen geforderten logisch-semantischen (Können; Interesse) bzw. pragmatischen (Wollen) Folgerungen nach wie vor gestattet, sollten wir uns allerdings fragen, ob wir dem darin enthaltenen allgemeinen Wollenssatz (Wollensgrundsatz, Wollensprinzip) überhaupt *zustimmen* könnten. Diesen Wollensgrundsatz müßte man in der natürlichen Sprache etwa so lesen: „Ich will, daß für alle Personen y, alle Personen z und alle Handlungen a gelte, daß z a tut, wenn z in der Situation S_2 ist und (wenn z) a tun kann und (wenn) es im Interesse von y liegt, daß z a tut."
Nun scheint es mir völlig offensichtlich, daß wir diesen Satz nicht ernsthaft vertreten könnten, wenn die Teilbedingung „wenn z in der Situation S_2 ist" daraus entfernt würde. Denn das um dieses Teilglied amputierte Wollensprinzip liefe ja auf die Forderung hinaus, daß jeder alles tue, was er tun kann und was in irgend jemandes Interesse liegt, und aus diesem Wollensprinzip würden sich zahllose singuläre Wollenssätze wie z. B. die folgenden ergeben: „Ich will, daß der Papst seine Position in der Frage der Empfängnisverhütung grundlegend ändert; denn er kann es (er ist intellektuell dazu in der Lage), und das liegt auch im Interesse zahlloser Men-

schen in den katholischen Entwicklungs- und Schwellenländern."; „Ich will, daß Mutter Schulte in Bochum ihr Häuschen verkauft und den Erlös nach Italien an die Cosa Nostra überweist; denn sie kann es (der Immobilienmarkt für alte Bergmannshäuser floriert), und das liegt auch im Interesse der Cosa Nostra."; „Ich will, daß sich der alte Großgrundbesitzer Schmitz erhängt; denn er kann es (er ist kein furchtsamer Mann, und über Strick und Haken verfügt er), und das liegt auch im Interesse seines ältesten Sohnes, der dann endlich den Hof übernehmen kann."

Diese drei Beispiele haben natürlich eine höchst unterschiedliche ‚Akzeptanz' zu erwarten; dem ersten dürften viele, aber gewiß nicht alle Leser zustimmen, aber für die beiden anderen würde sich wohl niemand im Ernste stark machen wollen. Unsere nächste Aufgabe muß es deswegen sein, das, was hier offenkundig noch fehlt – jedoch als impliziter Bestandteil der pauschalen Bedingung „S_2z" („z ist in der Situation S_2") gedacht werden kann –, explizit zu machen und als Bedingung eigens zu formulieren.

Dazu wollen wir uns zunächst das Mutter-Schulte-Beispiel ein wenig näher ansehen. Wenn wir diesen singulären Wollenssatz etwas abwandeln, dürfte er breite Zustimmung finden:

(3.7.1) Ich will, daß Frau Schulte in Bochum ihre Villa verkauft und den Erlös für die komplizierte Herzoperation ihres Sohnes zur Verfügung stellt; denn sie kann es (sie hat noch eine kleine Eigentumswohnung, die sie beziehen kann), und das liegt auch im Interesse ihres Sohnes, der andernfalls sterben müßte.

Wenn in diesem Satz nicht von Frau Schultes Sohn, sondern von – sagen wir – Paco Domingo in Legaspi die Rede wäre (den Frau Schulte nicht kennen möge), so würden wir diesem Satz unsere Zustimmung möglicherweise, ja wahrscheinlich, verweigern: Nur moralische Rigoristen würden einen solchen Akt der ‚Fernstenliebe' von Frau Schulte – und entsprechend in vergleichbarer Weise von uns allen – kategorisch verlangen. Aber Frau Schultes Sohn ist in gewisser Weise ihr ‚Nächster'; zumindest steht sie zu ihm in einer moralisch außerordentlich relevanten interpersonalen Beziehung, nämlich der Mutter-Kind-Beziehung, und diese ist moralisch wohl um so relevanter, je kleiner und/oder hilfsbedürftiger das Kind ist.

Es ist also anzunehmen (und durch weitere Beispiel-Analysen läßt sich diese Annahme tragfähig untermauern), daß wir in unseren Wollensgrundsatz noch eine interpersonale Beziehung zwischen dem Interessen- und dem Handlungs- oder Verpflichtungssubjekt aufnehmen müssen.

Aber das allein kann noch nicht genügen, wie weitere Beispiel-Untersuchungen zeigen; denn, grob gesprochen: Für seine Kinder ‚tut man ja alles', aber für seinen Arbeitgeber noch längst nicht. So wird der folgende singuläre Wollenssatz schwerlich allgemeine Zustimmung finden:

(3.7.2) Ich will, daß Richard dem Schreinermeister Holzmann am Sonntag die Schuhe putzt; denn Richard kann es (er hat zwei gesunde Arme, um zu arbeiten), und das liegt in Holzmanns Interesse, und Richard steht zu Holzmann in einem vertraglich geregelten Arbeitsverhältnis.

Was an diesem Wollenssatz ‚faul' ist, erkennt man auf einen Blick: Seinem Arbeitgeber am Sonntag die Schuhe zu putzen ist eine Handlung, die in der Regel durch den Arbeitsvertrag nicht gedeckt ist. ‚In der Regel' allerdings nur; denn es könnte ja sein, daß Richard kein Schreiner aus Holzmanns Werkstatt ist (wie wir zunächst stillschweigend unterstellt haben dürften), sondern ein von Holzmann eigens als sonn- und feiertäglicher ‚shoe-shine-boy' engagierter Teenager. Aber wenn das so ist, dann muß das auch in dem singulären Wollenssatz – der durch die angeschlossene „denn"-Begründung ja schon den Keim zu seiner Verallgemeinerung in sich trägt – ausdrücklich zur Sprache gebracht werden. Dieser ist daher so zu erweitern, daß er nun lautet:

(3.7.3) Ich will, daß Richard dem Schreinermeister Holzmann am Sonntag die Schuhe putzt; denn Richard kann es (er hat zwei gesunde Arme, um zu arbeiten), und das liegt in Holzmanns Interesse, und Richard steht zu Holzmann in einem vertraglich geregelten Arbeitsverhältnis, und daß Richard dem Holzmann sonn- und feiertags die Schuhe putzt, ist Gegenstand (oder: Bestandteil) des Arbeitsvertrages.

Doch auch dem so begründeten Wollenssatz werden wir, bei Lichte besehen, nicht immer zustimmen können; denn wenn wir das in diesem Satz erwähnte Können nicht als ein ‚auch moralisches' Können auffassen (und das dürfte wenig empfehlenswert sein, weil der Begriff des ‚moralischen Könnens' nicht sehr klar und vermutlich versteckterweise normativ ist), dann kann man sich leicht eine Situation vorstellen, in der uns die Begründung nicht ausreichen würde, oder genauer: in der wir sagen würden, daß wir trotz der Begründung nicht wollen, daß Richard dem Schreinermeister Holzmann am (kommenden) Sonntag die Schuhe putzt. Das dürfte z. B. dann der Fall sein, wenn Richard am kommenden Sonntagmorgen konfirmiert wird. Man würde dann sicher sagen, daß Richards Interesse daran, seine eigene Konfirmation nicht zu versäumen, von höherem Rang sei als Holzmanns Interesse daran, nicht vor der Alternative stehen zu müssen, entweder selber seine

Schuhe zu putzen oder mit ungeputzten Schuhen in die Kirche und zum anschließenden Frühschoppen zu gehen.

Diese Frage des höherrangigen Interesses läßt sich anhand von anderen Beispielen zweifellos noch deutlicher klarmachen. Nehmen wir etwa Satz

(3.7.4) Ich will, daß Dr. Heilmann spätestens um sieben zu Haus ist; denn er kann es (sein Klinikdienst endet um fünf, usw.), und daß er nicht erst nach sieben zu Haus ist, liegt im Interesse seiner Frau, die mit ihm gemeinsam einer Esseneinladung folgen will, und er hat seiner Frau versprochen, spätestens um sieben zu Haus zu sein (=: und er hat seiner Frau ein Versprechen gegeben, und spätestens um sieben zu Haus zu sein, ist Gegenstand dieses Versprechens).

All diese Gründe würden offensichtlich nicht ausreichen, um unseren „ich will"-Satz überzeugend zu stützen, wenn Dr. Heilmann auf dem Heimweg Zeuge eines Verkehrsunfalls wird und nach Lage der Dinge der einzige ist, der dem Unfallopfer wirksam Erste Hilfe zu leisten vermag. In diesem Falle würden wohl die meisten von uns das Interesse des Unfallopfers, am Leben zu bleiben, als höheren Ranges gegenüber Frau Heilmanns Interesse daran einstufen, daß ihr Mann sein Versprechen hält und mit ihr gemeinsam einer Esseneinladung folgt.

Ich glaube nicht, daß dieser Begriff des ‚höherrangigen Interesses' ein versteckt normativer Begriff ist; er hat zunächst nur mit einer Rangordnung unserer empirischen Wollensziele zu tun: Es dürfte eine leicht überprüfbare Tatsache sein, daß es die meisten von uns im Zweifelsfall vorziehen, daß ein Arzt auch außerhalb seines Dienstes einem Menschen das Leben rettet, statt ein vergleichsweise unwichtiges Versprechen wie das hier angenommene zu halten. Strenggenommen kommt es übrigens gar nicht darauf an, daß ‚die meisten von uns' in dieser Rangordnungs-Frage übereinstimmen; denn wir haben es hier, wie in all solchen Fällen, nicht mit einem intersubjektiv gültigen „wir wollen"-Satz, sondern mit einem „ich will"-Satz je meines eigenen Idiolekts zu tun. So braucht sich der Leser bei den hier zur Debatte stehenden Beispielen immer nur selbst zu prüfen, wie er ganz persönlich die Rangordnung miteinander konkurrierender Interessen festlegen würde.

Die Sätze (3.7.3) und (3.7.4) müssen und können daher durch einen weiteren Teilsatz ergänzt werden, nämlich durch den Satz „Es liegt in niemandes höherrangigem Interesse, daß Richard dem Schreinermeister Holzmann am Sonntag die Schuhe nicht putzt." bzw. durch den Satz „Es liegt in niemandes höherrangigem Interesse, daß Dr. Heilmann erst nach sieben Uhr zu Haus ist.".

Doch könnte man meinen, daß auch diese Zusätze noch nicht vollständig ausreichen. Denn es mag sein, daß Dr. Heilmann im Krankenhaus einen schwerkranken Patienten hat, in dessen Interesse es liegt, daß über Nacht Heilmann selbst und nicht sein etwas weniger erfahrener Kollege Dr. Neumann im Haus ist; und das Interesse dieses Patienten an Heilmanns Anwesenheit in der Klinik kann sehr viel schwerer wiegen als das damit unvereinbare Interesse seiner Frau, mit ihm zusammen einer Einladung zum Abendessen pünktlich zu folgen, und auch schwerer als das allgemeinmenschliche Interesse – oder Kantisch gesprochen: das Interesse jedes vernünftigen Wesens – daran, daß man Versprechen ohne zwingenden Grund nicht bricht. Doch würde man wohl nicht sagen, daß man dieses schwererwiegende Interesse des Patienten gegenüber den beiden genannten konkurrierenden Interessen zugleich auch als höherrangig einstufen müsse; denn während Dr. Heilmann zu dem Unfall-

opfer in der (‚klassifikatorischen') Relation des *einzig*-möglichen Helfers stand, steht er zu dem Patienten im Krankenhaus lediglich in der (‚komparativen') Relation des *best*-möglichen Helfers, und wenn man solchen ‚komparativen' Relationen viel Gewicht beilegen wollte, dann hätte man mit einem Fuß schon wieder die ‚slippery slope' zu einem durchaus impraktikablen ethischen Rigorismus betreten.
Ich meine daher nicht, daß man bei der Frage des höherrangigen Interesses weitere zwischenmenschliche Relationen ausdrücklich in seine Überlegungen einzubeziehen hat; sie dürften vielmehr schon implizit in der Abwägung eine Rolle spielen, aufgrund deren man feststellt, ob ein schwererwiegendes Interesse an der Unterlassung einer potentiell obligaten Handlung zugleich auch von höherem Rang sei.
Ich möchte Überlegungen dieser Art hier nicht weiterführen (obwohl das sicherlich manche neuen Einsichten bringen könnte), sondern mich aus immerhin guten Gründen damit begnügen, die Sätze (3.7.3) und (3.7.4) in der im drittletzten Absatz genannten Art zu ergänzen. Von Satz (3.7.4) kommen wir so zu dem folgenden Satz, dessen etwas knappere Formulierung seiner Deutlichkeit wohl eher zuträglich ist:

(3.7.5) Ich will, daß Dr. Heilmann spätestens um sieben nach Haus kommt; denn er kann es, und es liegt im Interesse seiner Frau, und er hat es seiner Frau versprochen, und es liegt in niemandes höherrangigem Interesse, daß er es nicht tut.

Nur beiläufig sei noch bemerkt, daß die letzte Klausel nicht nur zur Plausibilität von begründeten „ich will"-Sätzen der Art (3.7.5) beiträgt, sondern auch für die gesuchte Verpflichtungssatz-Paraphrase zwei wesentliche Funktionen erfüllt: Sie stellt sicher, daß wir es nicht mit bloßen prima-facie-Pflichten im Ross'schen Sinne – also bloßen Verpflichtungs-‚Kandidaten'[301] – zu tun haben, und garantiert insoweit die pragmatische Ableitbarkeit eines formalsprachlichen „ich will"-Satzes der Form (1.6.6') aus der gesuchten Verpflichtungssatz-Paraphrase; und sie ist zugleich eine Schutzklausel, die im Prinzip genauso fungieren dürfte wie die bekannten gesetzlichen Generalklauseln, daß Versprechen, Verträge, Auslobungen usw. nicht ‚gegen die guten Sitten verstoßen' dürfen.

Nach diesen Überlegungen dürfte es notwendig sein, aber auch hinreichen, die am Ende des letzten Abschnitts formulierte Paraphrase-Vorstufe (3.6.4) zunächst in den folgenden Satz zu verwandeln (nicht: ‚zu dem folgenden Satz zu ergänzen'; denn die Bedingungen „S_2z" und „S_2z_o" dürften nun entbehrlich geworden sein):

(3.7.6) (We) : (y,z,a) . R_oyza & z kann a tun & es liegt in y's Interesse, daß z a tut & es liegt in niemandes höherrangigem Interesse, daß z a nicht tut $\rightarrow$ z tut a : & $R_oy_oz_oa_o$ & z_o kann a_o tun & es liegt in y_o's Interesse, daß z_o a_o tut & es liegt in niemandes höherrangigem Interesse, daß z_o a_o nicht tut.

3.8. In Abschnitt 3.7 haben wir die am Ende von Abschnitt 3.6 formulierte Entwicklungsstufe (3.6.4) der gesuchten Verpflichtungssatz-Paraphrase mit neuem „deskriptiven Gehalt" (Sprute) oder „Realitätsbezug" (Albert) angereichert, und daraus hat sich schließlich Satz (3.7.6) ergeben. Dieser könnte im Grunde bereits als das gesuchte Analysans dienen; doch dürften noch einige geringfügige ‚Schönheitsoperationen' angezeigt sein. Deren

301 Siehe o. 1.5 mit Anm. 58; 2.2 mit Anm. 165; 3.2 mit Anm. 255.

Zweckmäßigkeit wird aus den nun folgenden Kommentaren zu Satz (3.7.6) hervorgehen.

(1) Nach Quines ‚Maxime der Analyse des geringsten Tiefgangs' (‚maxim of shallow analysis')[302] könnte man sich mit den in Satz (3.7.6) aufgenommenen Schutzklausel-Formulierungen „Es liegt in niemandes höherrangigem Interesse, daß z a (bzw.: z_o a_o) nicht tut." begnügen. Nichtsdestwoweniger ziehe ich es vor, in der Verpflichtungssatz-Paraphrase ganz explizit kenntlich zu machen, daß bei jedem Verpflichtungsurteil nicht nur ein einziges Interessensubjekt y_o, sondern *alle* Interessensubjekte in den moralischen ‚Kalkül' einzubeziehen sind. Deswegen möchte ich die Schutzklausel innerhalb des Wollensgrundsatzes folgendermaßen ausschreiben: „Für jede Person x gilt: Wenn es im Interesse von x liegt, daß z a unterläßt, dann ist x's Interesse daran, daß z a unterläßt, nicht von höherem Rang als y's Interesse daran, daß z a tut." Wenn man den Grenzfall eines ‚Null-Interesses' zuläßt, kann man dafür auch kurz so schreiben: „Für jedes x gilt: x's Interesse daran, daß z a unterläßt, ist nicht von höherem Rang als y's Interesse daran, daß z a tut."; denn ein ‚Null-Interesse' ist eo ipso nicht ranghöher. Dementsprechend möchte ich statt (3.7.6) schreiben:

(3.7.6') (We) : (y,z,a) . $R_o$yza & z kann a tun & es liegt in y's Interesse, daß z a tut & (x) x's Interesse, daß z a nicht tut, ist nicht von höherem Rang als y's Interesse, daß z a tut → z tut a : & $R_o y_o z_o a_o$ & z_o kann a_o tun & es liegt in y_o's Interesse, daß z_o a_o tut & (x) x's Interesse, daß z_o a_o nicht tut, ist nicht von höherem Rang als y_o's Interesse, daß z_o a_o tut.

(2) Nicht in jedem Falle braucht das primäre Interessen-

[302] Siehe o. Anm. 195 und 3.1 mit Anm. 247.

subjekt y_0 mit der Person identisch zu sein, zu der das Verpflichtungssubjekt z_0 unmittelbar in eine moralisch relevante Beziehung getreten ist. So kann etwa der Begünstigte eines Versprechens oder Vertrags durchaus jemand anders sein als der ,Versprechensnehmer' bzw. der Vertragspartner selbst. Wenn man nun meint – wofür sich gewiß mit guten Gründen plädieren ließe –, daß es in einem solchen Falle nicht das begünstigte Interessensubjekt, sondern der ,Versprechensnehmer' bzw. der Vertragspartner ist, dem ein moralischer Rechtsanspruch gegenüber dem Verpflichtungssubjekt erwächst, dann müßte man zwischen dem primären Interessensubjekt und dem Rechtssubjekt ausdrücklich unterscheiden und zu diesem Zweck eine zusätzliche Variable und eine entsprechende zusätzliche Konstante einführen.
Diesen Gedanken im einzelnen durchzuführen, betrachte ich jedoch nicht mehr als eine zwingende Aufgabe innerhalb eines Forschungsprojekts, das den bloßen ,Elementen einer Anatomie der Verpflichtung' gilt. Wenn man dieses Forschungsprojekt aber nicht bloß zu einer ,durchgeführten Physiologie der Verpflichtung', sondern auch zu einer Untersuchung der moralischen ,Berechtigung' ausweiten möchte, dann wird man auf den genannten Vorschlag schwerlich verzichten können; denn die grundlegende Unterscheidung zwischen Berechtigung als Erlaubnis, selber etwas zu tun, und Berechtigung als Rechtsanspruch gegen andere – das heißt: auf die Handlungen anderer – dürfte zu den ,Elementen einer Anatomie der Berechtigung' zählen.
Für unsere gegenwärtigen, weniger ambitiösen Zwecke genügt es indessen völlig, die interpersonale Relation zwischen dem primären Interessen- und dem Verpflichtungssubjekt gegebenenfalls – das heißt: wenn das primäre Interessen- und das Rechtssubjekt nicht identisch sind – als eine mittelbare, nämlich durch das Rechtssubjekt ,vermittelte', Relation aufzufassen. Des-

wegen möchte ich die ohnehin schon recht komplizierte Formel (3.7.6') nicht noch weiter anschwellen lassen.

(3) In den Sätzen (3.7.6) und (3.7.6') habe ich die – sei es unmittelbare, sei es durch ein zusätzliches Rechtssubjekt ‚vermittelte' – zweistellige Relation zwischen dem primären Interessensubjekt y_0 und dem Verpflichtungssubjekt z_0 mit der ‚einstelligen Relation' – das heißt: mit der Handlungsklasse, zu der die obligate Handlung a_0 gehört – sogleich zu der dreistelligen Relation $R_0y_0z_0a_0$ zusammengefaßt.[303] Dafür gibt es zwei gute Gründe: Erstens hängt die Handlungsklasse, zu der a_0 gehört, von der interpersonalen Beziehung zwischen y_0 und z_0 funktional ab; und zweitens würde es in nicht wenigen Fällen recht gekünstelt wirken, interpersonale Beziehung und Handlungsklasse getrennt aufzuführen. Beides hat sich exemplarisch an dem Beispielsatz (3.7.4) gezeigt, in dem die dreistellige Relation $R_0y_0z_0a_0$ ganz zwanglos durch die Worte „z_0 hat dem y_0 versprochen, a_0 zu tun" zu bezeichnen war, während die Formulierung „z_0 hat dem y_0 ein Versprechen gegeben, und daß z_0 a_0 tut, ist Gegenstand dieses Versprechens" als umständlich und gestelzt erscheint.

Der Grund für dieses letztgenannte Phänomen ist offensichtlich der, daß moralisch relevante Beziehungen zwischen Interessensubjekt[304] und Verpflichtungssubjekt häufig um einer ganz bestimmten Handlung willen künstlich geschaffen werden oder daß man sie eigens deswegen eingeht, um eine ganze Klasse obligater Handlungen definitorisch festzulegen. Gemeint sind natürlich diejenigen interpersonalen Beziehungen, die durch Verträge, Versprechen usw. erst gestiftet werden.

In solchen Fällen pflegen sowohl die Handlungsklassen wie die interpersonalen Beziehungen denkbar scharf

---

303 Siehe o. 3.6 mit Anm. 296.

304 Den Zusatz ‚primär' werde ich im folgenden der Einfachheit halber meist wieder weglassen.

umrissen zu sein, während das bei natürlich gewachsenen Beziehungen wohl eher die Ausnahme ist. Gerade solche Beziehungen, die in moralischer Hinsicht von besonderem Schwergewicht sind, haben oft unscharfe ‚Ränder'. Man denke z. B. an Relationsbezeichnungen wie „y ist auf finanzielle Hilfe von z angewiesen", „z verdankt dem y viel Gutes", „y und z sind gute Freunde", usw. Zu solchen verschwommenen Relationen gehören verständlicherweise auch verschwommene Handlungsklassen.

Doch verschwommene Handlungsklassen können auf der anderen Seite durchaus auch zu solchen natürlich gewachsenen interpersonalen Relationen gehören, die im Unterschied zu den meisten Relationen dieser Art scharf begrenzt sind. Man denke etwa an ‚Verwandtschafts'-Bezeichnungen wie „y ist ein Bruder von z", „y ist ein Kind von z", „y ist der Vater von z" oder auch „y ist der Schöpfer von z"[305]: Beispielsweise ist die durch den Ausdruck „y ist der Vater von z" bezeichnete Beziehung, wenn man die Sache rein biologisch sieht, außerordentlich scharf begrenzt, und doch ist die Klasse der Handlungen, die ein Vater von seinen Kindern füglich erwarten kann – normativ gesprochen: der Begriff der ‚Kindespflicht gegenüber dem Vater' – alles andere als genau bestimmt. Man könnte hier freilich meinen, daß die rein biologische Vaterschaft überhaupt keine sittlich relevante Beziehung (in der bisher betrachteten Richtung) sei und daß Kinder nur gegenüber einem Vater von ‚wenigstens minimaler Güte' irgendwelche Verpflichtungen

[305] Rousseau 1762 b: 295 zieht interessanterweise und keineswegs ohne guten Grund die Konverse zu der hiermit bezeichneten Relation vor: „Man sagt, Gott sei seinen Geschöpfen nichts schuldig. Ich glaube, daß er ihnen alles schuldet, was er ihnen versprochen hat, als er sie erschuf. Er hat ihnen ein Gut versprochen, als er ihnen den Gedanken dazu gab und sie die Notwendigkeit dazu fühlen ließ."

hätten.[306] In diesem Falle entspricht der verschwommenen Relation ‚y ist dem z ein wenigstens minimal guter Vater' ein ebenso verschwommener Handlungsbereich, innerhalb dessen allein irgendwelche Kindespflichten erwachsen können. Doch ist andererseits auch die (grob gesprochen: konverse) Beziehung ‚y ist ein Kind von z' biologisch präzise festgelegt,[307] und diese Beziehung ist ohne Zweifel unabhängig von irgendwelchen ‚Mindestqualifikationen' des Kindes moralisch bedeutsam; doch der zugehörige Begriff der ‚Elternpflicht' ist alles andere als genau definiert, wie z. B. ganz deutlich zutage tritt, wenn man sich Gedanken über die elterliche Verpflichtung macht, seinen Kindern eine ‚gute' oder ‚individuell adäquate Ausbildung' oder eine ‚zeitgemäße Erziehung' angedeihen zu lassen.

(4) Wer sich auf eine sprechakttheoretisch korrekte Weise zu dem Bestehen einer moralischen Verpflichtung bekennt, macht sich anheischig, bezüglich der dreistelligen Relationskonstanten „R_0" und der konstanten Interessensubjekt-Bezeichnung „y_0" auf Befragen hin ‚Roß und Reiter zu nennen'. Das ist der Grund, warum wir auf eine entsprechende Existenzabschwächung verzichten können, die ja im Falle der Relation „R_0" auch zu einem möglicherweise unerwünschten Hineinquantifizieren in das nicht-extensionale Wollensprinzip führen würde.[308] Da wir in diesem Wollensprinzip aber unter

---

[306] Vgl. etwa Melden 1959, und dagegen Winch 1972: 99 mit Anm. 39; Hudson 1970: 280 f., 292 f., 299, 301 f.

[307] Zum mindesten galt bis vor kurzem: „mater semper certa" – wer die Mutter ist, kann nicht zweifelhaft sein. Die neuen Möglichkeiten einer in-vitro-Fertilisation dürften dagegen in einem bestimmten Sinne eher den Grundsatz „pater semper certus" – der Vater steht immer fest – begünstigen. Denn wer ist die Mutter, wenn eine Frau das in vitro befruchtete Ei einer anderen (vielleicht sogar, wie es vorgekommen ist, ihrer eigenen Tochter) austrägt?

[308] Angesichts der in den Abschnitten 2.8 und 2.10 (mit Anm. 235-238) teils skizzierten, teils bloß angedeuteten Überlegungen möchte ich allerdings doch vermuten, daß man in den Sätzen (3.7.6) und (3.7.6')

anderem auch über sämtliche Interessensubjekte x und y universell quantifiziert haben, kommt die Personenkonstante „y_0" in Satz (3.7.6') nur noch in der auf den Wollensgrundsatz folgenden Randbedingung vor. Hier bestehen aber gegen eine Existenzabschwächung keinerlei Bedenken, und deswegen können wir von dieser Möglichkeit auch Gebrauch machen und Satz (3.7.6') in den folgenden Satz umwandeln, den ich für unsere Zwecke als die voll entwickelte und voll ausgeschriebene Paraphrase für einen normalsprachlichen Verpflichtungssatz der Form

(1.6.5) z_0 ist (nach meinen normativen Maßstäben moralisch) verpflichtet, a_0 zu tun.

in Anspruch zu nehmen gedenke:

(1.6.5''') (We) : (y,z,a) . R_0yza & z kann a tun & es liegt in y's Interesse, daß z a tut & (x) x's Interesse, daß z a nicht tut, ist nicht von höherem Rang als y's Interesse, daß z a tut → z tut a: & (Ey) .

sowie in den folgenden Sätzen (1.6.5''') bis (1.6.5') auch die Relationskonstante „R_0" bzw. „P_0" in die existenzgebundene Relationsvariable „R" bzw. „P" umwandeln könnte. Obwohl der höherstufige Existenzoperator „(ER)" bzw. „(EP)", gefolgt von einem Dreipunkt „:.", dann ganz am Anfang der Sätze, also vor dem Wollensoperator „(We)", stehen müßte (vgl. Hoche 1977 b: 380; 1985 a: 140), wäre dies, wenn mich nicht alles täuscht, doch kein *unerlaubtes* oder *vitiöses* Hineinquantifizieren in einen (semantisch) nicht-extensionalen Kontext; denn der durch „(We)" eingeleitete Kontext ist *pragmatisch* extensional (s. o. Anm. 235), und nur darauf kommt es an. Denn da die in Rede stehenden Sätze durchweg das persönliche Fürwort „ich" (in der Abkürzung „e") enthalten – das nach der wichtigen Einsicht Barnetts (1974: bes. 544 f.) nicht für sich allein, sondern nur in Verbindung mit der Äußerung des jeweiligen Sprechers eine Extension hat (ein vollständiges Zeichen ist): s. o. Anm. 210 –, können diese Sätze nur dann eine Extension (also einen Wahrheitswert) haben, wenn ein bestimmter Sprecher sie äußert; dann aber sind sie, wenn ich recht sehe, der Jurisdiktion einer pragmatischen oder Behauptbarkeitslogik unterstellt, so daß man von ihnen, wenn man in sie hineinquantifizieren will, nicht mehr *semantische*, sondern bloß noch *pragmatische* Extensionalität zu fordern braucht.

$R_o yz_o a_o$ & z_o kann a_o tun & es liegt in y's Interesse, daß z_o a_o tut & (x) x's Interesse, daß z_o a_o nicht tut, ist nicht von höherem Rang als y's Interesse, daß z_o a_o tut.

Dieser Satz ist für die formallogischen Untersuchungen, die uns im 4. Kapitel bevorstehen, allzu unhandlich; ich werde ihn daher etwas abkürzen und bei der Einführung der vierstelligen I_1-Relation auch wieder von der Möglichkeit der Bildung komplexer Prädikate[309] Gebrauch machen:

(1.6.5'') (We) : (y,z,a) . $R_o yza$ & $K_o za$ & $I_o yza$ & $(x)I_1 xyza \rightarrow$ z tut a : & (Ey) . $R_o yz_o a_o$ & $K_o z_o a_o$ & $I_o yz_o a_o$ & $(x)I_1 xyz_o a_o$;

in Worten etwa: „Ich will, daß für alle Personen y und z und alle Handlungen a gelte, daß z a tue, wenn y in der Relation R_o zu z und a steht und wenn z a tun kann und wenn es im Interesse von y liegt, daß z a tut, und wenn für alle[310] Personen x gilt, daß x's Interesse daran, daß z a unterläßt, nicht höherrangig ist als y's Interesse daran, daß z a tut; und es gibt wenigstens ein (Interessensubjekt) y, so daß gilt: y steht zu z_o und a_o in der Relation R_o, und z_o kann a_o tun, und es liegt im Interesse von y, daß z_o a_o tut, und für alle Personen x gilt, daß x's Interesse daran, daß z_o a_o unterläßt, nicht höherrangig ist als y's Interesse daran, daß z_o a_o tut."
Soweit wir uns nur für die allerallgemeinste Gestalt von Verpflichtungsurteilen interessieren – und insbesondere auch für die pragmatische Ableitung eines „ich will"-Satzes der Form (1.6.6') –, können wir noch weiter ab-

309 Siehe o. 3.6 mit Anm. 296.

310 Wir brauchen nicht von „allen *anderen* Personen" zu sprechen, also die Nichtidentitäts-Klausel „x ≠ y" einzuführen; denn auch jedes primäre Interessensubjekt y kann im Grenzfall zur Klasse *aller* (sekundären) Interessensubjekte x gehören.

kürzen und eine neue dreistellige Relation P_o einführen:[311]

(1.6.5') (We) : (y,z,a) . $P_o$yza → z tut a :
& (Ey)P_oy$z_o$$a_o$.

3.9. Wie wir in Abschnitt 3.1 gesehen haben, hat Sprute (und vor ihm ganz ähnlich Hans Albert) vier Bedingungen für die Adäquatheit philosophischer „Deutungsmodell(e) für moralische Aussagen“[312] aufgestellt: Jede philosophische Analyse solcher Urteile habe erstens ihrer „nonkognitiven Komponente“, zweitens ihrer „Verallgemeinerbarkeit“, drittens ihrem „deskriptiven Gehalt“ und viertens ihrer „Begründbarkeit“ Rechnung zu tragen.
Dreien von diesen Adäquatheitsbedingungen haben wir in unserem Analyseversuch für normalsprachliche Verpflichtungssätze bereits entsprochen: im 2. Kapitel ihrer nonkognitiven Komponente (und das heißt in diesem Fall: ihrer ‚Präskriptivität‘),[313] in den Abschnitten 3.5-3.6 ihrer ‚Universalisierbarkeit‘, und in den Abschnitten 3.2-3.4 und 3.7-3.8 ihrem ‚deskriptiven Gehalt‘ oder, wie Hans Albert sagt, ihrem ‚Realitätsbezug‘. Doch erfüllt unsere Analyse auch die vierte Adäquatheitsbedingung –

---

311 Die neue Relation P_o ist nur dreistellig, obwohl sie die vierstellige I_1-Relation ‚schluckt‘. Das liegt daran, daß in dieser die ‚Variable‘ „x“ (s. o. Anm. 297) nicht frei vorkommt, sondern durch den Allquantor „(x)“ gebunden ist.

312 Albert 1961: 487; s. o. 3.1 mit Anm. 251.

313 An dieser Stelle sei darauf hingewiesen, daß die Präskriptivität – ob man sie nun mit Hare als logische (bzw. katapragmatische) Implikation von Imperativen oder im Sinne des vorliegenden Buches als pragmatische Implikation von „ich will“-Sätzen expliziert – nur für moralische Verpflichtungsurteile, aber nicht für Moralurteile überhaupt charakteristisch ist; insbesondere sind moralische Berechtigungsurteile nicht in diesem genauen Sinn präskriptiv. In dieser Hinsicht herrschen in der Literatur Unklarheiten, denen Hare selbst (vgl. bes. 1952, dt. 1972 a: 11.1, 11.3; 1963, dt. 1973: 2.7 mit Anm. [7], 10.5) durch ungenaue Formulierungen Vorschub geleistet hat; vgl. Hoche 1983: 2.4-6.5.

wird sie nämlich, mit den Worten Sprutes und Alberts, auch der „Begründbarkeit“ von Verpflichtungssätzen, also der „Möglichkeit einer rationalen Argumentation“ für solche Sätze, gerecht?

Bezüglich der in unseren Paraphrase-Formen (1.6.5') bis (1.6.5''') enthaltenen Randbedingungen dürften keine ethik-spezifischen Fragen auftreten. Festzustellen, ob diese Randbedingungen durchweg erfüllt sind, wird natürlich in vielen Fällen sehr schwierig und in manchen Fällen praktisch unmöglich sein; aber das trifft auch für Tatsachenbehauptungen zu, die sich nicht auf ‚moralisch relevante‘, sondern z. B. auf wissenschaftsrelevante Fakten beziehen: In beiden Fällen haben wir es mit empirisch überprüfbaren Behauptungen zu tun, die nach der ‚fallibilistischen‘ Auffassung Poppers bloß Hypothesen sind und ihren hypothetischen Charakter niemals verlieren können.[314]

Für die moralische Praxis hat das die Konsequenz, daß man oft nicht mit Sicherheit wird entscheiden können, ob eine bestimmte Person zu einer bestimmten Handlung moralisch verpflichtet sei oder nicht; und wenn man eine ganz streng verifikationistische oder falsifikationistische Nach-Prüfungs-Theorie und nicht vielmehr eine sprechakttheoretische Rechtfertigungs-Theorie favorisiert,[315] dann kann man niemals mit letzter Sicherheit sagen, daß diese oder jene moralische Verpflichtung tatsächlich bestehe.[316] Aber diese Position einzunehmen

---

[314] Vgl. bes. Popper 1934: §§ 25, 85. Ich würde es allerdings vorziehen, einen empirischen Satz nur dann als „Hypothese“ zu bezeichnen, wenn er in ganz bestimmter Weise *gebraucht* wird: vgl. Hoche 1990: 7.4.

[315] Vgl. ebd.

[316] Dabei ist der empirisch wohl schwächste Punkt die Feststellung und die Abwägung unterschiedlicher Interessen. Aber das ist eine Schwierigkeit, die auch alle utilitaristischen Moraltheorien, nicht zuletzt die Theorie Hares, und vermutlich auch alle Vertragstheorien wie diejenige von John Rawls (1972, dt. 1975) genauso betrifft. Vgl. dazu auch Hoche 1983: 9.5-9.7.

hieße, auch in der Ethik einer Versuchung zu erliegen, gegen die Philosophen anscheinend ganz besonders anfällig sind: nämlich der Versuchung, die Verwendung der natürlichen Sprache Genauigkeits-Standards zu unterwerfen, die insofern nicht mehr vernünftig sind, als sie jener Verwendung letztlich ‚das Wasser abgraben'.[317]
Ethik-spezifisch ist dagegen die Frage, ob man auch den in unseren Verpflichtungssatz-Paraphrasen an prominenter Stelle enthaltenen Wollensgrundsatz in rationaler Weise begründen könne. ‚Rational' kann dabei natürlich nicht soviel wie ‚durch theoretische Vernunft' besagen; es kann nur heißen: ‚mit Hilfe eines allgemeingültigen Verfahrens' – mit Hilfe eines Verfahrens also, das der persönlichen Willkür völlig entzogen ist.
Daß auch ein solches angebbares und lernbares Verfahren der Überprüfung und Rechtfertigung nicht zu ‚objektiv allgemeingültigen' Wollensgrundsätzen führen wird, darf man von vornherein erwarten; denn auf welche Weise sollte ich meine jeweiligen Mitmenschen davon überzeugen können, daß sie – sei es singulär, sei es universell – das gleiche ‚wollen sollten' wie ich? – Auf den ersten Blick könnte man freilich meinen, daß man diese Frage nicht nur (wie soeben geschehen) als rein *rhetorische* stellen sollte; denn Kant und Searle beispielsweise hätten sie *ernsthaft* gestellt und unterschiedlich, aber gleichermaßen überzeugend *beantwortet*:
Man könne (so möchte man vielleicht fortfahren) etwa das Wollensprinzip, daß jedermann seine Versprechen

---

[317] So zu verfahren, käme dem kindlichen Bestreben des jungen Husserl gleich, von dem die Anekdote berichtet wird, „daß er einst als Kind ein Taschenmesser zum Geschenk erhalten habe. Er fand jedoch, daß die Schneide nicht scharf genug sei, und schliff sie immer wieder. Nur darauf bedacht, das Messer zu schärfen, bemerkte der Knabe Husserl nicht, daß die Klinge immer kleiner wurde und schwand. Lévinas versichert, daß Husserl diese Kindheitserinnerung in traurigem Ton erzählt habe, da er ihr eine symbolische Bedeutung beimaß": S. Strasser in Husserliana I, den Haag 1950, S. XXIX. Vgl. dazu Hoche 1985 a: II.3.c, und o. 2.1 mit Anm. 152; 3.1 mit Anm. 246.

halte, wenn er das kann und wenn das im Interesse eines anderen (in der Regel: dessen, dem er das Versprechen gegeben hat) liegt und wenn es nicht ‚gegen die guten Sitten', das heißt: nicht gegen höherrangige Interessen Dritter, verstößt, mit Hilfe eines Kantischen – oder vielleicht auch: pseudo-kantischen – Arguments der Verallgemeinerung intersubjektiv überzeugend rechtfertigen: Eine allgemeine Nicht-Anwendung dieses Wollensprinzips würde die sprachliche Institution des Versprechens im Endeffekt annullieren; und Entsprechendes gelte für alle Wollensprinzipien, die mit den von Kant so genannten ‚strengen' oder ‚unnachlaßlichen Pflichten' zu tun hätten.[318] – Aber dieses Argument ist nicht vollständig, solange man nicht außerdem begründet, warum die sprachliche Institution des Versprechens – oder ähnlich: die des Feststellens und Behauptens – prinzipiell erhaltenswert sei.

Nicht besser fährt man mit dem Argument Searles zugunsten der ‚institutionellen' Verpflichtung,[319] seine Versprechen zu halten.[320] Dieses Argument ist erklärtermaßen ein Versuch, aus einem ‚Sein' („is") ein ‚Sollen' („ought") abzuleiten („derive"); und wenn dieser Versuch erfolgreich ist, taugt er offenbar zugleich auch als Instrument, um andere Menschen mit theoretischen Gründen dazu zu bringen, sich bestimmte Wollensprinzipien zu eigen zu machen. Doch wenn Searle aus rein deskriptiven (nicht-normativen) Sätzen über das Bestehen von ‚institutionellen Tatsachen' wie z. B.

---

[318] Vgl. Kant 1785: A/B 19, 53-55, 57 (Ak.-Ausg. IV, 403, 422, 424), und dazu Höffe 1977: 372-379. – Hier ist nicht von Universalisierbarkeit im bisher besprochenen Sinn die Rede, sondern von einem „Argument der Verallgemeinerung" im Sinne von Singer 1961: Kap. IV: es hat die allgemeine Form: „Wenn jeder x tun würde, wären die Folgen verheerend (oder nicht wünschenswert); deshalb sollte niemand x tun." (ebd.: 86). Den schwierigen Problemen solcher Verallgemeinerungs-Argumente ist Hoerster 1971 gewidmet.

[319] Siehe o. 2.5 mit Anm. 188; 3.1 mit Anm. 248.

[320] Entsprechendes gilt für Höffe 1977: 378 f.

(3.9.1) Jones hat versprochen, Smith fünf Dollar zu zahlen.

unter Zuhilfenahme weiterer rein deskriptiver Annahmen solche Sätze wie

(3.9.2) Jones ist verpflichtet, Smith fünf Dollar zu zahlen.

logisch ableiten kann – und ich meine, daß er das in gewisser Weise *tatsächlich* kann –, dann haben diese Sätze nicht die verborgene Form

(3.9.3) Jones ist (nach meinen normativen Maßstäben moralisch) dazu verpflichtet, Smith fünf Dollar zu zahlen.,

die uns in diesen ‚Elementen einer Anatomie der Verpflichtung' als einzige angehen würde, sondern die verborgene Form

(3.9.4) Jones ist (gemäß der internen Logik einer von ihm herangezogenen ‚Institution') dazu verpflichtet, Smith fünf Dollar zu zahlen.

Der aus Satz (3.9.1) und weiteren rein deskriptiven Zusatzannahmen logisch deduzierbare Satz (3.9.2) ist also im Sinne von Satz (3.9.4) zu verstehen, und in diesem Satz ist nicht von einer moralischen, sondern ganz explizit von einer institutionellen Verpflichtung die Rede. Von einer Verpflichtung *dieser* Art – und damit von Satz (3.9.4) – kann man aber zu einer Verpflichtung *jener* Art – und damit zu Satz (3.9.3) – nur übergehen, wenn man über ein geeignetes ‚Brückenprinzip' verfügt, und als ein solches würde nur ein Wollensprinzip wie das folgende, das seinerseits einer Begründung bedarf, in Betracht kommen:[321]

---

[321] 1978 b habe ich das im Detail zu zeigen versucht.

(3.9.5) Ich will, daß jeder das, wozu er institutionell verpflichtet ist, in genau den Fällen, in denen dies in jemandes Interesse liegt und gegen niemandes höherrangige Interessen verstößt, auch tut, wenn er kann.

3.10. Nach der im letzten Abschnitt mehr skizzierten als gründlich durchgeführten Kritik an zwei bekannten Gegenargumenten möchte ich meine These wiederholen, daß universelle „ich will"-Sätze nicht ‚objektiv', sondern allenfalls ‚subjektiv' begründbar sowohl wie allgemeingültig sind: Jeweils ich selbst kann mich günstigstenfalls davon überzeugen, daß ich von allen Personen einer bestimmten Art in allen Situationen einer bestimmten Art eine Handlung von bestimmter Art ausgeführt wissen will, und dafür, daß jeweils meine Mitmenschen in dieser wollensmäßigen oder ‚voluntativen' Hinsicht mit mir harmonieren müssen, gibt es keinerlei ‚transzendentale Argumente' von der Art, wie sie für die intersubjektive Übereinstimmung in theoretischen Grundfragen angeführt werden können.[322]

In diesem Abschnitt möchte ich nun zu zeigen versuchen, wie ich jeweils mich selbst – und die Menschen meiner Umgebung – davon überzeugen kann, daß ich diesen oder jenen Wollensgrundsatz tatsächlich vertrete. Als Beispiel diene der Grundsatz

(3.10.1) Ich will, daß niemand einem sozial Schwächeren ein materielles Gut entzieht, sofern dies nicht im wohlverstandenen Interesse des Letztgenannten oder im höherrangigen Interesse einer beliebigen Person liegt.

---

[322] Theoretische Divergenzen sind nur vor dem Hintergrund einer theoretischen Grund-Übereinstimmung möglich; vgl. dazu etwa Wittgenstein 1953: §§ 242, 345; II, S. 539 f.; Malcolm 1962: bes. Abschnitt II; Hoche 1964: §§ 28-29; s. u. 4.8 mit Anm. 413.

Es dürfte nicht leicht sein, einen Menschen zu finden, der unverfroren genug ist, diesem Wollensprinzip nicht wenigstens ein Lippenbekenntnis zu zollen. Auf der anderen Seite weiß man, wie die Steuergesetzgebung mancher Länder gerade die Großverdiener – wenn auch im angeblich höherrangigen Interesse des ökonomischen Wachstums – gegenüber einkommensschwächeren Steuerpflichtigen zumindest in einem gewissen Sinn besserstellt (man kann das daraus ersehen, wie begehrlich sich einige Leute um Chancen zur Wahrnehmung solcher gesetzlichen Möglichkeiten geradezu reißen); und man weiß auch, wie gerne man selber hoch- und höchstrangigen Beispielen aus Politik und Wirtschaft nacheifern würde und im kleinen und kleinsten Maßstab von allen gefahrlos erscheinenden Möglichkeiten der Steuerhinterziehung Gebrauch macht oder zumindest Gebrauch machen möchte. So ist die Frage nicht überflüssig, wie man sich seiner wirklichen Haltung zu dem Wollensgrundsatz (3.10.1) über jeden vernünftigen Zweifel hinaus vergewissern kann.

Dafür gibt es nun eine in der gegenwärtigen Metaethik nicht genügend beachtete Möglichkeit, über die schon in einem uralten Buch berichtet wird, nämlich im 2. Buch Samuelis (Kap. 12: 1-13).[323] Dort erzählt Nathan, einer

[323] Vgl. auch Hoche 1978 a: Abschnitt IX. – Eine etwas andere und vielleicht noch höher einzuschätzende Möglichkeit, auf die ich im Text nicht eingehen werde, bietet vermutlich die rein ‚fiktionale' Literatur. Vgl. etwa Schiller 1784: „Die Schaubühne allein kann unsre Schwächen belachen, weil sie unsrer Empfindlichkeit schont, und den schuldigen Thoren nicht wissen will" (95); „Eine merkwürdige Klasse von Menschen hat Ursache, dankbarer als alle übrigen gegen die Bühne zu seyn. Hier nur hören die Großen der Welt, was sie nie oder selten hören – Wahrheit" (97). Oder ganz allgemein gesprochen: Literatur, sofern sie die sogleich im Text zu behandelnden Züge der Negativität und der Anonymität aufweist, macht es uns möglich, unsere individuell vertretenen Wollensprinzipien immer besser zu erkennen. Da wir von solchen Wollensprinzipien durch eine rein logische Umformung oder mit Hilfe der als ‚Brückenprinzip' fungierenden allgemeinsten Fassung der Goldenen Regel zu universellen Verpflichtungsurteilen kommen (s. u.

der am Hofe des Königs David lebenden Propheten, dem König nach dessen Ehebruch mit Bath-Seba und seiner Blutschuld an ihrem Mann Uria, einem Offizier des Königs, eine Geschichte von zwei Männern. In *formaler* Hinsicht zeichnet sich diese Geschichte durch zwei Züge aus, deren didaktischer und methodologischer Wert kaum überschätzt werden kann: Sie ist insofern ‚*negativ*', als sich die meisten Hörer spontan über den berichteten Vorfall empören dürften, und sie ist insofern ‚*anonym*', als sie keinerlei Angaben über die Identität der beiden ‚dramatis personae' enthält.[324] Beides, die Negativität und die Anonymität, ist entscheidend; denn nur durch eine solche Erzählung kann Nathan auf seiten des Königs eine aussagekräftige Gefühlsreaktion erzielen, die nicht durch ‚Ansehung der Personen' beeinträchtigt ist – mit anderen Worten: die Gefahr eines ‚special pleading' des Königs, eines Plädoyers des Königs zu seinen eigenen Gunsten, minimieren.[325] *Inhaltlich* dagegen ist die Geschichte äußerst einfach: Ein reicher Schaf- und Rinderzüchter hat einem armen Nachbarn das einzige Schaf weggenommen und für ein Festmahl zu Ehren eines Gastes geschlachtet, um seinen eigenen schönen Viehbestand nicht in Angriff nehmen zu müssen. Die *Reaktion des Königs* entsprach der Erwartung Nathans: Als er diese Parabel – die er für eine wahre Geschichte hielt – hörte, „ergrimmte" er „mit großem Zorn wider den Mann und sprach zu Nathan: So

---

4.5-4.6, 4.8 Kommentar (1) und schon o. das Vorwort), ist die Lektüre fiktionaler Literatur das wichtigste Element der moralischen – zumindest: der deontischen – Bildung. Solche Literatur hat im Rahmen meiner metaethischen Konzeption also einen noch höheren Stellenwert als bei Hare (vgl. bes. 1963, dt. 1973: 9.8).

324 Die methodologische Wichtigkeit dieser beiden Züge sollte spätestens bei der Formalisierung dieses Gleichnisses und der Reaktion des Königs darauf in Abschnitt 4.4 ersichtlich werden.

325 Vgl. etwa Hare 1963: 33, 53, 76, 107; dt. 1973: 48, 69, 93, 127; Edwards 1955: IX.4; Austin 1956 (Original): 136.

wahr der Herr lebt, der Mann ist ein Kind des Todes, der das getan hat!“

Durch diese deutliche emotionale Reaktion hat der König aber sich selber ebensogut wie Nathan und allen anderen, die es hören wollten, über jeden Zweifel erhaben klargemacht, daß er mit großer Entschiedenheit für den folgenden allgemeinen Wollenssatz eintritt:

(3.10.2) Ich will, daß niemand so handle wie dieser Reiche.

In der hierin vorkommenden Begriffsbezeichnung „so handeln wie dieser Reiche“ wird die Individuenkonstante „dieser Reiche“ natürlich anaphorisch verwendet und nicht etwa demonstrativ; die Geschichte wird ja streng anonym erzählt, handelt also – vom Standpunkt des Hörers aus – nicht von einer bestimmten individuellen Person. Alles, was der Hörer von ‚diesem‘ – nämlich dem in der Geschichte erwähnten – Reichen weiß, kann er daher nur aus ebendieser Geschichte selbst wissen; und deshalb ist der Hörer auch in der Lage, die in Satz (3.10.2) gebrauchte Begriffsbezeichnung durch ein universelles, individuell nicht gebundenes Prädikat zu ersetzen.[326] Wie hat denn der Reiche, allgemein gesprochen, gehandelt? Er hat einem sozial Schwächeren – ohne daß dies in *dessen* Interesse oder im höherrangigen Interesse *irgendeiner* Person gelegen hätte – ein materielles Gut entzogen. Der König hat sich also nicht bloß zu Satz (3.10.2), dessen Formulierung eine situative oder individuelle Bindung vortäuschen könnte, sondern ebendamit auch zu dem rein universell formulierten Wollensgrundsatz (3.10.1) bekannt, und zwar in einer für andere wie für ihn selbst völlig unmißverständlichen Weise.

---

[326] Zu „universell“ s. o. Anm. 176; zum Begriff des ‚individuell gebundenen‘ oder ‚ungebundenen‘ Begriffs vgl. Hoche 1975 a: bes. 343.

Wollensprinzipien wie (3.10.1) lassen sich also unmittelbar – nämlich durch eine einzige emotionale oder ‚voluntative' Erfahrung von der Art, wie sie König David gemacht hat – ‚verifizieren'. Dadurch unterscheiden sie sich ganz ausgeprägt von *gewöhnlichen* Allsätzen (oder, gleichwertig: verneinten Existenzsätzen), die keine Wollensoperatoren oder anderweitige subjektiv-personale Operatoren für ‚propositional attitudes' im Sinne Russells oder ‚intentionale' Einstellungen und Verhaltensweisen im Sinne der transzendentalen Phänomenologie enthalten[327] und daher in den empirischen Wissenschaften und der an ihnen bevorzugt ausgerichteten Wissenschaftstheorie die allbeherrschende Rolle spielen.

Es ist infolgedessen ganz *überflüssig*, daß Hare in seiner Theorie des moralischen Argumentierens – besonders also in seiner Diskussion der von ihm so genannten „‚Goldene-Regel'-Argumente" – den in der Theorie der empirischen Wissenschaften in gewisser Weise berechtigten ‚Falsifikationismus' Poppers ohne genügende Beachtung der charakteristisch verschiedenen Verhältnisse aus der Metawissenschaft in die Metaethik verpflanzt.[328] Daß es zudem auch *nicht möglich* ist, habe ich an anderer Stelle nachzuweisen versucht.[329]

Weiterhin ist man daher auch nicht, wie Hare meint, aus argumentationstheoretischen Gründen dazu gezwungen, eine logische Deduktion von moralischen Sätzen aus Wollenssätzen – bei Hare natürlich genauer: aus Imperativen – für unmöglich zu halten. Im Gegenteil kann man, wie der logische Aufbau unserer Verpflichtungssatz-Paraphrasen (1.6.5') bis (1.6.5''') unmittelbar erken-

---

327 Siehe o. Anm. 98; vgl. Hoche 1973: 272; 1992 d.

328 Hare 1963, dt. 1973: bes. 6.1-6.4, 10.4, 10.6. – Zu der Einschränkung, die in den Worten „in gewisser Weise" liegt, s. o. 3.9 mit Anm. 314.

329 Hoche 1978 c; mit ganz anderer Begründung Kese 1990: 3.1. Vgl. auch o. Anm. 199.

nen läßt, einen Satz über das Bestehen einer moralischen Verpflichtung aus einem Wollensprinzip und einer rein deskriptiven Randbedingung ableiten, und das ist auch die *einzige* Möglichkeit seiner methodologisch korrekten Begründung; denn Verpflichtungssätze sind überhaupt nichts anderes als aussagenlogische Konjunktionen zweier solcher Sätze.

3.11. Gegen diese These von der unmittelbaren Deduzierbarkeit von Verpflichtungssätzen aus einem deskriptiven Satz und einem Wollensprinzip würde Hare freilich möglicherweise einwenden wollen, sie sei ein Verstoß gegen ‚Humes Gesetz' oder (wie man gelegentlich etwas drastisch auch sagt) gegen ‚Humes Guillotine' – gegen den anti-naturalistischen Grundsatz also, daß man normative Sätze nicht aus bloßen ‚Tatsachensätzen' (‚statements of fact' oder ‚factual statements') ableiten kann.[330]
Diese Befürchtung kann ich aber nicht teilen; denn sowohl singuläre wie universelle Wollenssätze dürften nur bei einer sehr groben und zudem auch unangemessenen Klassifizierung von Aussagen oder Sätzen eine Unterklasse der ‚Tatsachensätze' bilden. Wenn man das in der englischsprachigen Literatur trotzdem gern glaubt, so hängt das wohl damit zusammen, daß ‚analytische' Philosophen das menschliche Handeln und das menschliche Wollen – das ich als bloßen ‚defizienten Modus' des Handelns ansehen möchte[331] – wesentlich seltener in der Perspektive des Handelnden oder Wollenden selbst als vielmehr in der des von außen hinzutretenden Zuschauers oder Beobachters zu beschreiben pflegen.[332] Denn

[330] Vgl. Hare 1963: 108 (6.9), 116 (7.2); Hudson 1969: 11 f., 100 sowie den ganzen Ersten Teil; Hume 1739/1740: III.I.I, bes. 469 f.
[331] Vgl. Hoche 1973: §§ 29-31.
[332] Vgl. ebd.: §§ 10, 18, 23 f.; Beck 1975: 43-82, bes. 47: „Soll die Frage ‚Was ist der Mensch?' in der Sprache und aus der Perspektive des Betrachters oder aus der des Handelnden beantwortet werden?". Dage-

wenn man diese äußere Beschreibungsperspektive zugrunde legt, dann sind sowohl universelle wie singuläre Wollenssätze in der Tat als ‚Tatsachensätze' – nämlich als Feststellungen über das beobachtbare Verhalten anderer Menschen – zu interpretieren.

Doch wenn man einer solchen Beschreibung des Handelns und Wollens in der (in einem weiteren Sinne des Wortes wohl ‚behavioristisch' zu nennenden) ‚Außensicht' eine im Sinne Bohrs ‚komplementäre', also mit ihr nicht zu vermengende oder zu kontaminierende, Beschreibung in der ‚Innensicht' des Handelnden und Wollenden selbst an die Seite stellt, dann bekundet sich mein Handeln und Wollen für jeweils mich selbst nicht etwa als ein objektives und sozusagen ‚seiendes' Verhalten, sondern als ein System von subjektiven – und zwar ‚gerundiven'[333] – Charakteren meiner persönlichen noematischen Umwelt; und diese ‚gerundiven' Charaktere unterscheiden sich von allen intersubjektiv-objektiven ‚Seins'-Charakteren meiner noematischen Umwelt so, wie sich eben gewollte, das heißt erst herbeizuführende oder auch für die Zukunft zu bewahrende Sachverhalte von tatsächlich bestehenden Sachverhalten – also von ‚Tatsachen' – unterscheiden.[334]

---

gen finden sich in der zeitgenössischen *Psychologie* sehr bemerkenswerte Ansätze, dem Perspektiven-Unterschied Rechnung zu tragen; vgl. etwa Nisbett et al. 1973.

333 Vgl. Nowell-Smith 1954: 72 f. – Statt von ‚gerundiven' Charakteren habe ich 1973 (vgl. dort das Sachregister, aber bes. auch § 16) von ‚Handlungsanweisungen' gesprochen. Es scheint mir jetzt aber außer Zweifel zu stehen, daß sich diese auf Thure von Uexküll zurückgehende, terminologisch-präzise Verwendungsweise des Ausdrucks gegenüber der vorherrschenden, recht prätentiös wirkenden ‚bildungssprachlichen' Gebrauchsweise nicht behaupten kann. – Zur Sache vgl. auch Carnap 1928: § 133.

334 Zum Husserlschen Begriff der ‚noematischen Umwelt' vgl. Hoche 1973: Sachregister s. v. „Umwelt"; 1982; zu den Begriffen des ‚Sachverhalts' und der ‚Tatsache' etwa Patzig 1964; Vendler 1967: Kap. 5 („Facts and Events"); Hoche 1990: 6.6 und S. 204 Anm. 538.

Das ‚Erfahrungsorgan', mit dem man seine eigenen Wollensgrundsätze unmittelbar erkennen und ‚verifizieren' kann, ist also nicht das Organ der ‚Beobachtungsevidenz'; da es jedoch – als ein potentielles ‚Einigungsmittel' beim Argumentieren – eine ganz analoge Funktion hat, könnte man es sehr treffend als ‚ethische Evidenz' bezeichnen.[335] Hinsichtlich dieser Funktion ist es weiterhin dem ‚Sprachgefühl' analog, von dem wir – wie es auch in allen anderen normalsprachlichen Begriffsanalysen unerläßlich ist – unter dem Namen einer ‚idiolektischen (Sprach-)Kompetenz' in dieser metaethischen Untersuchung ständig Gebrauch machen mußten. Wegen dieser Analogie zum ‚Sprachgefühl' könnte man die ‚sittliche Evidenz' auch ‚moralisches Gefühl', ‚Wertgefühl' oder – wie ich zu sagen vorziehen würde – ‚Rechtsgefühl' nennen.[336] Aber wie immer man dieses potentielle ‚Einigungsmittel' – diese irreduzible argumentative Entscheidungsinstanz – auch zu nennen beliebt: Entscheidend ist eigentlich nur, daß man es als eine Evidenz sui generis anerkennt sowohl wie erkennt und weder ‚szientistisch' hinwegzudiskutieren noch als ein bloß irrationales ‚Gefühl' zu diskreditieren versucht.

Zum Schluß dieses Abschnitts (und Kapitels) möchte ich noch einmal kurz auf das Nathan-David-Beispiel zurückkommen und dabei das Gleichnis von den zwei Männern in der Fiktion so abwandeln, daß das Motiv des Reichen, seinen eigenen Viehbestand zu verschonen (2. Sam. 12: 4), nicht erwähnt wird. Dann könnte der Dialog zwischen dem König und dem Propheten völlig anders verlaufen, als er uns überliefert wurde. Es wäre dann nämlich denkbar, daß der König nicht aufbrausen und durch die Worte Nathans „Du bist der Mann!" zum

---

335 Vgl. Savigny 1967: 10, 19-28.

336 Dieser Ausdruck wird in der rechtsphilosophischen Literatur allerdings sehr unterschiedlich gebraucht; vgl. etwa Rümelin ²1948; Isay 1929; A. E. Hoche 1932; Hubmann 1954.

Eingeständnis seiner Sünde gezwungen würde, sondern daß er folgende Antwort gäbe: „Warum erzählst du mir das? Vielleicht hat der Reiche etwas Böses getan, vielleicht aber auch etwas Gutes. Es könnte doch sein, daß das kärgliche Leben des Armen vom Herrn als Prüfung gedacht war und daß ihm der Reiche nur deshalb auch noch das Schäfchen genommen hat, um diese Prüfung zu vollenden und damit abzukürzen. Vielleicht hat der Reiche also bewußt im eigentlichen – nicht materiellen, sondern geistlichen – Interesse des Armen gehandelt. Wenn ich Hintergründe und Motive nicht kenne, kann ich also nicht ein für allemal schlechtheißen, daß ein Reicher einem Armen etwas im geistlichen Sinne so wenig Wichtiges wie ein materielles Gut entzieht.“ Eine solche Antwort des Königs mag – zumal historisch gesehen – nicht gerade wahrscheinlich klingen, aber sie ist doch nicht schlechthin unvorstellbar; und das bedeutet, daß David einen ihm vernünftig erscheinenden Grund haben könnte, sich nicht für den folgenden, gegenüber Satz (3.10.1) schlichteren, nämlich bedingungslos formulierten, Wollensgrundsatz stark zu machen:

(3.11.1) Ich will, daß niemand einem sozial Schwächeren ein materielles Gut entzieht.

Doch wäre auch noch ein anderer Fortgang des Dialogs zwischen Nathan und David möglich gewesen: David hätte auch aufgrund der abgewandelten Erzählung, statt den Propheten in der eben beschriebenen Form zu belehren, in unüberlegtem Jähzorn aufbrausen und sich deswegen umgekehrt eine solche Belehrung durch Nathan einhandeln können. Diese Möglichkeit halte ich deswegen für ungemein wichtig, weil sie den naheliegenden Einwurf zurückzuweisen erlaubt, daß emotionale Reaktionen auf das als negativ empfundene Verhalten unbekannter und unbestimmter Personen keinerlei ‚Quellenwert‘ hätten, da sie durch die Zufälligkeit der

Erziehung, der ‚Klassenlage' und des ‚Milieus' bedingt und einer rationalen Argumentation nicht zugänglich seien: Der eine sei habituell über dies, der andere aber über jenes empört, und aus solchen Idiosynkrasien lasse sich nichts deduzieren, was den Namen eines ‚Verpflichtungs'-Urteils verdiene. Dieser Einwand läßt sich also entkräften: Es wäre im Beispiel denkbar gewesen, daß Nathan den König zuerst zur spontanen Bejahung des unbedingten Wollensprinzips (3.11.1), aufgrund von rationaler Erörterung aber zur anschließenden Verneinung dieses Prinzips und statt dessen zur Bejahung des bedingten Wollensprinzips (3.10.1) provoziert hätte.
Dies ist jedoch ein Modell für alle anderen möglichen Fälle, und so läßt sich nach diesen wenigen Andeutungen sicherlich schon ermessen, daß das ‚Rechtsgefühl' oder die ‚sittliche Evidenz' ebenso fehlbar, aber auch ebenso disziplinier- und belehrbar und zudem als potentielles ‚Einigungsmittel' beim moralischen Argumentieren ebenso unersetzbar ist wie die ‚Beobachtungsevidenz' in den empirischen Wissenschaften und das ‚Sprachgefühl' in der philosophischen Begriffsanalyse.

4. Formale Überprüfung der Verpflichtungssatz-Paraphrase und Beweis der Analytizität der ‚Goldenen Regel'

4.1. In diesem Abschnitt möchte ich zeigen, daß sich aus den in Abschnitt 3.8 gewonnenen, unterschiedlich ausführlich formulierten Verpflichtungssatz-Paraphrasen (1.6.5'''), (1.6.5'') und (1.6.5') die „ich will"-Satz-Paraphrase (1.6.6') pragmatisch – und zwar genauer: doxastisch-buletisch – ableiten läßt.
Für diese Ableitung genügt die knappste Formulierung der Verpflichtungssatz-Paraphrase, die – gemäß der Quineschen ‚Maxime der Analyse des geringsten Tiefgangs'[337] – das Minimum dessen an logischer Struktur exponiert, was man für diesen Zweck braucht:

(1.6.5') (We) : (y,z,a) . $P_O$yza → z tut a :
& (Ey)P_Oy$z_O a_O$.

Um aus diesem Satz den „ich will"-Satz

(1.6.6') (We) z_O tut a_O

doxastisch-buletisch abzuleiten, bediene ich mich eines ‚pragmatischen Behauptbarkeitskalküls',[338] der im wesentlichen auf dem logischen Kalkül des natürlichen Schließens in derjenigen Form beruht, die Benson Mates in seiner „Elementaren Logik" in einer auch für den Nicht-Logiker vorzüglich verständlichen Art entwikkelt.[339] Diesen Kalkül möchte ich nun weder als bekannt

---

337 Siehe o. Anm. 195 und 3.1 mit Anm. 247.

338 Siehe o. 2.8 mit Anm. 212.

339 Mates 1965. – Nur ‚im wesentlichen' deshalb, weil ich eine Vereinfachung vornehme, die mir legitim zu sein scheint; s. u. meinen Kommentar zu Zeile (4) der Ableitung dieses Abschnitts 4.1.

voraussetzen noch in vollem Umfang meinen folgenden Ableitungen vorausschicken; vielmehr scheint mir der Kompromiß sowohl legitim wie leserfreundlich zu sein, das Nötigste hier zu sagen, bezüglich aller Feinheiten aber den Leser auf das genannte Buch von Mates selber zu verweisen.

Dabei möchte ich so verfahren, daß ich die pragmatisch-wollenslogische Ableitung von (1.6.6') aus (1.6.5') zunächst einmal hinschreibe und anschließend Schritt für Schritt kommentiere:

{1}	(1)	(We) : (y,z,a) . $P_o$yza → z tut a : & (Ey)P_oy$z_o a_o$	P
{1}	(2)	(We) : (y,z,a) . $P_o$yza → z tut a	1 T
{1}	(3)	(Ey)P_oy$z_o a_o$	1 T
{1}	(4)	$P_o y_s z_o a_o$	3 S
{5}	(5)	(y,z,a) . $P_o$yza → z tut a	P
{5}	(6)	$P_o y_s z_o a_o$ → z_o tut a_o	5 BE
Λ	(7)	(y,z,a) . $P_o$yza → z tut a . → . $P_o y_s z_o a_o$ → z_o tut a_o	5,6 K
Λ	(8)	(Be) : (y,z,a) . $P_o$yza → z tut a . → . $P_o y_s z_o a_o$ → z_o tut a_o	7 R_p
{1}	(9)	(We) . $P_o y_s z_o a_o$ → z_o tut a_o	2,8 R_{wl}2
{1}	(10)	(Be) $P_o y_s z_o a_o$	4 R_p
{1}	(11)	(We) z_o tut a_o	9,10 R_{wl}1

Wie eine prädikatenlogische Ableitung, so ist auch diese pragmatisch-wollenslogische Ableitung eine nach Regeln aufgebaute „endliche Folge fortlaufend numerierter Zeilen, von denen jede aus einer Aussage und einer Menge von Nummern (den Prämissennummern der Zeile) besteht".[340] In der zweiten Spalte sind in gewöhnlichen runden Klammern die fortlaufenden Nummern der ‚Zeilen' – also im wesentlichen: der Sätze –, in der dritten Spalte die Sätze selbst aufgeführt. In der ersten

340 Mates 1965: 150; s. o. 2.8 mit Anm. 208.

Spalte aber werden die Prämissenmengen des in der betreffenden Zeile hingeschriebenen Satzes angegeben, und zwar mit Hilfe der geschweiften (Mengen-) Klammern, mit denen man auch sonst beliebige Mengen durch die Aufzählung ihrer Elemente zu bezeichnen pflegt; die Nummern innerhalb der geschweiften Klammern sind die Zeilennummern der Prämissen des jeweiligen Satzes. In der vierten und letzten Spalte werden die Regeln genannt, nach denen die jeweils links daneben stehenden Sätze erzeugt werden, und gegebenenfalls davor die Nummern der Zeile(n), auf welche die jeweilige Regel Anwendung findet. – Ich kommentiere nun die einzelnen Zeilen:

Zu (1): In der ersten Zeile (die aus Platzgründen freilich mehr als bloß eine typographische ‚Zeile' umfaßt) finden wir in der rechten Spalte die Regelbezeichnung „P". Die damit bezeichnete Regel lautet:

(P) *Prämisseneinführung:* „Jede Aussage kann in einer Zeile eingeführt werden, wobei die Zeilennummer als einzige Prämissennummer genommen wird."[341]

Dementsprechend steht in der ersten Zeile ganz links in geschweiften Klammern die Zeilennummer „1". Die in Zeile (1) eingeführte Prämisse ist, wie man sieht, unser Satz (1.6.5').

Zu (2): In der zweiten Zeile steht ganz rechts die Regelbezeichnung „T" und davor der Hinweis darauf, daß diese Regel auf Zeile (1) anzuwenden ist. Die zugehörige Regel lautet:

(T) *Tautologischer Schluß:* „Eine Aussage kann in einer Zeile eingeführt werden, wenn sie tautologische Folgerung aus Aussagen ist, die in früheren

[341] Ebd.: 151. – Die Zeilennummer dient als Prämissennummer, weil eine Prämisse sozusagen nur sich selbst als Prämisse hat (Grenzfall des Prämissen-Gedankens).

Zeilen auftreten; als Prämissennummern der neuen Zeile nehme man alle Prämissennummern dieser früheren Zeilen.“[342]

Der in der zweiten Zeile stehende Satz folgt in der Tat tautologisch aus dem in der ersten Zeile stehenden Satz: Er ist eines der beiden Konjunktionsglieder dieser aussagenlogischen Konjunktion („und“-Verbindung). Dementsprechend haben wir links wiederum nur die Prämissennummer „1“.

Zu (3): In der dritten Zeile haben wir ‚dasselbe in Grün‘; denn der in dieser Zeile auftretende Satz ist das andere der beiden Konjunktionsglieder aus der ersten Zeile.

Zu (4): In der vierten Zeile haben wir es mit einer ‚Skolemisierung‘[343] zu tun: Nachdem wir in Zeile (3) gesagt haben, daß es (mindestens) eine Person y gebe, die in die dreistellige „P_O“-Relation eingeht, beschließen wir nun in Zeile (4), diese Person – bzw. eine dieser Personen – ad hoc zu ‚taufen‘, und zwar natürlich auf einen Namen, der in der Ableitung noch nicht vorkommt (denn sonst würden wir ja eine möglicherweise falsche neue Information hineinschmuggeln). Dieser Bedingung genügt die Personenkonstante „y_S“, durch deren Index ich zugleich andeuten möchte, daß es sich nicht um eine ganz gewöhnliche Konstante, sondern um eine Konstante sui generis handelt: um eine sogenannte ‚Skolem-Konstante‘.

Für die Verwendung einer solchen Skolem-Konstanten soll nun ganz allgemein die Regel gelten, daß sie in der letzten Ableitungszeile nicht mehr auftreten darf, das heißt im weiteren Fortgang der Ableitung durch die Anwendung von geeigneten Regeln wieder zum Verschwinden gebracht werden muß. Das kann, wie sich in

342 Ebd.: 151. – Zur genauen Definition von ‚tautologischer Folgerung‘ vgl. ebd.: 121.
343 Siehe o. 2.10 mit Anm. 240.

den Ableitungen des nächsten Abschnitts 4.2 zeigen wird, auch dadurch geschehen, daß man aufgrund einer erst dort zu besprechenden Regel die Existenzquantifikation, die in der Skolem-Konstanten implizit steckt, in der Konklusion explizit wiederherstellt; aber in der Ableitung des vorliegenden Abschnitts 4.1 wird die Skolem-Konstante „y_S“, wie sich gleich zeigen wird, auf andere Weise wieder eliminiert.

Mit der so geregelten Skolemisierung weiche ich von dem von Mates aufgestellten Regelsystem ab, und zwar im Sinne einer ganz erheblichen Vereinfachung. Mates behandelt die Skolem-Konstanten als normale (wenn auch natürlich zuvor noch nicht gebrauchte) Konstante, wie daraus ersichtlich ist, daß er sie typographisch nicht als Skolem-Konstante markiert und daß er weiterhin feststellt, daß Zeilen der Art (4) aus Zeilen der Art (3) nicht ableitbar (da nicht semantisch in ihnen impliziert) seien.[344] Entsprechend dieser Auffassung müßte Mates unsere Zeile (4) als neue Prämisse einführen und ihr nach der Regel „P“ (die er rechts notieren müßte) die ganz links zu notierende Prämissennummer „4“ zuordnen. Um diese Einführung einer neuen Prämisse später wieder rückgängig zu machen – die Konklusion soll ja nur von den je gewünschten Prämissen abhängen, und das ist in unserem Fall allein die Prämisse (1) –, müßte Mates die Ableitung vor Erreichen der Konklusion durch Anwendung einer ziemlich komplizierten Regel der „Beispielbeseitigung“ („BB“) noch verlängern.[345] Es liegt mir fern zu bestreiten, daß dieses aufwendigere Verfahren formallogische Vorzüge haben mag; doch für uns als Philosophen, die sich der formalen Logik nur als ‚Werkzeug‘ (‚Organon‘) bedienen, scheint mir das hier gewählte Verfahren wesentlich einfacher und trotzdem nicht unexakt oder illegitim zu sein.

344 Mates 1965: 162.
345 Ebd.: 163 f.

Entsprechend meinem Verständnis der Skolemisierung erzeuge ich Zeile (4) also dadurch, daß ich die folgende Regel auf Zeile (3) anwende:

(S) *Skolemisierung:* Wenn in einer früheren Zeile eine Existenzaussage auftritt, kann in einer neuen Zeile der Existenzoperator weggelassen und die durch ihn gebundene Variable durch eine zuvor noch nicht verwendete Konstante (‚Skolem-Konstante') ersetzt werden – mit der Maßgabe, daß diese Konstante sui generis im weiteren Verlauf der Ableitung mittels geeigneter Regeln wieder eliminiert wird; als Prämissennummern der neuen Zeile nehme man die Prämissennummern der früheren Zeile.[346]

Zu (5): In der fünften Zeile mache ich von der Regel der „Prämisseneinführung" Gebrauch, die ich bei der Kommentierung des ersten Satzes bereits besprochen habe. Dabei ist zu beachten, daß diese Regel die Möglichkeit offenhält, beliebige Sätze in beliebigen Zeilen als Prämissen einzuführen.

Zu (6): Die sechste Zeile geht aus der fünften nach der Regel der „Beispieleinführung" oder All-Partikularisierung (engl.: ‚universal instantiation') hervor.[347] Diese Re-

---

[346] Der hier erwähnte Vorgriff auf den ‚weiteren Verlauf der Ableitung' mag unschön wirken; aber er bedeutet im Grunde nur, daß man unter ungünstigen Umständen später feststellen muß, daß die Ableitung (zumindest auf diese Weise) nicht gelingt. Doch wenn man das Mates-Verfahren anwendet, zeigt sich in genau diesen Fällen ebenfalls, daß die Ableitung wegen der Nicht-Anwendbarkeit der Regel „BB" (zumindest auf diese Weise) nicht gelingt.

[347] Mates 1965: 151 nennt die Beispieleinführung auch „Schluß durch Spezialisierung", und ähnlich spricht Stegmüller 1969: 56 von „Allspezialisierung". Da es hier aber nicht um einen Übergang von höheren Arten (oder Gattungen) zu niederen Arten, sondern um einen Übergang von Arten zu Individuen oder Vereinzelungen geht, ziehe ich, in Übereinstimmung mit dem englischen Sprachgebrauch, den Ausdruck „Allpartikularisierung" vor. Gemeint ist im einfachsten Fall der Übergang von „(x)Fx" zu „Fx_0".

gel möchte ich in freier Anlehnung an Mates so formulieren:

(BE) *Beispieleinführung:* Wenn in einer früheren Zeile eine Allaussage auftritt, können in einer neuen Zeile ein oder mehrere Allquantoren entfernt und die durch sie gebundenen Variablen durch Konstante ersetzt werden; als Prämissennummern der neuen Zeile nehme man diejenigen der früheren Zeile.[348]

Logiker pflegen diese Regel so zu formulieren und anzuwenden, daß in einem einzelnen Schritt immer nur ein einziger Allquantor entfernt und für die durch ihn gebundene Variable eine Konstante substituiert wird; doch möchte ich den Leser nicht durch logische Umständlichkeiten langweilen, solange die Stringenz der Deduktion darunter nicht leidet, und deswegen tilge ich hier auf einen Schlag alle drei Allquantoren.
Zu (7): Die siebente Zeile geht aus den Zeilen (5) und (6) durch Anwendung der Konditionalisierungs-Regel „K" hervor, die auf dem Grundgedanken beruht, daß man das, was man *unbedingt* sagen darf, erst recht *bedingt* sagen darf. Die Regel lautet bei Mates:

(K) *Konditionalisierung:* „Die Aussage ($\varphi \rightarrow \psi$) kann in einer Zeile eingeführt werden, wenn ψ in einer früheren Zeile auftritt; als Prämissennummern der neuen Zeile nehme man alle diejenigen der früheren Zeile außer (falls erwünscht) derjenigen, die Zeilennummer der Zeile ist, in der φ eingeführt wurde."[349]

Da nun die Zeilen (5) und (6) dieselbe Prämissennummer „5" haben, können wir nach der eben zitierten Regel Satz (7) ohne jede Prämissennummer belassen; das be-

---

348 Vgl. Mates 1965: 151.
349 Ebd.

deutet, daß er aus der ‚leeren Aussagenmenge' ableitbar – mithin ein logisches Gesetz – ist. Die leere Aussagenmenge bezeichne ich mit Mates durch das Symbol „Λ".[350]

Zu (8): Die achte Zeile geht aus der siebenten durch die Anwendung der in unserer Definition (D 3) genannten pragmatischen Regel hervor.[351] Diese Regel werde hier so formuliert:

(R_p) *Pragmatische Regel:* Kommt in einer früheren Zeile die Aussage „φ" vor, so kann in einer neuen Zeile die Aussage „(Be) φ" eingeführt werden; als Prämissennummern der neuen Zeile nehme man diejenigen der früheren Zeile.[352]

Zu (9): Der neunte Satz geht aus den Sätzen (2) und (8) durch die Anwendung eines wollenslogischen Modus ponendo ponens hervor, den wir bisher noch nicht kennen. Ich möchte diese Zweite wollenslogische Abtrennungsregel[353] ganz allgemein so formulieren:

---

350 Vgl. ebd.: 52, 133 f. – Zu einer semantischen Definition des logischen Gesetzes (oder allgemeiner: „allgemeingültigen Ausdrucks") vgl. Ebbinghaus/Flum/Thomas 1978: III.4, Definition 4.2.

351 Siehe o. 2.8.

352 Freilich könnte man auf „R_p" an dieser Stelle noch verzichten, wenn man mit Lenzen (1980: bes. 20-24, 40-47, 306, 342 f.; vgl. auch 274-278) annimmt, daß man ohne eine gewisse „Idealisierung oder ‚Rationalisierung'" des Glaubens- bzw. des Überzeugungs-Begriffs „zu *überhaupt keiner* doxastischen Logik käme" (45) und daß man für eine Logik des Glaubens bzw. der Überzeugung insbesondere von Lenzens – nicht etwa pragmatischen, sondern logischen – Deduktionsregeln „RG" bzw. „RÜ" Gebrauch machen müsse, die ich hier so formulieren möchte: Von einem beliebigen aussagen- oder prädikatenlogischen Gesetz α darf man zu der Aussage übergehen, daß eine beliebige Person i glaubt bzw. davon überzeugt ist, daß α wahr ist. Diese sehr starken Annahmen sind aber ungeachtet der Argumente Lenzens noch immer umstritten (vgl. etwa Wuttich 1987), und so möchte ich sie – zumal wir in Satz (10) der Ableitung um „R_p" ohnehin nicht herumkommen werden – lieber aus dem Spiel lassen.

353 Zur Ersten, also zur Regel „$R_{wl}1$", s. o. 2.9 und sogleich den Kommentar zu Satz (11).

($R_{wl}2$) *Zweite wollenslogische Abtrennungsregel:* Treten in zwei früheren Zeilen die Aussagen „(Wi) φ" und „(Bi) . φ → ψ" auf, dann darf in einer neuen Zeile die Aussage „(Wi) ψ" eingeführt werden; als Prämissennummern der neuen Zeile nehme man alle Prämissennummern jener beiden früheren Zeilen.[354]

In Zeile (9) steht nach dieser Regel ganz links die Vereinigungsmenge der Prämissenmenge {1} von Zeile (2) mit der leeren Prämissenmenge Λ von Zeile (8), also wieder die Menge {1}.
Nachdem wir in Abschnitt 2.9 die Erste wollenslogische Abtrennungsregel „$R_{wl}1$" schon ausgiebig diskutiert haben, können wir uns zur Rechtfertigung dieser Zweiten wollenslogischen Abtrennungsregel „$R_{wl}2$" ganz kurz fassen:[355] Eine Anwendung unserer Kriterien K-1 und K-2 läßt erkennen, daß ein normalsprachlicher Satz der Art

(4.1.1) Ida will ihren Sohn retten, und sie ist davon überzeugt, daß sie ihren Sohn nicht rettet, wenn sie den Staatsanwalt nicht besticht.[356]

---

[354] Vgl. die Formulierung der aussagenlogischen Abtrennungsregel in Mates 1965: 132.
[355] Es versteht sich von selbst, daß wir einen formallogischen ‚Korrektheits-Beweis' für beide wollenslogischen Abtrennungsregeln nur dann führen könnten, wenn uns ein voll entwickeltes System der Wollenslogik zur Verfügung stünde. Ein solches gibt es aber noch nicht, und auch ich habe nicht den Ehrgeiz, mich daran zu versuchen. Deswegen muß hier die natürlich-sprachliche ‚Semantik' an die Stelle einer formallogischen Semantik treten (vgl. auch die methodologische Bemerkung in Wuttich 1987: 219); d. h. an die Stelle eines formalen Korrektheits-Beweises muß eine Rechtfertigung (Plausibilitätsbetrachtung) mit Hilfe unserer Kriterien K-1 und K-2 treten. Siehe auch o. 2.9 mit Anm. 225.
[356] Ich mache hier von der ‚Kontraposition der Implikation' Gebrauch; denn wegen der temporalen, kausalen und motivationalen Konnotationen natürlich-sprachlicher „wenn-dann"-Sätze (vgl. auch oben Anm. 27) klänge es seltsam zu sagen: „Sie ist davon überzeugt, daß sie den Staatsanwalt besticht, wenn sie ihren Sohn rettet.". Zulässig

einen normalsprachlichen Satz der Art

(4.1.2) Ida will den Staatsanwalt bestechen.

semantisch impliziert; und mit möglichen Inkonsistenz- oder Irrationalitäts-Einwänden ist sinngemäß so zu verfahren wie schon bezüglich der Regel „$R_{wl}1$" in Abschnitt 2.9.[357]

Zu (10): Der zehnte Satz geht aus Satz (4) mit Hilfe der schon bei Satz (8) verwendeten Pragmatischen Regel „R_p" hervor. – Daß wir in unserer Ableitung von Satz (1.6.6') aus Satz (1.6.5') *spätestens jetzt*[358] von dieser Regel Gebrauch machen müssen – denn Satz (4) der Ableitung ist ja kein logisches Gesetz –, läßt erkennen, daß wir mit einem der geläufigen Kalküle des natürlichen Schließens hier nicht auskommen; wir müssen uns vielmehr eines pragmatischen ‚Kalküls der Behauptbarkeit' bedienen, der sich genau dadurch auszeichnet, daß er der Pragmatischen Regel „R_p" bedarf.[359]

---

wäre es dagegen, Satz (4.1.1) alternativ wie folgt abzuschließen: „daß sie ihren Sohn nur dann rettet, wenn sie den Staatsanwalt besticht".

357 Würde man die Worte „sie ist davon überzeugt" – also den Ausdruck der „vollen subjektiven Gewißheit" im Sinne eines quantitativen Glaubensbegriffes mit dem „Erwartungswert 1" (Blau 1969: 7) – durch die Worte „sie hält es für möglich" (vgl. Lenzen 1980: 3.1) ersetzen, so käme man, wenn ich recht sehe, statt zu Wollenssätzen der Art (4.1.2) zu Sätzen über ‚bedingten Vorsatz' (‚dolus eventualis'). Von einem solchen kann man u. a. dann sprechen, „wenn es der Verwirklichung des tatbestandsmäßigen Sachverhalts zur Erreichung des Handlungszieles in den Augen des Täters nicht notwendiger-, sondern nur möglicherweise bedarf" (Stratenwerth [3]1981: 108, Rdnr. 302). Im Beispielsfalle hätten wir dann das folgende semantische Implikat: „Ida nimmt es billigend in Kauf, den Staatsanwalt zu bestechen."; dabei ist allerdings vorausgesetzt, daß Ida ihren Sohn tatsächlich – nicht nur ‚bedingt', sondern ‚unbedingt' – retten *will.*

358 Siehe o. Anm. 352.

359 Siehe o. 2.8 mit Definitionen (D 1) bis (D 3) und Anm. 212. – Daß „R_p" – oder eine verwandte pragmatische Regel – hier *notwendig* ist, läßt sich aus rein metalogischen Gründen zwar nicht *beweisen* (s. o. Anm. 211). Doch scheint mir dieser Vorbehalt ohne jede praktische Relevanz zu sein; denn *wie anders* sollte man aus der Konjunktion ei-

Zu (11): Der elfte Satz läßt sich aus den Sätzen (9) und (10) vermittels der Ersten wollenslogischen Abtrennungsregel herstellen, die wir in Abschnitt 2.9 ausgiebig besprochen haben. Ich möchte diese Regel hier so formulieren:

($R_{wl}1$) *Erste wollenslogische Abtrennungsregel:* Treten in zwei früheren Zeilen die Aussagen „(Bi) φ“ und „(Wi) . $\varphi \rightarrow \psi$“ auf, dann darf in einer neuen Zeile die Aussage „(Wi) ψ“ eingeführt werden; als Prämissennummern der neuen Zeile nehme man alle Prämissennummern jener beiden früheren Zeilen.

Dieser Regel zufolge steht in der elften Zeile ganz links die Prämissennummer „1“. Das entspricht der Tatsache, daß wir die Konklusion (11) aus der Prämisse (1) allein ableiten konnten; denn die einzige weitere Prämisse, von der wir noch Gebrauch machen mußten – nämlich Prämisse (5) –, sind wir durch die Konditionalisierung in Zeile (7) wieder losgeworden. Auch die Skolem-Konstante „y_s“ haben wir wieder eliminiert, und zwar, wie man unmittelbar sieht, im Übergang von Satz (10) zu Satz (11).

Damit haben wir also eine Ableitung von Satz (11) – und das heißt: unserer „ich will“-Satz-Paraphrase (1.6.6') – aus Satz (1) – und das heißt: unserer Verpflichtungssatz-Paraphrase (1.6.5') – vollzogen; und diese Ableitung ist keine rein prädikatenlogische und auch keine rein wol-

---

nes *universellen*, auf z_0 und a_0 nicht Bezug nehmenden „ich will“-Satzes und einer rein *objektiven* singulären Randbedingung einen *subjektiven* Satz des Inhalts ableiten können, daß je ich, der Sprecher, von der Person z_0 die Handlung a_0 will? Als Alternative zur Anwendung einer pragmatischen Regel (welch letztere einen intentionalen oder ‚propositionalen‘ Bezug auf die in der singulären Randbedingung genannte Relation zum Kern hat) käme, wenn ich recht sehe, nur die völlig unannehmbare Postulierung eines ‚magischen‘ Zusammenhangs zwischen objektiven Tatsachen und subjektivem Wollen in Betracht.

lenslogische, sondern insofern eine pragmatische Ableitung, als wir außer prädikatenlogischen Umformungsregeln und den beiden wollenslogischen Abtrennungsregeln auch die pragmatische Regel „R_p" anwenden mußten. Unser Beweisziel ist daher in vollem Umfang erreicht.

Doch möche ich für diejenigen Leser unsere Ableitung vorsorglich ‚komplettieren', die von meinen in Abschnitt 2.10 angestellten Überlegungen möglicherweise nicht überzeugt sind, ein ‚existentielles' Hineinquantifizieren zweiter Stufe in die Verpflichtungssatz-Paraphrase (1.6.5') aber akzeptieren würden (und ich selbst schließe diese Möglichkeit, wie gesagt, keineswegs aus).[360] Unsere Verpflichtungssatz-Paraphrase würde dann in ihrer einfachsten Variante die folgende Gestalt annehmen:

(1.6.5*) (EP) :. (We) : (y,z,a) . Pyza → z tut a :
& (Ey)Pyz_oa_o.

Will man unsere Ableitung nun mit diesem Satz anheben lassen – dem man dann die Zeilen- und die Prämissen-Nummer ‚Null' geben müßte –, dann würde Zeile (1) aus Zeile (0) durch Anwendung unserer Skolemisierungs-Regel „S" hervorgehen. Diese Regel habe ich weiter oben, beim Kommentar zu Satz (4), ja nicht ausdrücklich auf die Prädikatenlogik erster Stufe beschränkt, und sie ließe sich, wenn ich recht sehe, auch für eine Existenzquantifizierung höherer Stufe rechtfertigen.[361] Zeile (1) würde dann, wie Zeile (0), die Prämissennummer „0" bekommen, und Zeile (11) – in der das nun als Skolem-Konstante aufzufassende Zeichen „P_o" nicht mehr vorkommt – würde infolgedessen ebenfalls aus Zeile (0) ableitbar.

---

[360] Siehe o. 2.10 mit Anm. 235-238; 3.8 mit Anm. 308.

[361] Pfeil 1990: 79 bestreitet das allerdings; der Übergang von Zeile (0) zu Zeile (1) wäre für ihn aber durch das gerechtfertigt, was oben in Abschnitt 2.10 mit Anm. 242 gesagt worden ist.

4.2. Wenn wir unter der Präskriptivität eines moralischen Verpflichtungssatzes nicht seine – wie auch immer zu bestimmende – Implikation des entsprechenden Imperativs verstehen (wie es Hare tut), sondern seine als pragmatisch (und zwar des näheren: doxastisch-buletisch) bestimmte Implikation des entsprechenden „ich will"-Satzes, dann haben wir in Abschnitt 4.1 den Präskriptivitäts-Nachweis für Sätze über das Bestehen einer moralischen Verpflichtung auch formal abgeschlossen.
In diesem Abschnitt wollen wir das gleiche für die Universalisierbarkeit solcher Sätze tun. Damit wird dann zugleich gezeigt sein, daß man auch die hier vorgestellte pragmatisch-wollenslogische Begründung der metaethischen Deontik als einen universellen Präskriptivismus charakterisieren könnte. Ob das freilich sehr hilfreich wäre, ist eine andere Frage; denn ungeachtet dieser Übereinstimmung mit dem universellen Präskriptivismus Hares überwiegen wohl doch die Unterschiede.
Wie wir in Abschnitt 3.5 gesehen haben, besteht die Universalisierbarkeit eines normalsprachlichen Verpflichtungssatzes wie zum Beispiel

(3.5.5) Charlotte ist (nach meinen normativen Maßstäben) moralisch verpflichtet, Blut zu spenden.

darin, daß aus ihm logisch-semantisch ein Allsatz wie dieser folgt:

(3.5.7) Unter Bedingungen, die denen Charlottes in allen relevanten Hinsichten gleichen, ist *jeder* (nach meinen normativen Maßstäben) moralisch verpflichtet, Blut zu spenden.

Ganz allgemein ist daher zu verlangen, daß aus der formalsprachlichen Paraphrase eines Verpflichtungssatzes der Form

(1.6.5) z_o ist (nach meinen normativen Maßstäben) moralisch verpflichtet, a_o zu tun.

und der formalsprachlichen Paraphrase eines Tatsachensatzes der Form

(4.2.1) z_n befindet sich bezüglich a_n in allen relevanten Hinsichten in derselben Lage wie z_o bezüglich a_o.

die formalsprachliche Paraphrase eines Verpflichtungssatzes der Form

(4.2.2) z_n ist (nach meinen normativen Maßstäben) moralisch verpflichtet, a_n zu tun.

logisch ableitbar ist, und zwar für beliebig gewähltes „z_n" und beliebig gewähltes „a_n". Nach dem sogenannten Deduktionstheorem[362] ist das dann und nur dann der Fall, wenn man aus der formalsprachlichen Paraphrase eines Verpflichtungssatzes der Form (1.6.5) für beliebig gewähltes „z_n" und beliebig gewähltes „a_n" die formalsprachliche Paraphrase eines Bedingungssatzes der folgenden Form ableiten kann:

(4.2.3) Wenn sich z_n bezüglich a_n in allen relevanten Hinsichten in derselben Lage befindet wie z_o bezüglich a_o, dann ist z_n (nach meinen normativen Maßstäben) moralisch verpflichtet, a_n zu tun.

Wegen der beliebigen Wählbarkeit von „z_n" und „a_n" können wir in einem solchen Satz über alle Personen z und alle Handlungen a quantifizieren:

(4.2.4) Für jede Person z und jede Handlung a gilt: Wenn sich z bezüglich a in allen relevanten Hinsichten in derselben Lage befindet wie z_o

---

362 Vgl. z. B. Mates 1965: 91, 93, 236; Kutschera/Breitkopf 1971: 6.4.

bezüglich a_o, dann ist z (nach meinen normativen Maßstäben) moralisch verpflichtet, a zu tun.

Daß die formalsprachliche Paraphrase dieses universellen Bedingungssatzes (4.2.4) aus der Paraphrase des Verpflichtungssatzes (1.6.5), also aus Satz (1.6.5'), in der Tat logisch ableitbar ist, geht aus der folgenden Deduktion hervor, die ausschließlich von prädikatenlogischen Umformungsregeln Gebrauch macht, die sich in genau dieser Form in der „Elementaren Logik" von Benson Mates finden:

{1}	(1)	(We) : (y,z,a) . $P_o yza \rightarrow$ z tut a :	
		& (Ey)$P_o yz_o a_o$	P
{2}	(2)	(Ey)$P_o yz_n a_n$	P
{1}	(3)	(We) : (y,z,a) . $P_o yza \rightarrow$ z tut a	1 T
{1,2}	(4)	(We) : (y,z,a) . $P_o yza \rightarrow$ z tut a :	
		& (Ey)$P_o yz_n a_n$	2,3 T
{1}	(5)	(Ey)$P_o yz_n a_n \rightarrow$ (We) : (y,z,a) .	
		$P_o yza \rightarrow$ z tut a : & (Ey)$P_o yz_n a_n$	2,4 K
{1}	(6)	(z,a) :. (Ey)$P_o yza \rightarrow$ (We) : (y,z,a) .	
		$P_o yza \rightarrow$ z tut a : & (Ey)$P_o yza$	5 G

In dieser Ableitung mache ich mit einer einzigen Ausnahme von solchen Regeln Gebrauch, die wir in Abschnitt 4.1 schon besprochen haben; die folgenden Kommentare können daher verhältnismäßig kurz ausfallen:

Zu (1): In der ersten Zeile steht als Prämisse unsere Verpflichtungssatz-Paraphrase (1.6.5'), und zwar gemäß der Regel „P" – ‚Prämissen-Einführung' –, von der im Kommentar zu Satz (1) in Abschnitt 4.1 die Rede war.

Zu (2): In der zweiten Zeile führen wir nach derselben Regel eine zusätzliche Prämisse ein, aus der hervorgeht, daß z_n mit Bezug auf a_n genau der gleichen P_o-Bedingung unterliegt, die nach Satz (1.6.5'), der in der ersten Zeile auftritt, für z_o's Verpflichtung, a_o zu tun, konstitutiv ist. Satz (1.6.5') heißt ja, in die natürliche Sprache *vollständig* übersetzt, etwa dies:

(4.2.5) z_o ist (nach meinen normativen Maßstäben) moralisch dazu verpflichtet, a_o zu tun, weil es mindestens eine Person y gibt, die zu z_o und a_o in der Beziehung P_o steht.[363]

Warum wir Sätze dieser Art in der natürlichen Sprache trotzdem niemals äußern, läßt sich leicht verstehen: *Vor* einer Analyse wie der hier vorgelegten wissen wir überhaupt nicht, daß die relevanten – das heißt: für die Verpflichtung konstitutiven – Bedingungen auf diese Form gebracht werden können: Wir haben zwar ein zuverlässiges normalsprachliches ‚Know-how' – andernfalls könnten wir ja mit unseren Kriterien K-1 und K-2 überhaupt nicht arbeiten –, aber wir sind vor einer solchen Analyse nicht in der Lage, unser Können (‚knowing how') in ein sozusagen propositionales Wissen (‚knowing that') zu transformieren; vielmehr dient unsere Analyse gerade dem Zweck, diese Transformation allererst zuwege zu bringen.[364]

Wenn wir jedoch in der Lage wären, normalsprachliche Verpflichtungssätze statt auf die Form (1.6.5) auf die Form (4.2.5) zu bringen, dann würden wir zugleich in der Lage sein, unseren Satz (4.2.1) auf die folgende Form zu bringen, deren Paraphrase in Zeile (2) steht:

(4.2.6) Es gibt mindestens eine Person y, die zu z_n und a_n in der Beziehung P_o steht.

Nur können wir eben *vor* einer Analyse wie der hier vorgelegten weder Satz (4.2.5) noch Satz (4.2.6) verwenden, das heißt von der P_o-Beziehung in der natürlichen Sprache keinen vor-analytischen Gebrauch machen. Doch *nach* vollzogener Analyse scheint mir der Satz in

363 Siehe o. 2.10 mit Anm. 244.
364 Siehe o. 1.12 mit Anm. 141.

Zeile (2) nicht nur den Namen „(4.2.6')“ zu verdienen, sondern auch den Namen „(4.2.1')“, und zwar mit dem gleichen Recht, mit dem wir den Satz in Zeile (1) mit dem Namen „(1.6.5')“ belegen.

Zu (3): Die dritte Zeile entsteht aus der ersten durch die Anwendung der Regel „T“ – ‚Tautologischer Schluß‘ –, die ich im Kommentar zu Satz (2) in Abschnitt 4.1 schon genannt habe; und genau wie dort handelt es sich auch hier um die Isolierung des ersten Gliedes der Konjunktion in Zeile (1).

Zu (4): Die vierte Zeile entsteht aus der zweiten und dritten wiederum nach der Regel „T“, jedoch wird jetzt keine vorgegebene Konjunktion zergliedert, sondern eine neue Konjunktion aus vorgegebenen Gliedern aufgebaut: Die Sätze (2) und (3) werden durch den Satz-Konjunktor „&“ in eine logisch normierte „und“-Verbindung miteinander gebracht. Daß aus zwei Sätzen „p“ und „q“ ihre Konjunktion „p & q“ logisch folgt, ergibt sich in der mathematischen Logik unmittelbar aus der Definition der Modellbeziehung für aussagenlogische Konjunktionen: Eine Interpretation I ist genau dann Modell einer Konjunktion „p & q“, wenn sie Modell von „p“ und Modell von „q“ ist.[365] Der damit legitimiert erscheinende Übergang von zwei Sätzen zu ihrer Konjunktion dürfte zwar, strenggenommen, nur dann zulässig sein, wenn die beiden Sätze in ihrer Überprüfbarkeit einander nicht prinzipiell behindern; doch eine solche Behinderung ist im vorliegenden Fall, bei der Tatsachenbehauptung (2) und dem Wollensgrundsatz (3), offensichtlich nicht zu befürchten.[366]

---

[365] Vgl. Ebbinghaus/Flum/Thomas 1978: III.3-4, bes. S. 43 f.

[366] Mit Behinderungen dieser Art ist dagegen zu rechnen, wenn es sich um inkommensurable quantenmechanische oder um perspektivenverschiedene philosophisch-anthropologische Aussagen handelt; vgl. Hoche 1990: 5.2-5.4, bes. S. 85-88. In einem pragmatischen Kalkül der Behauptbarkeit (s. o. 2.8 mit Anm. 212) dürften diese Probleme aber deshalb nicht auftreten, weil man inkommensurable oder perspekti-

Da wir Satz (4) aus den Sätzen (2) und (3) ‚zusammengesetzt' haben, bekommt Zeile (4) nach der Regel „T" die Prämissennummern der beiden anderen Zeilen, also die Nummern „1" und „2"; Satz (4) ist also aus den Sätzen (1) und (2) abgeleitet. Wenn wir uns nun klarmachen, daß Satz (4) als aussagenlogische Konjunktion des Wollensgrundsatzes (3) mit der Randbedingung (2) nichts anderes ist als die Paraphrase unseres Verpflichtungssatzes (4.2.2), dann sehen wir sofort, daß diese Paraphrase (4.2.2') aus den Paraphrasen (1.6.5') und (4.2.1') bzw. (4.2.6') ableitbar ist.
Allerdings würde man bei näherem Hinsehen auch sehr bald bemerken, daß sich keine Regel angeben läßt, um von Satz (4) zu einer allgemeineren Form zu gelangen, in der nicht mehr exemplarisch gewählte „z_n" und „a_n" auftreten, sondern über *alle* Personen und *alle* Handlungen quantifiziert wird; denn die alsbald zu besprechende Regel „G" – der Schluß durch Generalisierung – ist auf Satz (4) nicht anwendbar, und eine andere Regel ist dafür nicht in Sicht. Aber wir wollten ja nach dem Deduktionstheorem ohnehin noch zeigen, daß Satz (4.2.4'), also die Paraphrase des universellen Konditionalsatzes (4.2.4), aus der Verpflichtungssatz-Paraphrase (1.6.5') allein deduziert werden kann; also setzen wir die Ableitung fort.
Zu (5): Wir erzeugen den fünften Satz aus Satz (2) und (4) nach der Regel „K" – ‚Konditionalisierung' –, die ich in Abschnitt 4.1 bei der Kommentierung der dortigen Zeile (7) schon vorgestellt habe. Dadurch werden wir die Abhängigkeit von Prämisse (2) wieder los.
Zu (6): Beim Übergang von der fünften zur sechsten Zeile mache ich – und zwar in meiner zusammenfassenden Schreibweise gleich zweimal hintereinander – von

---

venverschiedene Aussagen nicht in der Einheit eines Sprechakts zu *behaupten* vermag.

einer bisher noch nicht verwendeten Regel Gebrauch, die ich frei nach Mates[367] wie folgt formuliere:

(G) *Schluß durch Generalisierung:* Wenn in einer früheren Zeile eine Aussage der Form „$F_o x_o$" vorkommt und „x_o" weder in irgendeiner Prämisse dieser früheren Zeile noch in dem (einfachen oder komplexen)[368] Prädikator „F_o( )" auftritt, kann in einer neuen Zeile die Allaussage „(x)F_ox" eingeführt werden; als Prämissennummern der neuen Zeile nehme man die der früheren Zeile.

Wenn wir diese Regel zunächst bezüglich der Konstanten „a_n" auf Satz (5) anwenden, müssen wir uns „a_n" zunächst an allen – und das heißt in diesem Fall: beiden – Stellen seines Vorkommens durch eine Leerstelle oder Lücke ersetzt denken; in dem aus Satz (5) dadurch hervorgehenden komplexen Prädikator kommt „a_n" nicht mehr vor (es sollte ja an *allen* Stellen entfernt werden!), und auch in der einzigen Prämisse von Satz (5), nämlich in Satz (1), kommt „a_n" nicht vor. Wir können „a_n" in Satz (5) also durch „a" ersetzen und diese Variable durch den vorangestellten Alloperator „(a)" universell binden. In einem zweiten Schritt können wir genau das gleiche mit „z_n" machen, und der zugehörige Alloperator „(z)" wird wiederum vorangestellt; dabei können wir die beiden Alloperatoren „(z)(a)", wie wir es hier immer tun, zu dem Zeichen „(z,a)" verkürzen.
Wer ein Problem darin sieht, daß die Zeichen „z" und „a" in dem in Satz (5) enthaltenen Wollensprinzip bereits vorkommen – und zwar je einmal als Bestandteile des dreifachen Alloperators „(y,z,a)" und je zweimal als durch sie gebundene Variable –, der kann bei dem im letzten Absatz beschriebenen Verfahren die lateinischen Buchstaben „a" und „z" durch die griechischen Buch-

---

367 Vgl. Mates 1965: 151.
368 Siehe o. 3.6 mit Anm. 296.

staben „α" und „ζ" ersetzen. Das ist indessen nicht zwingend nötig, weil im Wollensprinzip von Satz (6) die Zeichen „a" und „z" nicht als freie Variable fungieren und daher durch die am Satzanfang stehenden Operatoren „(z,a)" nicht mehr gebunden werden können.
Da es sich bei Satz (6) um die Paraphrase (4.2.4') handelt, ist diese Paraphrase aus der Verpflichtungssatz-Paraphrase (1.6.5'), die in Zeile (1) steht, ohne Hilfe weiterer Prämissen abgeleitet worden, und so ist unser Beweisziel bezüglich der Universalisierbarkeit erreicht.[369]
Wer hiergegen einwenden sollte, dieses Ziel sei erst dann erreicht, wenn auch ‚in der Gegenrichtung' die Ableitbarkeit von Satz (1.6.5') in Zeile (1) aus Satz (4.2.4') in Zeile (6) gezeigt sei, hätte das bei der Kommentierung von Satz (2) Gesagte noch nicht verstanden. Es ist zwar richtig, daß es auf der Ebene der normalsprachlichen Analysanda (1.6.5) und (4.2.4) eine wechselseitige semantische Implikation, also semantische Äquivalenz, gibt – so, wie wir auch in Abschnitt 3.5 eine semantische Äquivalenz der Sätze (3.5.1) und (3.5.2) in Anspruch genommen haben; aber diese Äquivalenzen – und damit auch das, was ich in Abschnitt 3.5 das scheinbare ‚Paradox der Universalisierbarkeit' genannt habe – beruhen auf der Tatsache, daß wir in den Sätzen (4.2.4) und (3.5.2) die relevanten Hinsichten nicht rein allgemeinbegrifflich (universell), sondern unter Bezug auf die Individuen z_0 und a_0 bzw. auf ‚diesen Bleistift' beschreiben. Da wir in den Sätzen (1.6.5') und (4.2.4') die relevanten Hinsichten jedoch durch die rein allgemeinbegrifflich

[369] Wer auch hier wieder, wie schon im Schlußabsatz von 4.1, von der alternativen Verpflichtungssatz-Paraphrase (1.6.5*) in einer Zeile (0) ausgehen möchte, müßte noch eine Zeile (7) anfügen, die aus Zeile (6) – die dann die Prämissennummer {0} hätte – durch Anwendung einer Regel der Existenzeinführung für die Logik zweiter Stufe (s. o. 2.10) hervorginge; diese neue Regel wäre vollkommen analog der Regel „EE", die ich in Abschnitt 4.3 bei der Kommentierung der dortigen Zeile (7) einführen werde.

bestimmte P_O-Beziehung angeben, können wir aus Satz (4.2.4') den Satz (1.6.5') nur dann logisch ableiten, wenn wir die zusätzliche Prämisse einführen, daß z_O zu a_O in ebendieser P_O-Beziehung – oder vollständig ausgeschrieben: in der (Ey)P_Oy( )[ ]-Beziehung[370] – steht.
Um diesen kurzen Nachweis zu führen, müssen wir die Zeilen allerdings umbenennen:

{1}	(1)	(z,a) :. (Ey)$P_O$yza → (We) : (y,z,a) . $P_O$yza → z tut a : & (Ey)$P_O$yza	P
{1}	(2)	(Ey)P_Oy$z_O$$a_O$ → (We) : (y,z,a) . $P_O$yza → z tut a : & (Ey)P_Oy$z_O$$a_O$	1 BE
{3}	(3)	(Ey)P_Oy$z_O$$a_O$	P
{1,3}	(4)	(We) : (y,z,a) . $P_O$yza → z tut a : & (Ey)P_Oy$z_O$$a_O$	2,3 T

In dieser Ableitung steht Satz (4.2.4') nach der Regel „P" – ‚Prämisseneinführung' – in der ersten Zeile, und die zweite Zeile gewinnen wir aus der ersten durch die Regel „BE" – ‚Beispieleinführung' –, die wir in Abschnitt 4.1 bei der Kommentierung der dortigen Zeile (6) schon vorgestellt haben. In der dritten Zeile führen wir als neue Prämisse die soeben erwähnte Annahme ein, daß z_O zu a_O in der (Ey)P_Oy( )[ ]-Beziehung steht, und die vierte Zeile gewinnen wir aus der zweiten und dritten nach der Regel „T", nämlich durch den ‚Tautologischen Schluß' eines aussagenlogischen Modus ponendo ponens.
Wie die Prämissennummern von Zeile (4) zeigen, läßt sich diese aber nur aus den Prämissen (1) und (3) zusammen ableiten. Etwas anderes war auch nicht zu erwarten: Aus einem rein universellen – nämlich von Individuenkonstanten völlig freien – Satz wie dem in Zeile (1) kann man ohne Zuhilfenahme eines auf Individuen Bezug nehmenden Satzes wie des Satzes in Zeile (3) na-

[370] Siehe o. 3.6 mit Anm. 296.

türlich keinen auf Individuen Bezug nehmenden Satz wie den in Zeile (4) ‚hervorzaubern'; denn durch eine Ableitung kann man niemals neue Information gewinnen, sondern *bestenfalls* die alte Information in vollem Umfang erhalten.

4.3. Nach Erledigung der ‚Präskriptivitäts'-Frage in Abschnitt 4.1 und der ‚Universalisierbarkeits'-Frage in Abschnitt 4.2 wollen wir nun den Nachweis führen, daß sich aus der Verpflichtungssatz-Paraphrase (1.6.5'') – nur diese ausführlichere Form kommt jetzt natürlich in Betracht – auch diejenigen formalsprachlichen Sätze logisch ableiten lassen, in denen (unter den Einzeltiteln ‚interpersonale Beziehung', ‚Können' und ‚Interesse') von dem ‚deskriptiven Gehalt' eines moralischen Verpflichtungsurteils die Rede ist.
Ich werde auch hier die Ableitung wieder voranstellen und die einzelnen Schritte anschließend kommentieren:

{1}	(1)	$(We) : (y,z,a) \,.\, R_o yza \;\&\; K_o za \;\&\; I_o yza \;\&\; (x)I_1 xyza \rightarrow z \text{ tut } a : \;\&\; (Ey) \,.\, R_o yz_o a_o \;\&\; K_o z_o a_o \;\&\; I_o yz_o a_o \;\&\; (x)I_1 xyz_o a_o$	P
{1}	(2)	$(Ey) \,.\, R_o yz_o a_o \;\&\; K_o z_o a_o \;\&\; I_o yz_o a_o \;\&\; (x)I_1 xyz_o a_o$	1 T
{1}	(3)	$R_o y_s z_o a_o \;\&\; K_o z_o a_o \;\&\; I_o y_s z_o a_o \;\&\; (x)I_1 xy_s z_o a_o$	2 S
{1}	(4)	$K_o z_o a_o \;\&\; R_o y_s z_o a_o \;\&\; I_o y_s z_o a_o \;\&\; (x)I_1 xy_s z_o a_o$	3 T
{1}	(5)	$K_o z_o a_o$	4 T
{1}	(6)	$R_o y_s z_o a_o \;\&\; I_o y_s z_o a_o \;\&\; (x)I_1 xy_s z_o a_o$	4 T
{1}	(7)	$(Ey) \,.\, R_o yz_o a_o \;\&\; I_o yz_o a_o \;\&\; (x)I_1 xyz_o a_o$	6 EE
{1}	(8)	$I_o y_s z_o a_o$	6 T
{1}	(9)	$(Ey)I_o yz_o a_o$	8 EE

In dieser Ableitung werden alle uns interessierenden Sätze über die für das Bestehen von moralischen Verpflichtungen relevanten Tatsachen – nämlich die Sätze (5), (7) und (9) – in einem Zuge abgeleitet, und zwar unter Zuhilfenahme einer einzigen bisher noch nicht verwendeten Regel. Im einzelnen:

Zu (1): In der ersten Zeile wird als Prämisse die Verpflichtungssatz-Paraphrase (1.6.5'') eingeführt.

Zu (2): Da wir uns jetzt ausschließlich für die relevanten singulären Randbedingungen interessieren, lösen wir nach der Regel „T“ das zweite Glied aus der aussagenlogischen Konjunktion in Zeile (1) heraus, um es von nun an nur noch allein zu betrachten.

Zu (3): Die dritte Zeile geht aus der zweiten nach der Regel „S“ – ‚Skolemisierung‘ – hervor, die ich in Abschnitt 4.1 bei der Kommentierung der dortigen Zeile (4) ausführlich erörtert habe. In der gegenwärtigen Zeile (3) haben wir nun eine ‚Konjunktion aus vier Gliedern‘, was natürlich logisch nicht ganz exakt formuliert ist; ich mache aber – wie auch bisher schon immer (ohne es zu erwähnen) – von der Gültigkeit des Assoziativgesetzes für die aussagenlogische Konjunktion[371] Gebrauch und verzichte daher auf eine zusätzliche Klammerung oder ‚Punktierung‘.

Zu (4): Die vierte Zeile gewinne ich aus der dritten nach der Regel „T“ – ‚Tautologischer Schluß‘ –, die uns inzwischen wohlbekannt ist. Im einzelnen mache ich jetzt von der Möglichkeit Gebrauch, mit Hilfe von Assoziativ- und Kommutativ-Gesetz[372] der aussagenlogischen Konjunktion die Reihenfolge der Konjunktionsglieder zu verändern.

Zu (5): Die fünfte Zeile entsteht dadurch, daß ich nach Regel „T“ das erste Glied der Konjunktion in der vierten Zeile isoliere. Logisch gesprochen, liegt hier – wie schon

---

[371] Vgl. Mates 1965: 141, Theorem 50.

[372] Ebd.: Theorem 46.

in Zeile (2) und wiederholt auch in früheren Ableitungen – eine ‚Abschwächung der Konjunktion' vor, das heißt eine Anwendung des aussagenlogischen Gesetzes „p & q → p".[373] Der dadurch gewonnene Satz (5) ist aber nichts anderes als Satz (3.2.18'), nämlich die Paraphrase für Satz

(3.2.18) z_o kann a_o tun.

Wir haben also in der fünften Zeile eines unserer Ableitungsziele bereits erreicht.

Zu (6): Statt nun mit einer neuen Ableitung anzufangen, deren erste vier Schritte den soeben besprochenen völlig gleichen würden, setzen wir die Ableitung einfach fort und gewinnen aus Zeile (4) die Zeile (6) nach genau dem gleichen Prinzip wie soeben schon Zeile (5). Da Zeile (6) die Skolem-Konstante „y_s" enthält, haben wir noch keine zulässige Konklusion erreicht; Skolem-Konstante müssen ja vor Erreichen des Ableitungs-Ziels wieder eliminiert werden.

Zu (7): Diese Eliminierung erreichen wir nun in der siebenten Zeile nach der folgenden Regel

(EE) *Existenzeinführung:* Wenn in einer früheren Zeile eine Aussage der Form „F_ox_o" vorkommt, kann in einer neuen Zeile die Existenzaussage „(Ex)F_ox" eingeführt werden; als Prämissennummern der neuen Zeile nehme man die der früheren Zeile.[374]

Alternativ könnte man daran denken, statt der Regel „EE" in diesem Falle eine Spezialregel zu verwenden, da

---

373 Ebd.: Theoreme 47, 48.

374 Vgl. ebd.: 160. – Mates nennt diese (oben in 2.10 schon erwähnte) Regel „PA (Schluß durch Partikularisierung)" und weist nach (160 f. – allerdings mit zwei ärgerlichen Druckfehlern in der vorletzten und der letzten Ableitungszeile), daß es sich dabei um eine bloße Abkürzungsregel handelt, die sich dann erübrigt, wenn man in zusätzlichen Ableitungsschritten von bisher schon eingeführten Regeln und der in Abschnitt 4.4 einzuführenden Regel „QU" Gebrauch macht.

es sich sozusagen bloß um eine ‚Rückübersetzung' einer skolemisierten Aussage handelt; aber dies würde eine theoretische Feinheit sein, die zu erörtern den Logikern selbst und nicht den logik-verwendenden Philosophen anstünde.
Uns interessiert hier aber, daß wir mit Satz (7) ein weiteres Ableitungsziel erreicht haben; denn dieser Satz ist das formale Gegenstück zu Satz

(4.3.1) Es gibt mindestens eine Person y, die zu z_o und a_o in der Relation R_o steht, in deren Interesse es liegt, daß z_o a_o tut, und deren Interesse daran, daß z_o a_o tut, von mindestens gleich hohem Rang ist wie das Interesse beliebiger Personen daran, daß z_o a_o unterläßt.

An dieser Stelle könnten wir die Ableitung eigentlich schon beenden. Doch wenn wir außer der Paraphrase des etwas komplizierten Satzes (4.3.1) noch die Paraphrase des schlichten Satzes

(4.3.2) Es gibt mindestens eine Person y, in deren Interesse es liegt, daß z_o a_o tut.

aus der Verpflichtungssatz-Paraphrase (1.6.5'') ableiten wollen, müssen wir noch zwei Zeilen hinzufügen.
Zu (8): Die achte Zeile gewinnen wir aus der sechsten nach der Regel „T", und zwar im einzelnen aufgrund der uns schon bekannten aussagenlogischen Gesetze der Assoziativität, der Kommutativität und der Abschwächung der Konjunktion.
Zu (9): Die neunte und letzte Zeile ergibt sich aus der achten auf die gleiche Weise wie die siebente Zeile aus der sechsten, und das Ergebnis ist die Paraphrase von Satz (4.3.2).
Alle uns interessierenden Sätze – die Sätze (5) bzw. (3.2.18'), (7) bzw. (4.3.1') und (9) bzw. (4.3.2') – haben wir aus der einzigen Prämisse (1) bzw. (1.6.5'') rein prä-

dikatenlogisch abgeleitet; das ersehen wir unmittelbar aus der Tatsache, daß in der ersten Spalte dieser Ableitung stets die Prämissenzahl „1" und in der vierten Spalte nirgends eine wollenslogische oder pragmatische Regel genannt wird.[375]

4.4. Entsprechend unserer heuristischen Orientierung an den vier von Albert und Sprute genannten Adäquatheitsbedingungen[376] für die Analyse moralischer Urteile wollen wir nun, nach Erledigung der Punkte ‚Präskriptivität', ‚Universalisierbarkeit' und ‚deskriptiver Gehalt', noch die Erörterung der ‚Begründbarkeit' – der Möglichkeit einer rationalen Argumentation für moralische Verpflichtungssätze – unter formalen Gesichtspunkten abschließen.
Wie wir in den Abschnitten 3.10 und 3.11 gesehen haben, erzählt nach der biblischen Überlieferung der Prophet Nathan dem König David eine ‚empörende' (‚negative') und ‚anonyme' Geschichte, die den König zu einer heftigen Gefühlsreaktion veranlaßt, deren Inhalt er nach Abklingen seines „großen Zorns" auf die Form des folgenden Wollensprinzips bringen könnte:

(3.10.2) Ich will, daß niemand so handle wie dieser Reiche.

Wie aber hat der Reiche gehandelt? Er hat einem sozial Schwächeren ein materielles Gut entzogen, ohne daß dies in dessen wohlverstandenem Interesse oder aber im höherrangigen Interesse irgendeiner beliebigen Person gelegen hätte. Der König bekennt sich mit seiner hefti-

375 Auch für die Ableitungen der Sätze (5) und (9) gilt mutatis mutandis das, was ich im Schlußabsatz von 4.1 sowie in Anm. 369 über die Möglichkeit einer Existenzquantifikation zweiter Stufe gesagt habe. Satz (7) – oder seine Abschwächung „$(Ey)R_0yz_0a_0$" – ließe sich aus einer alternativen, nämlich existenzquantifizierten, Verpflichtungssatz-Paraphrase (1.6.5**) natürlich nicht ableiten.
376 Siehe o. 3.1 mit Anm. 251.

gen Reaktion also nicht nur zu dem Wollensprinzip (3.10.2), dessen anaphorische Formulierung eine individuelle oder situative Gebundenheit vortäuschen kann,[377] sondern zugleich zu dem rein allgemeinbegrifflich – oder streng universell – formulierten Wollensprinzip

(3.10.1) Ich will, daß niemand einem sozial Schwächeren ein materielles Gut entzieht, sofern dies nicht im wohlverstandenen Interesse des Letztgenannten oder im höherrangigen Interesse einer beliebigen Person liegt.

Dieses Wollensprinzip ist negativ formuliert und muß es auch sein, da es sich nur aus Anlaß einer ‚negativen' Geschichte ursprünglich bekunden – oder im Sinne Husserls: ‚beurkunden'[378] – kann. Denn hätte Nathan dem König eine ‚positive' Geschichte erzählt, die dessen Beifall gefunden hätte, so hätte es weder dem König selbst noch seiner Umgebung authentisch klar werden können, ob dieser Beifall einer nach seiner Auffassung ‚pflichtgemäßen' oder einer nach seiner Auffassung ‚über-pflichtgemäßen' Verhaltensweise – einem Werk der ‚Übergebühr' oder ‚Supererogation'[379] – gezollt worden wäre. Diese Geschichte hätte insofern also zur Klärung der Frage nach den positiven Wollensprinzipien des Königs überhaupt nichts beitragen können.[380]

Wenn wir aber erst einmal das negative Wollensprinzip (3.10.1) ‚beurkundet' haben, dann können wir von dort

---

377 Siehe o. 3.10 mit Anm. 326.

378 Statt von „originärer Bekundung" spricht Husserl (vgl. etwa 1912-1928: 43, 122) auch sehr treffend von „Beurkundung".

379 Vgl. etwa Urmson 1958; Hare 1963, dt. 1973: 8.7; 1981: 11.6-8. Der Ausdruck ‚opus supererogationis' ist meines Wissens erstmalig bei Thomas von Aquino belegt („Praecepta enim non dantur de operibus supererogationum, quae cadunt sub consilio": Summa theologiae II.II 147a3). In nicht-philosophischen Kontexten ist als Erstbeleg für ‚supererogatio' Pseudo-Quintilian, Declamationes 3.6 anzuführen.

380 Zur Rolle der Negativität in moralisch belangvollen Situationen vgl. auch Platon, Apologie 31d.

aus durch logische Umformung auch ein positives Wollensprinzip erreichen. Der erste Schritt auf diesem Wege muß die Formalisierung von (3.10.1), das heißt die Gewinnung der Paraphrase (3.10.1') sein; und diese Paraphrase möchte ich im Ausgang von einer formalsprachlichen Paraphrasierung der Geschichte des Propheten Nathan aufbauen.

Was der Prophet dem König erzählt, ist einschließlich des stillschweigend Mitgemeinten seinen – für die Argumentation wesentlichen – Grundlinien nach nichts anderes als dies:

(4.4.1) Es gibt zwei Männer y und z und eine Handlung a, so daß gilt: y ist sozial schwächer als z, und a ist die Unterlassung der Entziehung eines materiellen Gutes (oder: die Respektierung des materiellen Eigentums) eines sozial Schwächeren durch einen sozial Bessergestellten; und z kann a tun; und es liegt in y's Interesse, daß z a tut; und für jede Person x gilt, daß x's Interesse daran, daß z a nicht tut, nicht von höherem Rang ist als y's Interesse daran, daß z a tut; und es ist nicht der Fall, daß z a tut.

Das können und müssen wir nach unseren bisherigen Gepflogenheiten wie folgt formalisieren:

(4.4.1') $(Ey,z,a) : R_0yza \;\&\; K_0za \;\&\; I_0yza$
$\&\; (x)I_1xyza \;.\; \&\; \neg$ z tut a.[381]

Der König macht nun durch seine emotionale Reaktion deutlich, daß er will, daß das in (4.4.1') Gesagte nicht der Fall sei; das Wollensprinzip des Königs läßt sich also da-

[381] Zwecks größerer Übersichtlichkeit, und nur aus diesem Grunde, führe ich vor dem letzten Konjunktionsglied noch einen Punkt ein: Diese Gliederungshilfe, die wegen der Assoziativität der Konjunktion eigentlich überflüssig ist, wird uns in der folgenden Ableitung den letzten Schritt erleichtern.

durch formalisieren, daß man dem Satz (4.4.1') noch den Wollensoperator „(We)“ und den Satznegator „¬“ voranstellt. Dieses formalisierte Wollensprinzip schreiben wir in Zeile (1) der folgenden kurzen Ableitung:

{1}	(1)	(We) :. ¬ (Ey,z,a) : $R_o$yza & $K_o$za & $I_o$yza & (x)I_1xyza . & ¬ z tut a	P
{1}	(2)	(We) :. (y,z,a) ¬ : $R_o$yza & $K_o$za & $I_o$yza & (x)I_1xyza . & ¬ z tut a	1 QU
{1}	(3)	(We) : (y,z,a) . $R_o$yza & $K_o$za & $I_o$yza & (x)I_1xyza → z tut a	2 T

In der ersten Zeile steht, wie gesagt, das vom König vertretene Wollensprinzip in seiner ursprünglichen, negativen Fassung. Die zweite Zeile läßt sich aus der ersten durch dreifache Anwendung der folgenden Regel ableiten:

(QU) *Quantorenaustausch:* Kommt in einer früheren Zeile eine Aussage der Form „¬ (Ex)F_ox“ vor, so kann in einer neuen Zeile eine Aussage der Form „(x) ¬ F_ox“ eingeführt werden, und umgekehrt; Entsprechendes gilt für die Paare {(Ex) ¬ F_ox, ¬ (x)F_ox}, {¬ (Ex) ¬ F_ox, (x)F_ox} und {(Ex)F_ox, ¬ (x) ¬ F_ox}; als Prämissennummern der neuen Zeile nehme man diejenigen der früheren Zeile.[382]

Wie gesagt: Diese Regel wird im vorliegenden Fall gleich dreimal hintereinander angewendet, so daß sich der Negator vor den drei Existenzquantoren Schritt für Schritt durch diese sozusagen ‚hindurchfrißt‘ und sie dabei als Allquantoren zurückläßt. Auch hier[383] würde ein professioneller Logiker den Übergang von Zeile (1) zu Zeile (2) in drei Einzelschritte zerlegen.

---

[382] Vgl. Mates 1965: 167. – Auch dies ist nur eine Abkürzungsregel, wie Mates (ebd.) zeigt (vgl. o. Anm. 374); aber ich ziehe hier Bequemlichkeit der Ableitung einem möglichst knappen Regelsystem vor.
[383] Siehe o. 4.1, Kommentar zu (6); 4.2, Kommentar zu (6).

Die dritte Zeile geht aus der zweiten nach unserer schon häufig verwendeten Regel „T“ hervor, und zwar nach dem ‚Tautologischen Schluß‘ von einem Satz der Form „$\neg$ (p & $\neg$ q)“ auf einen Satz der Form „p $\rightarrow$ q“.[384]
Nun läßt sich dieser Schluß aber auch umkehren,[385] und ebenso sieht die Regel „QU“ in ihrer Formulierung ausdrücklich die Umkehrung vor. Das bedeutet im vorliegenden Fall, daß sich aus Satz (3) auch umgekehrt Satz (1) ableiten läßt. Beim Übergang von (1) zu (3) ist also keinerlei Information verloren gegangen, und es spielt überhaupt keine Rolle, ob wir ein in seiner negativen Form (1) ‚beurkundetes‘ Wollensprinzip in dieser Form oder in seiner positiven Form (3) – oder natürlich auch: in der Zwischenform (2) – verwenden: Alle drei Formen sind einander quantorenlogisch äquivalent.
Mit Hilfe eines ‚Nathan-David-Verfahrens‘ können wir also ein Wollensprinzip der Form

(4.4.2'') (We) : (y,z,a) . $R_o$yza & $K_o$za & $I_o$yza & (x)I_1xyza $\rightarrow$ z tut a

rechtfertigen; oder genauer gesagt: *Jeweils ich selbst* kann das tun.[386] Denn es gibt keinen methodologisch zwingenden Grund, warum alle Menschen auf dieselbe ihnen vorgelegte ‚negative‘ Geschichte mit der gleichen Empörung reagieren sollten. Tatsächlich aber dürfte das überwiegend der Fall sein, wenn man sich die Mühe macht, die Umstände so genau darzulegen, wie ich das in Abschnitt 3.11 anzudeuten versuchte.
Ein Wollensprinzip der Form (4.4.2'') ist nun einer der beiden konjunktiv miteinander verbundenen Teilsätze unserer Verpflichtungssatz-Paraphrase (1.6.5''). Der andere Teilsatz, die sogenannte ‚Randbedingung‘, lautet:

---

384 Vgl. Mates 1965: 141, Theorem 52.
385 Ebd.
386 Siehe o. 3.10.

(4.4.3'') $(Ey) . R_o yz_o a_o \& K_o z_o a_o \& I_o yz_o a_o$
$\& (x) I_1 xyz_o a_o$.

Dies ist ein reiner Tatsachensatz, der sich genauso leicht, aber auch genauso schwer wie andere Tatsachensätze rechtfertigen läßt.[387] Also läßt sich auch die Verpflichtungssatz-Paraphrase (1.6.5''), als die bloße aussagenlogische Konjunktion der Sätze (4.4.2'') und (4.4.3''), rechtfertigen. Das gleiche gilt selbstverständlich auch für die abgekürzte Verpflichtungssatz-Paraphrase

(1.6.5') $(We) : (y,z,a) . P_o yza \rightarrow z \text{ tut } a :$
$\& (Ey) P_o yz_o a_o$,

die sich aus dem abgekürzten Wollensprinzip

(4.4.2') $(We) : (y,z,a) . P_o yza \rightarrow z \text{ tut } a$

und der abgekürzten Randbedingung

(4.4.3') $(Ey) P_o yz_o a_o$

konjunktiv zusammensetzt. Das läßt sich in Form der folgenden kurzen Ableitung strikt beweisen:

{1}	(1)	$(We) : (y,z,a) . P_o yza \rightarrow z \text{ tut } a$	P
{2}	(2)	$(Ey) P_o yz_o a_o$	P
{1,2}	(3)	$(We) : (y,z,a) . P_o yza \rightarrow z \text{ tut } a :$ $\& (Ey) P_o yz_o a_o$	1,2 T

Die Konklusion (3) ergibt sich aus den beiden Prämissen (1) und (2) nach der Regel „T“, und zwar auf die gleiche Weise, wie sich in der ersten Ableitung des Abschnitts 4.2 die Zeile (4) ergeben hat. Bezüglich der prinzipiellen, aber auch hier nicht akut werdenden Probleme einer solchen Konjunktions-Erzeugung sei daher auf den Kommentar zu dieser Zeile verwiesen.
Wer dennoch bezweifelt, daß sich auf diese Weise ein Verpflichtungssatz aus einem Wollensprinzip und einer

387 Siehe o. 3.9 mit Anm. 314-316.

Randbedingung ableiten läßt, und sich dafür auf ‚Humes Gesetz' beruft, daß sich aus einem ‚Sein' niemals ein ‚Sollen' ergeben könne, sei auch an dieser Stelle noch einmal daran erinnert, daß man „ich will"-Sätze aus anthropologisch-ontologischen Gründen nicht als Tatsachenaussagen klassifizieren darf.[388]
Ich möchte daher den Nachweis als beendet betrachten, daß unsere formalsprachlichen Verpflichtungssatz-Paraphrasen (1.6.5'') und (1.6.5') auch der Adäquatheitsbedingung der ‚Begründbarkeit' genügen.[389]

4.5. Diese Paraphrasen und der ihnen zugrunde liegende natürlich-sprachliche Verpflichtungssatz

(1.6.5) z_o ist (nach meinen normativen Maßstäben) moralisch verpflichtet, a_o zu tun.

sind insofern *singuläre* Verpflichtungssätze, als man mit ihnen sagt, daß ein singuläres Handlungs- und Verpflichtungssubjekt z_o moralisch verpflichtet sei, die singuläre Handlung a_o auszuführen.
Es gibt aber auch *universelle* Verpflichtungssätze, und diese lassen sich nicht nur aus einem Wollensprinzip und einer Randbedingung, sondern schon aus einem Wollensprinzip allein ableiten:

{1}	(1)	(We) : (y,z,a) . $P_o$yza → z tut a	P
{2}	(2)	(Ey)P_oy$z_o$$a_o$	P
{1,2}	(3)	(We) : (y,z,a) . $P_o$yza → z tut a : & (Ey)P_oy$z_o$$a_o$	1,2 T

[388] Siehe o. 3.11 mit Anm. 330-334.
[389] Falls man die alternativen Verpflichtungssatz-Paraphrasen (1.6.5*) und (1.6.5**) zuläßt (s. o. Schlußabsatz von 4.1 und Anm. 375), lassen sich auch diese offensichtlich begründen; denn unter Verwendung einer Regel der Existenzeinführung für die zweite Stufe brauchte man nur noch eine einzige Ableitungszeile anzuhängen (s. o. Anm. 369), deren Prämissenmenge ebenfalls {1,2} wäre.

{1} (4) $(Ey)P_o yz_o a_o \rightarrow (We) : (y,z,a) . P_o yza$
$\rightarrow$ z tut a : & $(Ey)P_o yz_o a_o$ 2,3 K

{1} (5) $(z,a) :. (Ey)P_o yza \rightarrow (We) : (y,z,a) .$
$P_o yza \rightarrow$ z tut a : & $(Ey)P_o yza$ 4 G

Diese Ableitung bedarf wohl keines eigenen Kommentars mehr.[390] Doch möchte ich auf einen einzigen Punkt hinweisen: In der Konklusion (5) steht genau derselbe Satz wie in der Konklusion (6) der ersten Ableitung des Abschnitts 4.2. Diesen hatte ich als Satz „(4.2.4')" bezeichnet, d. h. als Paraphrase des folgenden Satzes betrachtet:

(4.2.4) Für jede Person z und jede Handlung a gilt: Wenn sich z bezüglich a in allen relevanten Hinsichten in derselben Lage befindet wie z_o bezüglich a_o, dann ist z (nach meinen normativen Maßstäben) moralisch verpflichtet, a zu tun.

Aber genaugenommen steht in unserer Konklusion die Paraphrase (4.5.1') des folgenden Satzes

(4.5.1) Für jede Person z und jede Handlung a gilt: Wenn es eine Person y gibt, die zu z und a in der Relation P_o steht, dann ist z (nach meinen normativen Maßstäben) moralisch verpflichtet, a zu tun.

Wie ich in meinem Kommentar zu Satz (2) der ersten Ableitung des Abschnitt 4.2 darzulegen versuchte, können wir aber von der P_o-Beziehung in der natürlichen Sprache keinen vor-analytischen Gebrauch machen, und deshalb muß an die Stelle von Satz (4.5.1) vor der Durchführung der logischen Verpflichtungssatz-Analyse

---

[390] Ausgenommen vielleicht, daß auch hier wieder (s. o. Anm. 369) eine weitere Zeile angehängt werden könnte, die mit dem Existenzquantor zweiter Stufe „(EP)" beginnt, jedoch die Prämissenmenge {1} hat.

ein Satz der Art (4.2.4) treten. Im jetzigen – nach-analytischen – Stadium können wir aber auch schon den universellen, nämlich von Individuenkonstanten völlig freien, Verpflichtungssatz (4.5.1) mit Einsicht verwenden, und dessen Paraphrase (4.5.1') läßt sich, wie wir nun wissen, nicht nur aus dem singulären Verpflichtungssatz (1.6.5'), sondern sogar schon aus dem darin enthaltenen Wollensgrundsatz (4.4.2') allein ableiten. Wollensprinzipien – universelle „ich will"-Sätze – erweisen sich damit als die eigentliche Grundlage von Verpflichtungssätzen.

4.6. Wollensprinzipien erweisen sich aber auch als die eigentliche Grundlage des uralten und nahezu ubiquitären Moralprinzips der sogenannten Goldenen Regel. Da ich mich über dieses Prinzip an anderer Stelle schon ausführlich geäußert habe,[391] darf ich mich hier bei seiner nicht-formalen Betrachtung wohl sehr kurz fassen. Dieses Prinzip, das in fast allen Kulturkreisen und Religionen bekannt ist, tritt, grob gesprochen, in zwei Grundtypen auf. Der erste, weiter verbreitete Grundtyp begegnet in einer positiven und einer negativen Variante, die (wie man inzwischen wohl zu sehen gelernt hat) sowohl in moralischer wie in logischer Hinsicht einander äquivalent sind. Die beiden Varianten dieses ersten Grundtyps lassen sich auf die folgenden Standardfassungen bringen:

(4.6.1) Behandle jedermann so, wie du [hier und jetzt] willst, daß man dich [in einer hypothetischen Situation] an seiner Stelle behandle.

(4.6.2) Behandle niemanden so, wie du [hier und jetzt] willst, daß man dich [in einer hypothetischen Situation] an seiner Stelle nicht behandle.

---

391 Hoche 1978 a; 1992 b; vgl. auch 1983.

Wenn wir an die Stelle des ‚Sollens', das uns in diesen imperativischen Konstruktionen ein anonymer ‚Gesetzgeber' aufzuerlegen scheint,[392] die moralische ‚Verpflichtung' setzen, dann können wir diese beiden einander äquivalenten Versionen der Goldenen Regel auf die folgende reglementierte oder normierte Form bringen:

(4.6.3) Wenn ich [hier und jetzt] will, daß mich niemand in einer [hypothetischen][393] Situation von der und der Art soundso behandle, dann bin ich moralisch verpflichtet, in einer [wirklichen] Situation von der und der Art niemanden soundso zu behandeln.

Der so präzisierte erste Grundtyp der Goldenen Regel könnte insofern die *singuläre* Goldene Regel heißen, als hier zum Maßstab meiner Verpflichtung meine (tatsächlichen) Präferenzen bezüglich dessen genommen werden, wie ein anderer *mich selbst* in einer (hypothetischen) Situation von bestimmter Art behandle.

Der zweite Grundtyp der Goldenen Regel tritt meines Wissens nur im antiken Griechenland auf, scheint dort allerdings recht verbreitet gewesen zu sein, wie man nach den folgenden Belegen vielleicht vermuten darf:[394]

(4.6.4) Wie können wir das beste und rechtschaffenste Leben führen? Dadurch, daß wir das, was wir bei anderen tadeln, nicht selbst tun. (Thales)

---

392 Den Unterschied zwischen verschiedenen Typen von „soll"-Sätzen, „sollte"-Sätzen und Verpflichtungssätzen werde ich im 5. Kapitel zu skizzieren versuchen; vgl. bes. 5.1.

393 ‚Hypothetisch' kann hier ‚kontrafaktisch', aber auch ‚fiktional' (‚absolut möglich') heißen. Denn obzwar fiktionale Welten nur von intermundan nicht identifizierbaren Quasi-Individuen ‚bewohnt' sind (s. o. 1.9 mit Anm. 115), muß doch jeweils ich selbst, als Subjekt und ‚Zentrum' der Phantasie, in jeder meiner fiktionalen Welten mit dabei sein (s. o. 2.4 mit Anm. 182).

394 Vgl. Hoche 1978 a: Abschnitt X; dort finden sich in den Anm. 18-20 die Sätze (4.6.4) bis (4.6.6) auch in der griechischen Originalfassung.

(4.6.5) Worüber du beim Nächsten unwillig wirst, das tue selbst nicht! (Pittakos)

(4.6.6) Was ich dem Nächsten zum Vorwurf mache, werde ich selber nach Kräften nicht tun. (Herodot)

Diesen Grundtyp könnte man die *universelle* Goldene Regel nennen, weil man hier zum Maßstab seiner moralischen Verpflichtung seine (tatsächlichen) Präferenzen bezüglich dessen nimmt, wie ein anderer *beliebige Personen* – mich, sich selbst oder Dritte, ja vielleicht sogar nicht-personale Interessensubjekte – behandle. Diese allgemeine Fassung der Goldenen Regel könnte man auf die folgende reglementierte Form bringen:

(4.6.7) Wenn ich will, daß niemand in einer Situation von der und der Art soundso handle, dann bin ich moralisch verpflichtet, in einer Situation von der und der Art nicht soundso zu handeln.

Diesen Satz kann man auch positiv ausdrücken; ich verwende dazu im folgenden Satz (4.6.8a) der Einfachheit halber wieder das umgangssprachliche „soundso“, das freilich dort soviel besagt wie „nicht soundso“ in Satz (4.6.7):

(4.6.8a) Wenn ich will, daß jeder in einer Situation von der und der Art soundso handle, dann bin ich moralisch verpflichtet, in einer Situation von der und der Art soundso zu handeln.

Einen formalsprachlichen Satz, der als die Paraphrase (4.6.8') dieser reglementierten Fassung der universellen Goldenen Regel aufgefaßt werden kann und muß, können wir nun auf der Grundlage unserer Verpflichtungssatz-Paraphrase (1.6.5') als quantorenlogisch *gültig* erweisen – also quantorenlogisch *beweisen*. Damit erfüllen wir nach dreihundert Jahren die Forderung Lockes nach einer Begründung, und zwar nach einem Wahrheitserweis, der Goldenen Regel („to make out the truth and reasonableness of it"):[395] Die Goldene Regel in ihrer universellen, altgriechischen Lesart ist eine analytische Aussage, das heißt aufgrund dessen wahr, was die zu ihrer Formulierung gebrauchten Begriffsausdrücke, insbesondere „wollen" und „moralisch verpflichtet sein", bedeuten. Diese Analytizität der Goldenen Regel[396] erklärt zugleich, warum dieses alte Moralprinzip nach den Erkenntnissen der Religionsgeschichte und Vergleichenden Religionswissenschaft „unabhängig an mehreren Orten entstanden ist".[397]

Den quantorenlogischen Beweis der Goldene-Regel-Paraphrase (4.6.8') kann man im Ausgang von einem Wollensprinzip der Form

(4.4.2') (We) : (y,z,a) . P_0yza → z tut a

führen, und zwar auf dem Weg über einen daraus ableitbaren universellen Verpflichtungssatz der Form (4.5.1'). Es genügt also, an die Ableitung in Abschnitt 4.5 einfach anzuknüpfen:

---

[395] Locke 1690: I.3.4. – Auch in diesem Zusammenhang gilt also, was Frege (1914: 226) im besonderen Hinblick auf die Mathematik gesagt hat: „In der Tat kann es in der Entwicklung der Wissenschaft vorkommen, dass man lange ein Wort, ein Zeichen, einen Ausdruck gebraucht hatte, indem man seinen Sinn als einfach angesehen hatte, bis man dahin kam, ihn in einfachere logische Bestandteile zu zerlegen. Durch eine solche Zerlegung kann man hoffen, die Anzahl der Axiome zu vermindern; denn eine Wahrheit, die einen zusammengesetzten Bestandteil enthält, kann vielleicht nicht bewiesen werden, solange dieser Bestandteil unzerlegt bleibt; sie kann aber vielleicht bewiesen werden aus Wahrheiten, in denen die durch die Zerlegung erhaltenen Teile vorkommen. Danach scheint es, dass durch eine Definition, sofern sie eine Zerlegung bewirkt, ein Beweis möglich sein kann, der ohne diese Zerlegung nicht möglich wäre [...] Was also vor der Zerlegung ein Axiom zu sein schien, kann nach der Zerlegung als Theorem erscheinen."

[396] Vgl. dagegen Hare 1963, dt. 1973: 3.2.

[397] Philippidis 1929: 96; vgl. o. 1.4, Nr. (4).

{1}	(5)	(z,a) :. (Ey)$P_o$yza → (We) : (y,z,a) . $P_o$yza → z tut a : & (Ey)$P_o$yza	4 G
{1}	(6)	(a) :. (Ey)$P_o$yea → (We) : (y,z,a) . $P_o$yza → z tut a : & (Ey)$P_o$yea	5 BE
Λ	(7)	(We) : (y,z,a) . $P_o$yza → z tut a : → (a) :. (Ey)$P_o$yea → (We) : (y,z,a) . $P_o$yza → z tut a : & (Ey)$P_o$yea	1,6 K

Die Ableitung wird hier also mit Zeile (5) fortgesetzt, in der wir den universellen Verpflichtungssatz (4.5.1') stehen haben. Zeile (6) folgt aus Zeile (5) durch die Regel „BE" – ‚Beispieleinführung' –; und zwar tilgen wir ausschließlich den ersten Allquantor „(z)" und die durch ihn an zwei Stellen gebundene Variable „z", an deren Stelle die Konstante sui generis „e" – für „ego", also je mich, den Sprecher – tritt.[398] Zeile (7) geht aus den beiden Zeilen (1) und (6) durch die Regel „K" – ‚Konditionalisierung' – hervor; und da diese beiden Zeilen gleichermaßen die Prämissennummer „1" haben, kann in der linken Spalte von Zeile (7) notiert werden, daß der in dieser Zeile stehende Satz aus der leeren Prämissenmenge Λ abgeleitet, das heißt ein prädikatenlogisches Theorem ist. Satz (7) ist aber nichts anderes als die Paraphrase (4.6.8') der reglementierten universellen Goldenen Regel (4.6.8a); denn unsere Konklusion läßt sich natürlich-sprachlich in einer Weise lesen, die man als die nach-analytische[399] Version von Satz (4.6.8a) wird auffassen müssen:

(4.6.8b) Wenn ich das P_o-Wollensprinzip vertrete, dann bin ich (nach meinen normativen Maßstäben) moralisch verpflichtet, jede Handlung

---

[398] Zur Zulässigkeit und Funktionsweise dieser sprecherbezogenen Personenkonstanten in formalisierten Sätzen s. o. Anm. 210; vgl. auch Anm. 235 und o. 2.8.

[399] Siehe o. 4.2, Kommentar zu Satz (2) der ersten Ableitung, und 4.5, Schlußabsatz.

a auszuführen, wenn es jemanden gibt, der zu mir und der Handlung a in der P_0-Relation steht.

Dieser Satz, der sich ja erst aufgrund unserer pragmatisch-wollenslogischen Analyse des Verpflichtungsbegriffs formulieren läßt, ist die nach-analytische – nämlich *nach* der genannten Analyse mögliche – Fassung der reglementierten universellen Goldenen Regel; und er ist insofern analytisch wahr, als seine formalsprachliche Paraphrase (4.6.8') ein prädikatenlogisches Gesetz ist. Diese analytisch wahre Fassung der Goldenen Regel hat zudem den Vorteil, wirklich anwendbar zu sein; denn wie wir in den Abschnitten 3.10, 3.11 und 4.4 gesehen haben, kann ich mich durch ein ‚Nathan-David-Verfahren' oder eine gleichwertige Methode – letztlich also durch meine emotionale Reaktion auf eine epische, dramatische oder auch wirklich erlebte (freilich dann anonyme) Situation – davon überzeugen, daß ich das P_0-Wollensprinzip – genauer: dieses oder jenes P_n-Wollensprinzip – in der Tat vertrete.[400]

Mit diesem Ergebnis könnten wir uns bereits begnügen; doch möchte ich noch eine logisch äquivalente Fassung sowie eine noch allgemeinere Fassung der Goldenen Regel ableiten. In beiden Fällen können wir wieder, wie schon soeben, an die Ableitung des Abschnitts 4.5 anknüpfen.

Für die Ableitung der zu (4.6.8') logisch äquivalenten Fassung der Goldenen Regel wollen wir bei Zeile (4) ‚einsteigen', aus Gründen der Einfachheit und der Über-

---

400 Wie schwierig es im Gegensatz dazu ist, sich davon zu überzeugen, daß die in der *singulären* Goldenen Regel (4.6.3) genannte Bedingung erfüllt ist – daß ich also hier und jetzt will, daß mich niemand in einer hypothetischen Situation von der und der Art soundso behandle –, das kann man aus Hare 1981, bes. 5.3, 12.7, ersehen; nicht zuletzt an diesen Problematisierungen dürfte es liegen, daß diese dritte moralphilosophische Monographie Hares seinen beiden ersten – wie ich meine – an Klarheit und Überzeugungskraft ganz erheblich nachsteht.

sichtlichkeit aber den in dieser Zeile auf den Haupt-Implikator (also den ersten Implikations-Pfeil) folgenden Verpflichtungssatz

(1.6.5') $(We) : (y,z,a) \,.\, P_o yza \rightarrow z \text{ tut } a :$
$\& \; (Ey)P_o y z_o a_o$

solange durch die Satzkonstante „p_o“ abkürzen, bis es wieder – in Zeile (11) – auf die Binnenstruktur dieses Satzes ankommt:

{1}	(4)	$(Ey)P_o y z_o a_o \rightarrow p_o$	2,3 K
{1}	(5)	$\neg (Ey)P_o y z_o a_o \vee p_o$	4 T
{1}	(6)	$(y) \neg P_o y z_o a_o \vee p_o$	5 QU
{7}	(7)	$\neg p_o$	P
{1,7}	(8)	$(y) \neg P_o y z_o a_o$	6,7 T
{1,7}	(9)	$\neg P_o y_o z_o a_o$	8 BE
{1}	(10)	$\neg p_o \rightarrow \neg P_o y_o z_o a_o$	7,9 K
{1}	(11)	$P_o y_o z_o a_o \rightarrow (We) : (y,z,a) \,.$	
		$P_o yza \rightarrow z \text{ tut } a : \& \; (Ey)P_o y z_o a_o$	10 T
{1}	(12)	$(y) :. \; P_o y z_o a_o \rightarrow (We) : (y,z,a) \,.$	
		$P_o yza \rightarrow z \text{ tut } a : \& \; (Ey)P_o y z_o a_o$	11 G
{1}	(13)	$(z,a,y) :. \; P_o yza \rightarrow (We) : (y,z,a) \,.$	
		$P_o yza \rightarrow z \text{ tut } a : \& \; (Ey)P_o yza$	12 G
{1}	(14)	$(a,y) :. \; P_o yea \rightarrow (We) : (y,z,a) \,.$	
		$P_o yza \rightarrow z \text{ tut } a : \& \; (Ey)P_o yea$	13 BE
Λ	(15)	$(We) : (y,z,a) \,.\, P_o yza \rightarrow z \text{ tut } a :$	
		$\rightarrow (a,y) :. \; P_o yea \rightarrow (We) : (y,z,a) \,.$	
		$P_o yza \rightarrow z \text{ tut } a : \& \; (Ey)P_o yea$	1,14 K

Ich darf mich hier wohl auf eine sehr knappe Kommentierung beschränken:

In den Zeilen (4) bis (10) einschließlich ist Satz (1.6.5'), wie gesagt, durch die Satzkonstante „p_o“ abgekürzt; in Zeile (11) wird die Abkürzung wieder rückgängig gemacht, damit man sehen kann, daß die Konstante „y_o“ in „p_o“ nicht vorkommt, der ‚Generalisierungs‘-Übergang zu Zeile (12) also statthaft ist.

Die Anwendungen der „T“-Regel in den Zeilen (5), (8) und (11) beruhen im einzelnen auf den aussagenlogischen Gesetzen „(p → q) ↔ (¬ p v q)“ bzw. „((p v q) & ¬ q) → p“ bzw. „(p → q) ↔ (¬ q → ¬ p)“ (‚Kontraposition der Implikation‘).[401]

Da man nicht nur von Satz (4) auf Satz (12), sondern auch umgekehrt von Satz (12) auf Satz (4) kommen kann (und zwar im wesentlichen aufgrund der gleichen Regeln; an einer Stelle ist allerdings der aussagenlogische Modus ponendo ponens nötig), ist Satz (12) mit Satz (4) logisch äquivalent; und da die Zeilen (13) bis (15) der gegenwärtigen Ableitung den Zeilen (5) bis (7) der letzten Ableitung ganz genau entsprechen, haben wir nun in der Konklusion (15) eine logisch äquivalente Fassung der universellen Goldenen Regel (4.6.8').

Wesentlich weniger aufwendig ist die Ableitung einer noch allgemeineren Form der Goldenen Regel. Die denkbar allgemeinste Fassung dieses Moralprinzips muß offenbar lauten:

(4.6.9) Wenn ich das P_o-Wollensprinzip vertrete, dann ist jedermann (nach meinen normativen Maßstäben) moralisch verpflichtet, jede Handlung a auszuführen, wenn es jemanden gibt, der zu ihm und der Handlung a in der P_o-Relation steht.

Die formalsprachliche Paraphrase (4.6.9') dieser allgemeinsten Goldenen Regel läßt sich durch einen einzigen zusätzlichen Schritt in der Ableitung unseres Abschnitts 4.5 gewinnen; wir brauchen dort nämlich nur die folgende Zeile anzufügen:

Λ (6) (We) : (y,z,a) . $P_o$yza → z tut a :
→ (z,a) :. (Ey)$P_o$yza → (We) : (y,z,a) .
$P_o$yza → z tut a : & (Ey)$P_o$yza 1,5 K

401 Vgl. Mates 1965: 138 (Theoreme 12 und 15), 141 (Theorem 53).

Auch diese allgemeinste Fassung (4.6.9') der Goldenen Regel läßt sich also aus der leeren Prämissenmenge Λ ableiten, und so ist ihr normalsprachliches Gegenstück (4.6.9) ebenfalls analytisch wahr; und das letztgenannte hängt offensichtlich in gleicher Weise wie Satz (4.6.8) von den Wollensprinzipien ab, die ich – aufgrund eines ‚Nathan-David-Verfahrens': *nachweislich* – vertrete. Die Fassung (4.6.9) hat also keinerlei Nachteile gegenüber der Fassung (4.6.8), wohl aber den Vorteil der größeren Allgemeinheit und der bequemeren Beweisbarkeit. Ich werde daher (4.6.9) als die moralphilosophisch interessanteste Form der Goldenen Regel betrachten.[402]

4.7. Aus Abschnitt 4.6 geht hervor (und es lohnt sich, das nun auch eigens zu thematisieren), daß es bei der Anwendung dessen, was ich die ‚singuläre' Goldene Regel nannte, nicht auf das ankommt, was ich – *in* einer hypothetischen Situation – wollen *würde*, sondern auf

402 Diese allgemeinste Fassung der Goldenen Regel kann man negativ – und zwar logisch und moralisch äquivalent – ganz knapp auch so formulieren: „Was einen an anderen stört, darf man selbst nicht tun." Prägnanter kann man es wohl kaum sagen, ohne Mißverständnissen eine Chance zu geben. Diese Formulierung stammt allerdings nicht von mir, sondern von einer Frau, die sich niemals mit einschlägigen philosophischen oder wissenschaftlichen Fragen befaßt hat und kürzlich mit genau diesen Worten nur das akute Fehlverhalten eines Dritten quittierte. Dieses Faktum scheint mir von besonderem dokumentarischen Interesse zu sein: s. o. Abschnitt 1.4, Nr. (4) mit Anm. 50. – Bloß nebenbei sei bemerkt, daß die hier versuchte *begriffsanalytisch-logische* Erklärung der Goldenen Regel – durch ihre Analytizität – in keiner Weise mit dem naheliegenden Versuch einer *soziobiologisch-evolutorischen* Erklärung – durch ihren Überlebenswert für eine Population – streiten würde; denn es ist durchaus anzunehmen, daß sich die natürlichen Sprachen, deren Entwicklung wir sicherlich ‚darwinistisch' sehen dürfen (vgl. etwa Austin 1956: 16; 1966: 328, 336 f.), auch in ihren moralsprachlichen Sektionen unseren sozialen und moralischen Bedürfnissen adaptiert haben. Die mir bekannt gewordenen Hinweise auf die Goldene Regel in Texten der ‚Evolutionären Ethik' finde ich allerdings meist enttäuschend: vgl. Spencer 1893: IV. VII. § 276; Bratzler 1984: 35, 156 f., 159; Mohr 1987: 6.9.; Vollmer 1990: 327 Abb. 3 (vgl. 345); bedenkenswert dagegen Darwin 1871: I. I. V, 162-165.

das, was ich – *mit Bezug auf* eine hypothetische Situation – *hier und jetzt*, und zwar ‚ein für allemal', *will*. Dieser Unterschied ist in der philosophischen Tradition immer wieder mißachtet worden (was schon daraus hervorgeht, daß sich bei Philosophen in die Formulierung der Goldenen Regel immer wieder der irreale Konjunktiv „würde", „would", „voudrais" usw. einschleicht),[403] und auch der bekannte Einwand Kants, dieses alte und seiner Ansicht nach „triviale" Moralprinzip enthalte nicht den Grund „der schuldigen Pflichten gegeneinander; denn der Verbrecher würde aus diesem Grunde gegen seine strafenden Richter argumentieren",[404] läßt sich wohl nur durch diese Verwechslung erklären. Der erste, der sich ausdrücklich gegen diese Verwechslung gewandt hat, ist meines Wissens Hare: Wenn wir mit der Goldenen Regel schlüssig argumentieren wollen, darf, wie er sagt, die entscheidende Frage niemals auf die Form gebracht werden: „Was *würdest* du sagen, fühlen oder denken, oder wie *hättest* du es gerne, wenn du er wärest?", sondern immer nur auf die folgende Form: „*Was sagst du (in propria persona)* über einen hypothetischen Fall, in dem du in der Lage des Betroffenen bist?".[405]

Wenn wir diesen Unterschied im Auge behalten, sind wir auch in der Lage, mit einer weiteren Gruppe von Einwänden fertig zu werden, die man – und zwar auf den ersten Blick recht plausibel – gegen meine für dieses ganze Buch entscheidende Behauptung[406] vorbringen könnte, eine Satzverbindung der Form

(2.1.3) z_o ist (nach meinen normativen Maßstäben moralisch) verpflichtet, a_o zu tun, aber ich will nicht (bin nicht dafür; usw.), daß z_o a_o tut.

403 Zu Literaturangaben vgl. Hoche 1992 b: Anm. 61.
404 Kant 1785: A 68 Anm. (Ak.-Ausgabe: 430 Anm.).
405 Hare 1963, dt. 1973: 6.9; vgl. Hoche 1978 a: Abschnitte V-VI.
406 Siehe o. 2.2-2.3.

sei in dem genauen Sinne unseres Kriteriums K-1 sprachwidrig. Ich meine hier – anscheinend ziemlich naheliegende – Einwände wie den folgenden:

Angenommen, ‚ein Mensch wie du und ich', der weder amoralisch noch Held oder Heiliger sei, werde plötzlich Zeuge, wie zwei bewaffnete Männer eine Frau überfallen. Dann fühle er sich verpflichtet, der Frau zu Hilfe zu kommen, ohne dies aber ernstlich zu wollen; denn ihm sei klar, daß er sich, ohne nennenswerte Aussicht auf Erfolg, nur selbst in Lebensgefahr begäbe. Es gebe also doch Fälle – und zwar im Sinne der Psychoanalyse notorisch ‚pathogene' –, in denen jemand davon überzeugt sei, zu etwas verpflichtet zu sein, ohne die Absicht zu haben, dies auch zu tun.

Doch dieser Einwand kann nur infolge einer Begriffsverschiebung als plausibel erscheinen: In Fällen wie dem skizzierten *glaubt* man sich nicht, sondern *fühlt* man sich allenfalls zur Hilfeleistung verpflichtet.[407]

Daß man nicht *glaubt* (nicht davon *überzeugt* ist), helfen zu müssen, geht aus der Reaktion hervor, die man zu zeigen pflegt, wenn man von einem Mitmenschen hört, der in einem Fall dieser Art seine berechtigte Furcht um Leib und Leben zu überwinden vermocht und dem Opfer zu helfen versucht hat: Wir sagen dann nicht, er habe doch bloß seine Pflicht (oder gar: seine ‚verdammte Pflicht und Schuldigkeit') getan, sondern zollen seinem heldenhaften Verhalten Bewunderung und Respekt. Daraus ergibt sich, daß wir seine Handlung nicht als obligatorisch, nämlich für jeden in seiner Situation verbindlich, sondern als ein typisches ‚Werk der Übergebühr' (‚opus supererogationis') betrachten.[408]

---

[407] Zum Problem des ‚Sich-verpflichtet-Fühlens' (‚sense of obligation') vgl. auch Hare 1952, dt. 1972 a: 11.2.

[408] Siehe o. 4.4 mit Anm. 379. – Man könnte auch in der anderen Richtung argumentieren: Wenn wir hören, daß der Zeuge eines Überfalls seine berechtigte Furcht um Leib und Leben *nicht* zu überwinden

Daß man jedoch, wenn man selber in eine solche Situation gerät, nichtsdestoweniger das diffuse (wenn auch starke) *Gefühl* hat, moralisch zur Hilfe verpflichtet zu sein, läßt sich nun leicht durch die zu Anfang dieses Abschnitts besprochene Neigung zu einer Fehlanwendung der Goldenen Regel erklären: Wenn ich plötzlich Augen- und Ohrenzeuge eines Überfalls werde, dann kann mir nicht unklar bleiben, was das Opfer in dieser Lage mehr als alles andere will: nämlich, daß man ihm helfe; und mir ist dann ebenfalls klar, daß auch ich an seiner Stelle ohne Wenn und Aber dafür wäre, daß mir ein anderer helfe. Solange man nun, wie es gewöhnlich der Fall ist, die singulär gefaßte Goldene Regel als das Gebot mißdeutet, andere so zu behandeln, wie man selbst *in ihrer Lage* behandelt zu werden *wünschte* – und nicht, wie zu fordern ist, als das Gebot versteht, andere so zu behandeln, wie man *hier und jetzt*, und zwar ‚ein für allemal', *will*, daß andere einen in einer hypothetischen Situation dieser Art behandeln –, solange wird man natürlich auch das Gefühl nicht los, durch Nicht-Erbringung der Hilfe eine moralische Pflicht zu verletzen (oder verletzt zu haben).

Das läßt sich auch an weniger extremen Parallelfällen klarmachen. Es gibt im Alltag immer wieder Situationen, in denen man einem Mitmenschen hart gegenübertreten

---

vermocht und daher *nicht* zu helfen versucht hat, bleibt ein ‚Nathan-David-Verfahren' (s. o. 3.10) befundlos; daran zeigt sich, daß wir das folgende Wollensprinzip *nicht* vertreten: Der Zeuge eines Überfalls versuche dem Opfer auch bei mangelnden Erfolgsaussichten und um den Preis seines eigenen Lebens zu helfen. Daraus freilich weiter zu schließen, daß wir den Zeugen eines Überfalls nicht für moralisch verpflichtet halten, dem Opfer auch bei mangelnden Erfolgsaussichten und um den Preis seines eigenen Lebens zu helfen, könnte *an dieser Stelle* als zirkulär kritisiert werden; denn daß Wollensprinzipien die Grundlage aller singulären und universellen Verpflichtungsurteile darstellen (s. o. 4.4-4.5), hat sich gerade unter der hier erneut in Frage gestellten Voraussetzung ergeben, daß jeder Verpflichtungssatz den entsprechenden „ich will"-Satz pragmatisch impliziert.

muß, und zwar nicht nur im eigenen Interesse, sondern auch im allgemeinen Interesse oder sogar im Interesse des Betroffenen selbst (etwa im Rahmen pädagogischer oder therapeutischer Maßnahmen). Solange nun mein Zorn meine Fähigkeit zur Einfühlung nicht allzusehr außer Kraft setzt, würde ich in einem solchen Fall wohl nicht gern in der Haut meines Gegenübers stecken; vielmehr würde ich Mitleid mit ihm empfinden und daher auch so etwas wie ein schlechtes Gewissen, da ich mich selbst als (Mit-)Urheber seiner Unbehaglichkeit oder gar seines Leides weiß.

Daß ich *in* einer solchen Situation nicht so behandelt zu werden *wünschte*, schließt indessen nicht aus, daß ich *hier und jetzt*, und zwar ‚ein für allemal', *will*, daß man jedermann, also auch mich selbst, in einer solchen Situation so behandle. Nur *dies* ist aber ein Wollens-*Prinzip*, nämlich ein *universeller* Wollenssatz, und nur *dies* ist daher von Belang für die Anwendung des Prinzips der Goldenen Regel und die Frage, wozu ich nach meiner eigenen Überzeugung moralisch verpflichtet bin.

So scheint es mir ganz erklärlich, daß man auch dann von Gewissensbissen geplagt (und sogar in pathogene Konflikte gestürzt) werden kann, wenn man etwas tut bzw. unterläßt, zu dessen Unterlassung bzw. Tun man nach seiner eigenen Überzeugung durchaus nicht moralisch verpflichtet ist. Sich zu etwas verpflichtet *fühlen* ist daher *eine* Sache, seiner eigenen Überzeugung nach zu etwas verpflichtet *sein* eine *andere*.

Damit scheint mir aber auch die letztgenannte Gruppe von vermeintlichen Gegenbeispielen gegen meine These entkräftet zu sein, eine Satzverbindung der Form (2.1.3) sei sprachwidrig im Sinn von K-1.

4.8. Ich möchte das 4. Kapitel mit einigen allgemeineren Kommentaren abschließen.

(1) Wir haben in Abschnitt 4.6 das universell gefaßte

Moralprinzip der Goldenen Regel ausschließlich aufgrund von metaethischen Untersuchungen und formallogischen Regeln bewiesen. Ist darin kein Verstoß gegen die zu fordernde moralische (normativ-ethische) ‚Neutralität' der Metaethik – gegen die metaethische Epoché[409] – zu erkennen?

Nun, das ist ganz offensichtlich nicht der Fall. Die Goldene Regel ist zwar ein normativ-ethisches oder moralisches Prinzip, aber sie ist kein (unbedingter) Verpflichtungssatz – weder ein universeller noch gar ein singulärer. Vielmehr ist sie, wie wir unseren Ableitungen auf den ersten Blick entnehmen können, ein *bedingter* universeller Verpflichtungssatz. So ergibt sich, wie wir am Ende des Abschnitts 4.6 konstatiert haben, die allgemeinste und philosophisch interessanteste Fassung (4.6.9') der Goldenen Regel aus dem universellen Verpflichtungssatz (4.5.1'), der in der Konklusion (5) unserer Ableitung des Abschnitts 4.5 steht, durch Konditionalisierung mit dem in Zeile (1) stehenden P_0-Wollensgrundsatz (4.4.2'), und für die Überprüfung dieses bedingenden Wollensprinzips ist nicht der Moralphilosoph zuständig, sondern jeder handelnde und potentiell verpflichtete Mensch in eigenster Person: Sache des Ethikers ist es unter anderem auch, Methoden zur Überprüfung unserer Wollensprinzipien *anzugeben* und metaethisch zu *diskutieren* – aber diese Methoden *anzuwenden*, ist Sache jedes einzelnen von uns ganz allein.

(2) Damit hängt auf das engste ein zweiter Punkt zusammen: Enthielten unsere Verpflichtungssatz-Paraphrasen (1.6.5') und (1.6.5'') nicht das Zeichen „e" für „ego", also für je mich, den Sprecher, dann müßte es möglich sein, sie subjekt-unabhängig, also rein objektiv, zu begründen, und das würde dann sinnvollerweise Sache des Ethikers sein. In diesem Fall würde, wenn ich

---

[409] Siehe o. 3.4 mit Anm. 276.

recht sehe, nicht zu erkennen sein, wo die Ethik (die Metaethik) endet und die Moral (oder die normative Ethik) beginnt. Diese Unterscheidung wäre dann ganz bedeutungslos (irrelevant, ja vielleicht sogar sinnlos), und von metaethischer Epoché oder moralischer Neutralität der Metaethik könnte nicht mehr die Rede sein.

Daß unsere Verpflichtungssatz-Paraphrasen (1.6.5') und (1.6.5'') den subjektiv-personalen Wollensoperator „(We)" und den dadurch eingeleiteten subjektiv zu vertretenden Wollensgrundsatz enthalten, ist also kein ‚subjektivistischer' Schönheitsfehler, sondern geradezu die Erfüllung einer Adäquatheitsbedingung:[410] Verpflichtungssätze – Sätze, mit denen man sich zum Bestehen einer moralischen Verpflichtung bekennt – sind wesentlich sprecherabhängig oder ‚egozentrisch' im Sinne Russells, und unsere pragmatisch-wollenslogische Analyse trägt dem durch die Verwendung der ‚egozentrischen Individuenbezeichnung' (‚egocentric particular') „ich" bzw. „e" Rechnung.[411]

---

[410] Diese ist von der Adäquatheitsbedingung der „nonkognitiven Komponente" mit umfaßt; s. o. 3.1 mit Anm. 251. – Auch nach der von Reichenbach vorgeschlagenen „logischen Analyse des Wortes ‚soll' [...], das als grammatikalischer Ausdruck einer moralischen Direktive angesehen werden kann" und das er für seine Zwecke „als gleichbedeutend mit dem Wort ‚sollte'" behandelt (1951: 322), „enthält der Ausdruck ‚er soll' in unausgesprochener Form den Ausdruck ‚ich will'. In dieser Deutung ist alle Ethik immer *Willensethik* [...] Der Ausdruck ‚er sollte' ist Worten wie ‚ich' und ‚jetzt' vergleichbar, die sich auf den Sprecher oder den Sprechakt beziehen", also ein *„reflexives Zeichen"* (323, Hervorheb. v. Reichenbach; vgl. 324-326).

[411] Siehe o. 1.6 mit Anm. 65, 2.8 mit Anm. 210. – Es ist also überhaupt nicht nötig, mit Mackie 1977: Kap. 1 mit einer „Irrtumstheorie" („Error Theory") für „die Subjektivität der Werte" einzutreten; der Schein einer solchen Notwendigkeit kann nur entstehen, wenn man sich wie Mackie (vgl. etwa ebd.: 38 f., 58 f., 91 f.; 1956) einen unzureichenden Begriff von („bloßer") „Sprachanalyse" macht und – im Gegensatz zu allem, was ich in diesem Buch glaube zeigen zu können – meint, „daß eine bloße Sprachanalyse jedenfalls den Anspruch auf Objektivität sittlicher Werte erweisen würde": 38, vgl. 39, 59. Was Mackie hier übersieht, ist die Tatsache, daß ein wesentliches Element des sprachanalytischen Philosophierens das ist, was Hare (1981: 4.7; dieser Abschnitt ist

Indem wir diese besondere Art von Subjektbezogenheit von moralischen Verpflichtungssätzen durch unsere Analyse ausdrücklich anerkennen, tun wir der Einsicht genüge, die hinter allen Formen des metaethischen Nonkognitivismus steht – insbesondere aber der ‚Freiheit' des Wollens und der moralischen Urteilsbildung, der Hare, als der Gegenspielerin der ‚Vernunft' im rationalen moralischen Argumentieren, einen so hohen Rang einräumt, daß er seine zweite und vielleicht wichtigste moralphilosophische Monographie „Freedom and Reason" genannt hat.[412]

Es besteht übrigens auch kein Grund zu der Annahme, daß die objektive oder intersubjektive Gültigkeit von Tatsachenaussagen im Bereich der Verpflichtungsaussagen eine Art Gegenstück haben müsse. Denn während es ohne grundlegende Übereinstimmung in der Beurteilung des Tatsächlichen auch keine Divergenzen in Einzelfragen, ja nicht einmal menschliches Dasein als intersubjektives Bewußtsein angesichts einer Welt, geben könnte,[413] läßt sich für eine praktische Harmonie des Wollens und Handelns, die jener theoretischen Harmonie entspräche, keine vergleichbare ‚transzendentale',

in Hares Diskussion der „Irrtumstheorie" in 4.6-4.9 eingebettet) als platonische „Dialektik" oder „Elenktik" bezeichnet (vgl. Hoche 1985 a: IV.1.a, und o. Anm. 170). Mutatis mutandis ist diese Kritik auch gegen Patzig 1971: 71 f. zu richten; vgl. dazu Moore 1942: 546 f., 553 f. (in Foot 1967: 42 f., 48 f.).

412 Vgl. bes. Hare 1963: 2 f., 110; dt. 1973: 16 f., 129 f.; 1981: 6 f., 225-228. Daß Hare seinen universellen Präskriptivismus trotzdem nicht als „Subjektivismus" charakterisiert (vgl. bes. 1963, dt. 1973: 3.9 Anm. [21], aber auch 1981: 3.2, 12.1), dürfte vor allem daran liegen, daß er diesen allzu pauschal etikettierenden Terminus für das reservieren möchte, was er deutlicher auch als „altmodischen Subjektivismus" (‚old-fashioned subjectivism') bezeichnet. Darunter versteht er „the view that moral judgements are equivalent in meaning to *reports* that somebody (normally the speaker) is in a certain psychological state (for example of disapproval of the act that is being judged)": 1981: 76 (4.5), Hervorheb. v. Hare; vgl. 217; 1960: 47-49; 1963: 199 (10.6).

413 Siehe o. 3.10 mit Anm. 322.

sondern allenfalls eine empirische – biologische, psychologische oder soziologische – Notwendigkeit ersehen.

Was man tun oder lassen muß, ist also nicht an einem objektiven, wenn auch unzugänglichen oder beinahe unzugänglichen Wertehimmel oder an einem platonischen ‚überhimmlischen Ort' ein für allemal kodifiziert, sondern hängt von den jeweiligen grundsätzlichen Willensentscheidungen dessen ab, der diese Frage für sich und die Menschen, mit denen er lebt, zu beantworten sucht. Pflicht ist für jeden, wie der jüngere Fichte sagt, „nur der eigene tiefste Grundwille, der […] als *Verpflichtendes* erst dann ausdrücklich hervortritt, wenn er über ein bestimmtes Handeln oder Unterlassen zu entscheiden hat und so sich zur *Einzelpflicht* gestaltet".[414] Doch dieser „eigene tiefste Grundwille" kann von Person zu Person verschieden sein, und in diesem Sinne verweist Max Weber auf „die Unvereinbarkeit und also die Unaustragbarkeit des Kampfes der letzten überhaupt *möglichen* Standpunkte zum Leben, die Notwendigkeit also: zwischen ihnen sich zu entscheiden".[415]

Doch zum Glück wird der „ewige Kampf jener Götter" nicht tagtäglich gefochten, und in weiten Bereichen ist eine rationale Einigung auf allgemeine Wollensprinzipien gar nicht so schwer. Unüberbrückbare Differenzen treten gewöhnlich erst dann auf, wenn man die Allgemeinheit der Wollensprinzipien durch den Bezug auf individuell bestimmte Personen und Gruppen einschränkt – wenn man, bildlich gesprochen, der Gerechtigkeit das Tuch von den Augen reißt. Dann kommt es nämlich zu dem, was man in der englischsprachigen Literatur so treffend als ‚special pleading', als Plädoyer zu seinen eigenen Gunsten, bezeichnet;[416] doch wenn man dieser

---

414 Fichte 1851: 241 (Hervorheb. v. Fichte).
415 Weber 1919: 608; vgl. 1904: 151.
416 Siehe o. 3.10 mit Anm. 325.

Neigung, ‚in Ansehung der Person' zu urteilen und jeweils für sich selbst und seine ‚Nächsten' einen moralischen Sonderstatus in Anspruch zu nehmen, nachgibt, dann bedeutet das ohnehin das Ende jedes vernünftigen moralischen Argumentierens.

(3) Schließlich sei noch betont, daß unsere Analyse des Verpflichtungsbegriffs, die als die eigentliche Grundlage jedes Verpflichtungsurteils ein subjektiv vertretenes Wollensprinzip herausstellt,[417] damit natürlich nicht der These das Wort reden will, „ein Wollen könne unmittelbar Grund einer sittlichen Pflicht sein; oder anders: eine Handlung könne allein deswegen sittliche Pflicht, d. h. sittlich richtig sein, weil sie gewollt sei".[418] Eine solche Position bedeutete in der Tat reine „Willkür und höbe jede Sittlichkeit auf".[419]

Dagegen läßt sich das Ergebnis unserer pragmatisch-wollenslogischen Analyse auf die folgende Kurzform bringen: Mein subjektiv ‚beurkundetes', aber universelles (allgemeinbezügliches) Wollen ist in Verbindung mit meiner Anerkennung bestimmter moralisch relevanter Tatsachen ein hinreichender Grund für mich, das Bestehen einer moralischen Verpflichtung („sittlichen Pflicht") anzunehmen; und es ist dafür auch notwendig; denn die Möglichkeit einer anderweitigen Begründung für die Annahme, daß eine moralische Verpflichtung bestehe, dieses oder jenes zu tun oder zu unterlassen, ist nirgendwo erkennbar.

---

417 Siehe o. 4.5.

418 Ginters 1973: 93.

419 Ebd.: 95.

5. Elemente einer vergleichenden Anatomie des praktischen Müssens und ‚Sollens'

5.1. In den vorangegangenen vier Kapiteln haben wir uns mit den Elementen einer Anatomie der moralischen Verpflichtung befaßt und Argumente dafür erörtert, einen natürlich-sprachlichen Satz der Form

(1.6.5) z_o ist (nach meinen normativen Maßstäben moralisch) verpflichtet, a_o zu tun.

je nach gewünschter Spezifizierung durch einen der beiden folgenden kunstsprachlichen Sätze zu paraphrasieren:[420]

(1.6.5') $(We) : (y,z,a) . P_oyza \rightarrow z \text{ tut } a :$
$\& (Ey)P_oyz_oa_o;$

(1.6.5'') $(We) : (y,z,a) . R_oyza \& K_oza \& I_oyza$
$\& (x)I_1xyza \rightarrow z \text{ tut } a :$
$\& (Ey) . R_oyz_oa_o \& K_oz_oa_o \& I_oyz_oa_o$
$\& (x)I_1xyz_oa_o.$

Statt des komplizierten Verbums „(nach meinen normativen Maßstäben moralisch) verpflichtet sein" könnten wir uns natürlich auch des schlichten Verbums „müssen" bedienen, solange nur sichergestellt ist, daß dieses in einer ganzen Reihe von Verwendungsarten gebrauchte Wort in genau jenem Sinn zu verstehen ist.[421] Wenn dies der Fall ist, könnte man zweckmäßigerweise von einem

[420] Aus den oben in Abschnitt 1.2 entwickelten Gründen ist es unerheblich, ob ich hier von „Sätzen" oder von „Satzformen" spreche.
[421] Zu verschiedenen Verwendungsweisen von „müssen" vgl. auch Hoche 1977 b: 378 f.

praktischen oder moralischen ‚Müssen' sprechen; darunter ist also nichts anderes zu verstehen als das moralische Verpflichtetsein gemäß den normativen Maßstäben des jeweiligen Sprechers. In diesem Sinne verwenden wir das Wort „müssen", wenn ich recht sehe, im täglichen Leben sehr oft.

In der deutschsprachigen Philosophie scheint mir das freilich ganz anders zu sein. In ihr, aber auch in der evangelischen Ethik und in der katholischen Moraltheologie des deutschen Sprachraums, ist nach meiner Kenntnis der Literatur allenfalls ganz vereinzelt von einem „moralischen Müssen" die Rede. Dagegen hat sich in diesen Bereichen seit langem die Rede von einem „moralischen Sollen" so eingebürgert, daß wohl kaum noch Hoffnung besteht, den wissenschaftlichen Diskurs über das, was uns alle im Alltag *angeht*, wieder mit dem zusammenzubringen, was wir alle im Alltag *sagen*. Vermutlich steckt allerdings in dieser Rede vom „moralischen Sollen" – die meiner Ansicht nach nur noch mit den schlichtesten (um nicht zu sagen: primitivsten) Formen des alltäglichen Sprechens über Moral-Fragen in Kontakt steht – eine ‚abgesunkene Ideologie'. Ich denke natürlich an die in Mittelalter und Neuzeit bis tief ins 18. Jahrhundert hinein – also bis ins Zeitalter der europäischen Aufklärung und der großen Revolutionen in Nordamerika und Frankreich – meist für selbstverständlich gehaltene Auffassung, Moral sei heteronom, beruhe nämlich auf den Geboten eines vom handelnden Menschen verschiedenen Normengebers, insbesondere eines in Analogie zu einem weltlichen Herrscher gedachten persönlichen Gottes. Diese Ideologie bleibt aber solange virulent, wie man in der Moralphilosophie und Moraltheologie keinerlei Anstalten macht, unserer *tatsächlichen* Sprache der Moral wenigstens ein Minimum von Beachtung zu schenken.

In der sprachanalytischen Ethik der letzten Jahrzehnte ist das natürlich der Fall, doch scheint sich in deutschsprachigen Übersetzungen und Originalarbeiten auf diesem Gebiet unter dem Einfluß des Englischen eine wiederum andere Tendenz durchgesetzt zu haben, die dem unbefangenen deutschen Sprachgebrauch ebenfalls nicht gerecht wird: die Tendenz nämlich, nicht mehr von einem moralischen „soll", sondern von einem moralischen „sollte" zu sprechen. An dieser Entwicklung kommt Richard M. Hare ein gewiß entscheidender Anteil zu; denn dieser hat sich Anfang der siebziger Jahre ganz bewußt dafür eingesetzt, „das normative ‚ought' und das fast äquivalente ‚should' durch ‚sollte' wiederzugeben (das ja auch denselben etymologischen Ursprung wie ‚should' hat)".[422] Für diesen Vorschlag hatte Hare freilich einen guten Grund: Er wollte den Begriff der moralischen Verpflichtung nicht nur der Sache, sondern auch der Bezeichnung nach in eine größere Distanz zum Begriff des heteronomen Sollens und zum Begriff des Imperativischen bringen.[423] Doch trotz diesem schätzenswerten Motiv geht auch die Rede vom moralischen „sollte" am deutschen Sprachgebrauch weit vorbei; denn während das englische „ought" in der Tat nicht nur das „sollte" der Klugheit, sondern sicher in ganz erheblichem Umfang auch das Bestehen einer echten moralischen Verpflichtung zum Ausdruck bringt,[424] hat zumindest nach meinem idiolektischen Sprachgefühl das

---

422 Hare 1972 a: „Vorwort zur deutschen Übersetzung", 11; vgl. 1973: „Vorwort zur deutschen Ausgabe", 7.

423 Hare 1972 a: ebd. 9-12.

424 Zu der unter englischsprachigen Moralphilosophen kontroversen Frage nach den Gemeinsamkeiten und Unterschieden zwischen „ought", „duty" und „obligation" vgl. etwa Moore 1912: 6, 15-17; 1922: 312; Stevenson 1944: 99-101; Whiteley 1952; Hart 1958; Hare 1967 (bes. 36); Mish'alani 1969; Beardsworth 1970; Hudson 1970: 289; Cameron 1971; Robinson 1971.

Wort „sollte“ für deutsche Ohren so gut wie niemals einen echt moralischen Klang.
Daß man trotzdem wertend gebrauchte Verpflichtungssätze – Sätze, mit denen man sich zum Bestehen eines harten moralischen ‚Muß‘ bekennt – im Philosophen- und Theologen-Deutsch immer wieder mit Hilfe der Vokabeln „soll“ und „sollte“ zu formulieren pflegt, dürfte sich freilich durch den Einfluß einer ‚abgesunkenen Ideologie‘ bzw. einer englischen Wortfeld-Verteilung *allein* nicht erklären lassen. Vielmehr wird man strukturelle Ähnlichkeiten im logischen oder tiefengrammatischen Aufbau jener Begriffe annehmen müssen, die wir im Deutschen durch die Wörter „muß (ist verpflichtet)“, „soll“ und „sollte“ in bestimmten, moralisch relevanten Verwendungsweisen des täglichen Lebens zum Ausdruck zu bringen gewohnt sind. Daher dürfte es eine nicht nur sprachwissenschaftlich, sondern auch moralphilosophisch interessante (Neben-) Aufgabe sein, diese Begriffe einer sozusagen vergleichend-anatomischen Untersuchung zu unterziehen.

5.2. Eine besonders starke strukturelle Verwandtschaft glaube ich zwischen dem ‚Muß‘ der Moral und dem ‚Sollte‘ der Klugheit sichtbar machen zu können. Bei dem nun folgenden Versuch, dies zu tun, werde ich im Prinzip die gleichen Mittel anwenden wie in den vorangegangenen vier Kapiteln: Ich werde mit Hilfe der im 1. Kapitel entwickelten Kriterien K-1 und K-2 pragmatisch-semantische Kombinationstests anstellen, von dem in den Abschnitten 2.7 und 2.8 besprochenen Fregeschen Prinzip der Gleichheit der Folgerungsmengen Gebrauch machen, formalsprachliche Paraphrasen entwerfen und diese Paraphrasen schließlich mit Hilfe des im 4. Kapitel dargestellten und angewendeten pragmatisch-wollenslogischen Kalküls überprüfen.

Bei der Anwendung pragmatisch-semantischer Kombinationstests sind wir, wie ich in Abschnitt 3.1 ausführlich dargetan habe, auf heuristische Vor-Überlegungen angewiesen. Dabei können wir uns im folgenden auf weite Strecken hin der gleichen Heuristik bedienen wie im 2. und 3. Kapitel. Deswegen wollen wir uns zunächst von den Gesichtspunkten leiten lassen, die sich in der ausführlicheren Paraphrase-Form (1.6.5'') für Verpflichtungssätze niedergeschlagen haben.
Am einfachsten dürfte es sein, mit der Relation „$I_o yza$" zu beginnen, d. h. mit der Frage, ob ein Satz der Form

(5.2.1) z_o sollte a_o tun.

einen Satz der Form

(5.2.2) Es liegt in jemandes (wohlverstandenem) Interesse, daß z_o a_o tut.

logisch-semantisch (oder vielleicht auch auf andere Art) impliziert. Überlegen wir also, ob gemäß unserem Kriterium K-1, Fall (3), eine modalisierte Satzverbindung der Form

(5.2.3) Es ist kontrafaktisch möglich, daß z_o a_o tun sollte, daß es aber in niemandes (wohlverstandenem) Interesse liegt, daß z_o a_o tut.

in jeder Interpretation falsch ist.[425]
Kann ich mir beispielsweise eine kontrafaktisch mögliche Welt vorstellen, in der jemand seine Mutter im Krankenhaus besuchen oder vor Ende Juli aus dem Sommerurlaub zurückkehren oder ins van-Gogh-Museum in Amsterdam fahren sollte, ohne daß (jeweils) dies in irgend jemandes Interesse liegt? Genauer gefragt: Kann ich mir eine kontrafaktisch mögliche Welt vorstellen, bezüglich derer ich etwa sagen würde, daß der

---

425 Zu diesem abgekürzten Prüfungsverfahren (Ausgang von der Modalform) s. o. 2.6, Kommentar zu den Sätzen (2.6.2) und (2.6.3).

und der vor Ende Juli aus dem Sommerurlaub zurück sein sollte (wobei „sollte" natürlich nicht als Vergangenheitsform von „soll", sondern als ungefähres Äquivalent des nicht-moralisch verwendeten englischen „ought" zu verstehen ist), obwohl ich zugeben muß, daß eine solche frühe Rückkehr in der betreffenden Welt in niemandes wohlverstandenem Interesse liegt? Diese Frage muß sich jeder Leser aufgrund seiner eigenen Sprach- und Phantasiekompetenz[426] selber zu beantworten suchen; ich für meinen Teil sehe jedenfalls nicht, wie ich mir eine solche Welt sollte vorstellen können. Ich meine daher, daß Satz (5.2.2) aus Satz (5.2.1) nach K-1 logisch folgt.
Da ich mir weiterhin keine absolut mögliche (fiktionale) Welt vorstellen kann, in der ich Satz (5.2.1) für wahr halten würde, Satz (5.2.2) aber nicht – denn wie sollte man eine Äußerung von Satz (5.2.1) anders begründen können als durch den seinerseits begründeten Hinweis auf die Interessenlage irgendeiner Person? –, handelt es sich nach K-2 um eine logisch-semantische und nicht um eine logisch-mathematische Folge. Insoweit unterscheidet sich der „sollte"-Satz (5.2.1) also nicht von dem Verpflichtungssatz (1.6.5).

5.3. Prüfen wir nun die Frage, ob ein „sollte"-Satz der Form (5.2.1) einen Satz der Form

(1.6.6) Ich will, daß z_O a_O tut.

pragmatisch (oder vielleicht auch auf andere Art) impliziert.
Hier sollten wir uns gemäß K-1 zunächst fragen, ob wir uns eine Situation – und zwar eine fiktionale (Mini-) Welt – vorstellen können, in der wir eine schlichte Satzverbindung der Form

[426] Siehe o. Anm. 3; 1.11 mit Anm. 133; 2.1 mit Anm. 153.

(5.3.1) z_o sollte a_o tun, aber ich will nicht, daß z_o a_o tut.

als eigenständige (isolierte) ernsthaft verwenden würden. Diese Frage ist aber nicht leicht zu entscheiden, wie die folgenden Überlegungen zeigen.

Angenommen, ein Ehemann würde zu seiner Frau sagen: „Du solltest zum Arzt gehen.“, jedoch sofort hinzufügen: „Ich will nicht, daß du zum Arzt gehst.“, so würde dies – halbwegs normale Beziehungen zwischen den beiden vorausgesetzt – ziemlich ungereimt klingen und nur unter *der* Bedingung eine konsistente Interpretation zulassen, daß man die zweite Bemerkung als eine Aufhebung oder Korrektur der ersten versteht. In der Einheit eines einzigen Sprechakts sind diese beiden Sätze unter der gemachten Normalitäts-Annahme also miteinander nicht vereinbar, und das bedeutet, daß die folgende Kombination der Form (5.3.1) in der beschriebenen Situation normalerweise nicht akzeptiert werden kann:

(5.3.2) Du solltest zum Arzt gehen, aber ich will nicht, daß du zum Arzt gehst.

Nun scheint es aber auf der anderen Seite durchaus auch Kombinationen derselben Form (5.3.1) zu geben, von denen man sich mit genügend Phantasie leicht vorstellen kann, daß man sie unter bestimmten Bedingungen äußern würde. Befolgen wir also auch hier die Wittgensteinsche Warnung vor der „einseitigen Diät“ einer allzu schmalen Beispiels-Grundlage[427] und versetzen wir uns einmal in die folgende Situation: Ein Mann, den ich zum erstenmal sehe, erzählt mir von alarmierenden Krankheitssymptomen seiner Frau (die mir völlig unbekannt ist), und ich sage: „Sie sollte zum Arzt gehen.“. Darauf erwidert der fremde Mann (vielleicht, weil er nur von

[427] Vgl. Wittgenstein 1953: § 593.

Heilpraktikern etwas hält, oder aus welchen Gründen auch immer): „Warum wollen Sie unbedingt, daß meine Frau zum Arzt geht?“. Dann kann ich mit Fug und Recht antworten: „Ich will ja gar nicht, daß sie zum Arzt geht. Es ist mir natürlich völlig gleich, was sie tut, und ich möchte mich da überhaupt nicht einmischen; ich meine nur, es läge in ihrem eigenen Interesse, wenn sie zum Arzt ginge.“. Ein solcher Dialog scheint mir wenigstens *sprachlich* völlig in Ordnung zu sein, und das bedeutet, daß die folgende Kombination unter den beschriebenen Umständen akzeptabel ist:

(5.3.3) Sie sollte zum Arzt gehen, aber ich will nicht, daß sie zum Arzt geht.

Offenkundig ist hier der Teilsatz „Ich will nicht, daß sie zum Arzt geht.“ im Sinne von „Es ist nicht der Fall, daß ich will, daß sie zum Arzt geht.“ zu verstehen und nicht etwa, wie es im Alltag freilich meist näherliegt, im Sinne von „Ich will, daß sie nicht zum Arzt geht.“.[428] Aber die entsprechende Deutung ist natürlich auch in Satz (5.3.2) ohne weiteres möglich, ohne daß diese Kombination dadurch ‚rehabilitiert‘ würde, und zudem – das muß man immer im Auge behalten – aufgrund der Erfordernisse unseres Kriteriums K-1 die einzige Deutung, die bei kunstgerecht durchgeführten pragmatisch-semantischen Kombinationstests überhaupt in Betracht kommt. Die Sätze (5.3.2) und (5.3.3) haben hier also zumindest insofern dieselbe Form (5.3.1), als die Worte „ich will nicht, daß“ in diesen Fällen soviel besagen sollen wie der etwas ungefüge Ausdruck „es ist nicht der Fall, daß ich will, daß“. Warum also ist die eine Kombination unter naheliegenden Bedingungen akzeptabel und die andere unter naheliegenden Bedingungen nicht?

[428] Vgl. zu ähnlichen Fällen Klein 1973: S. XII f.

Man könnte vielleicht meinen, daß hier ein Doppelsinn des Wortes „wollen“ im Spiel sei, auf den wir weiter oben immer wieder geachtet hätten,[429] nämlich der Doppelsinn von „wollen“ als „darauf bestehen“, „darauf brennen“ usw. auf der einen und von „wollen“ als „dafür sein“ auf der anderen Seite. Aber ich glaube nicht, daß die Ersetzung von „ich will nicht“ durch „ich bin nicht dafür“ in den Satzverbindungen (5.3.2) und (5.3.3) unser Problem schon löst. Denn es ist ja nicht nur so, daß ich nicht *darauf bestehe*, daß die fremde Frau zum Arzt geht (das würde geradezu lächerlich sein), aber gleichwohl *dafür bin*, daß sie es tut; sondern ich kann mich auch in der Frage einer durch und durch sachlichen ‚Pro-‘ oder ‚Kontra-Einstellung‘ zu einem Arztbesuch der mir fremden Frau ganz schlicht und einfach jeden Urteils enthalten, ohne deshalb meine Meinung revidieren zu müssen, daß sie zum Arzt gehen ‚sollte‘. Auch der eigenen Ehefrau gegenüber würde man in einer gleichberechtigten Ehe vielleicht nicht unbedingt sagen, man *bestehe darauf*, daß sie zum Arzt geht; nur würde man hier im Normalfall ganz unmißverständlich deutlich zu machen versuchen, daß man entschieden *dafür ist*, daß sie es tut, und diese Entschiedenheit scheint mir im Fall der vollkommen fremden Frau eben nicht die Regel zu sein.
Worauf beruht also dann die unterschiedliche ‚Akzeptanz‘ der Satzverbindungen (5.3.2) und (5.3.3)? Nun, ich glaube, dieser Unterschied läßt sich ganz zwanglos mit Hilfe einer Distinktion erklären, die Hare für Sätze mit „good“ und „ought“ eingeführt hat[430] und die auch für deutsche „sollte“-Sätze außerordentlich wichtig ist: Alle derartigen Sätze können (sofern man Zwischenstufen zuläßt) im einen Grenzfall mit voller ‚präskriptiver‘

---

[429] Siehe bes. o. 1.5.
[430] Hare 1952, dt. 1972 a: 7.5, 11.1-2; vgl. Nowell-Smith 1954: 166 f.; s. o. 1.5.

Kraft und im anderen Grenzfall rein ‚deskriptiv', und zwar z. B. rein ‚konventionell', gebraucht werden. Ein rein ‚konventioneller Gebrauch' (‚conventional use') dürfte nun von dem „sollte"-Satz in der Satzverbindung (5.3.3) gemacht werden: Wenn ich von einer mir völlig unbekannten Frau sage, sie ‚sollte' zum Arzt gehen, dann will ich damit gewöhnlich nur sagen, es liege normalerweise in jemandes Interesse, beim Auftreten dieser oder jener Symptome einen Arzt aufzusuchen.[431] Der „sollte"-Satz

(5.3.4) Ihre Frau sollte zum Arzt gehen.

ist in diesem Sinne in der beschriebenen hypothetischen Situation auf eine bloße ‚Schwundstufe' reduziert, auf der er nicht mehr besagt als

(5.3.5) Es liegt im (wohlverstandenen) Interesse Ihrer Frau, daß sie zum Arzt geht.

Ein so verstandener „sollte"-Satz impliziert natürlich nicht einmal mehr pragmatisch einen Satz über das, was der Sprecher – auch im bloßen Sinne eines kühlen ‚Dafürseins' – will. Zu einer solchen ‚Schwundstufe' kann nun freilich auch ein „sollte"-Satz bezüglich der eigenen Ehefrau degenerieren; aber das würde dann zum mindesten darauf hinweisen, daß die Ehepartner einander nicht (mehr) besonders innig zugetan sind. Auf diese Weise erklärt es sich wohl, daß die Kombination (5.3.2) unter normalen Umständen der beschriebenen Art ab-

---

431 Vgl. auch Reichenbach 1951: 325: „Wenn der Sprecher die Direktive nicht für richtig hält, verliert das ‚sollte' seinen moralischen Sinn. Wir sagen z. B. ‚statt Paris zu erobern, hätte Hitler in England einfallen sollen'. Damit meinen wir, es wäre in Hitlers Interesse gewesen, in England einzufallen, und wollen also nur die implikative Verknüpfung ausdrücken; da wir aber Hitlers Ziele nicht teilen, gebrauchen wir das Wort ‚sollte' nicht als moralischen Imperativ"; vgl. 322, 326. (Zu Reichenbachs Verwendung von „sollte", die sich von der hier vertretenen unterscheidet, s. o. Anm. 410.)

wegig klingt. Dies läßt die Folgerung zu, daß wirklich ‚präskriptiv' verwendete „sollte"-Sätze die entsprechenden „ich will"-Sätze zumindest pragmatisch implizieren, und man kann dies, in genauer Parallele zu dem Vorgehen Hares,[432] zu einer „Sache der Definition" machen: Als im Vollsinne ‚präskriptiv' soll ein „sollte"-Satz nur dann gelten, wenn er den entsprechenden „ich will"-Satz zum mindesten pragmatisch impliziert. Dann ist nur noch zu zeigen, daß wir solche im vollen Sinn präskriptiven „sollte"-Sätze auch tatsächlich verwenden; und dieser Nachweis scheint mir durch die Erörterung des Beispielsatzes (5.3.2) schon geführt zu sein. Nur solche im Vollsinne präskriptiven „sollte"-Sätze sind überdies im Rahmen einer vergleichenden Anatomie des praktischen Müssens und ‚Sollens' von Interesse, und die genaue Untersuchung der Frage, was man in der äußerst flexiblen natürlichen Sprache mit einem „sollte"-Satz sonst noch sagen kann, darf man getrost der Sprachwissenschaft überlassen. Auch die ‚Explikation' der mit Hilfe der freien Personenvariablen „z" und der freien Handlungsvariablen „a" bezeichneten zweistelligen Beziehung

(5.3.6) z sollte a tun

bedeutet ja, wie dies für jede ‚Explikation' oder ‚rationale Rekonstruktion' wissenschaftlich, moralisch oder kulturell relevanter Begriffe und Beziehungen gilt, eine Art ‚Kanalisation' des ziemlich ungebunden fließenden natürlichen Sprachgebrauchs und kann nicht jedem natürlich-sprachlichen ‚Flußarm' und ‚Rinnsal' gerecht werden.[433] In der Explikation von Beziehungen oder Be-

---

[432] Hare 1952: 164, 168 f., 172; dt. 1972 a: 206, 211, 214.

[433] Vgl. Hoche 1985 a: 143. – Wenn man die Explikation der Kanalisierung eines Flusses vergleicht, so entspricht der ‚Schiffbarmachung' des Flusses die ‚Argumentierbarmachung' natürlich-sprachlicher Sätze und darin enthaltener Begriffs- und Beziehungswörter.

griffen, und entsprechend in der logischen Paraphrase von Sätzen, wird eben eine scharfe Grenze gezogen, wo zuvor keine war,[434] und das bedeutet zwangsläufig, daß wir mit unscharf verschwimmenden – oder ‚ausgefransten' – Grauzonen zwischen unseren (im doppelten Wortsinne) ‚dezidierten' Ausdrucksverwendungen leben müssen.

Ich möchte es nach alledem als erwiesen betrachten, daß Kombinationen der Form (5.3.1), sofern die darin enthaltenen „sollte"-Sätze im Vollsinne präskriptiv und damit für die vergleichende Anatomie des praktischen Müssens und ‚Sollens' eigentlich von Belang sind, insofern gegen unser Sprachgefühl verstoßen, als wir uns keine Situation (fiktionale Welt) vorstellen können, in der wir sie ohne Einbettung in umfassende Sätze wirklich ernsthaft verwenden würden.

Gemäß K-1 ist nun weiter zu fragen, wie es mit kontrafaktischen Vermöglichungen der zu (5.3.1) gehörigen Form steht; ein Beispiel ist die zu Satz (5.3.2) gehörige Modalisierung

(5.3.7) Es ist kontrafaktisch möglich, daß du zum Arzt gehen solltest, daß ich aber nicht will, daß du zum Arzt gehst.

Nun, man mag vielleicht nicht sehr oft einen Anlaß sehen, so etwas tatsächlich zu sagen; aber dieser Satz beschreibt nichtsdestoweniger ganz korrekt eine mögliche Situation (‚kontrafaktisch mögliche Welt'), in der ich nur deshalb nicht will, daß ein mir nahestehender Mensch zum Arzt geht, weil ich nicht weiß, daß dies in seinem wohlverstandenen Interesse liegt. In diesem Sinne ist die Modalisierung (5.3.7) in jeder Interpretation wahr, und deshalb dürfen wir gemäß K-1, Fall (1), feststellen, daß ein „sollte"-Satz der Form (5.2.1) einen „ich will"-Satz der Form (1.6.6) pragmatisch impliziert.

---

[434] Wittgenstein 1953: §§ 68-69.

5.4. In den Abschnitten 5.2 und 5.3 habe ich den Nachweis zu führen versucht, daß ein Satz der Form

(5.2.1) z_o sollte a_o tun.

einen Satz der Form

(5.2.2) Es liegt in jemandes (wohlverstandenem) Interesse, daß z_o a_o tut.

logisch-semantisch und, sofern er präskriptiv gebraucht wird, einen Satz der Form

(1.6.6) Ich will, daß z_o a_o tut.

pragmatisch impliziert. In beiden Hinsichten unterscheidet sich also ein „sollte"-Satz der Form (5.2.1) nicht von einem moralischen Verpflichtungssatz der Form (1.6.5).

Noch in mindestens einer weiteren Hinsicht stimmen „sollte"-Sätze mit Sätzen über das Bestehen einer moralischen Verpflichtung überein: Sätze von beiderlei Art kann man in konkreten Verwendungssituationen nur dann sprechakttheoretisch begründet äußern, wenn man imstande ist, das Interessensubjekt, dessen Existenz man mit Satz (5.2.2) behauptet, genau zu benennen[435] – wenn man also z. B. sagen kann:

(3.4.4) Es liegt im (wohlverstandenen) Interesse von y_o, daß z_o a_o tut.

Daß diese Möglichkeit besteht (und daß man sich bei jeder Äußerung eines Verpflichtungs- und bei jeder Äußerung eines „sollte"-Satzes unausdrücklich darauf festlegt, bei Bedarf von ihr Gebrauch zu machen), ist nicht nur für die korrekte formalsprachliche Paraphrasierung von Verpflichtungssätzen, sondern auch für die von „sollte"-Sätzen außerordentlich wichtig und möglicherweise eine conditio sine qua non.[436]

---

435 Siehe o. S. 173 f. mit Anm. 242; S. 206; S. 231.
436 Siehe o. 2.10.

Doch sollten wir hier einmal fragen, ob diese Möglichkeit nicht auf der anderen Seite vielleicht dazu angetan sei, auf unsere bisherigen Analysen einen Schatten zu werfen. Denn sowohl einen „sollte"- wie einen Verpflichtungs-Satz können wir offensichtlich auch dann verwenden, wenn das Interessensubjekt, das man mit einem Satz der Form (3.4.4) muß benennen können, niemand anders ist als jeweils ich selbst, der Sprecher. In einem solchen durchaus nicht seltenen Spezialfall würden ein Verpflichtungssatz der Form (1.6.5) und ein „sollte"-Satz der Form (5.2.1) – wenn man das in der jeweiligen Verwendungssituation notwendigerweise Mitgemeinte in die Analysen einbezieht[437] – einen Satz der Form

(5.4.1) Es liegt in meinem (wohlverstandenen) Interesse, daß z_0 a_0 tut.

logisch-semantisch und, wie im 2. Kapitel bzw. in Abschnitt 5.3 gezeigt, einen Satz der Form

(1.6.6) Ich will, daß z_0 a_0 tut.

pragmatisch implizieren. Der Interessensatz (5.4.1) und der Wollenssatz (1.6.6) könnten nun aber als so eng miteinander verwandt erscheinen, daß man es als ausgesprochen ‚kontra-intuitiv' empfinden könnte, im einen Fall eine logisch-semantische und im anderen Fall eine pragmatische Implikation nachgewiesen zu haben. Deuten diese Ergebnisse also nicht vielleicht auf verborgene Fehler in unseren Analysen hin?
Was einen solchen Verdacht möglicherweise aufkommen läßt, scheint mir jedoch nichts anderes zu sein als eine – freilich naheliegende – Fehldeutung des hier in Frage kommenden Interessen-Begriffs. Diese Fehldeutung hat man fast schon vollzogen, wenn man statt der Formulie-

[437] Ebd.

rungen (3.4.4.) und (5.4.1) die freilich gefälligeren Formulierungen

(5.4.2) y_0 ist daran interessiert, daß z_0 a_0 tut.

beziehungweise

(5.4.3) Ich bin daran interessiert, daß z_0 a_0 tut.

verwendet. Diese Formulierungen sind hier nämlich deswegen auszuschließen, weil sie sozusagen allzu bewußt und aktiv klingen und den hier allein in Frage kommenden Interessen-Begriff dem Wollens-Begriff in ungebührlicher Weise assimilieren. Man kann sich das wiederum unter Zuhilfenahme der ‚sprachanalytischen Lupe', nämlich des Kombinationstest-Verfahrens, vor den Blick bringen. Beispielsweise ist die – sogleich modalisierte – Kombination

(5.4.4) Es ist kontrafaktisch möglich, daß ich daran interessiert bin, daß du nach Berlin fliegst, daß ich aber nicht will (oder: nicht dafür bin), daß du nach Berlin fliegst.

nach meinem Dafürhalten in jeder Interpretation falsch, solange ich nicht dem psycholinguistischen Phänomen der Sinnkonstanz meinen Tribut zolle und die Worte „daß ich daran interessiert bin" im Sinne von „daß es in meinem (wohlverstandenen) Interesse liegt" interpretiere, um durch diese partielle Umdeutung die Sinnhaftigkeit des ganzen Satzes zu retten.[438] Entsprechendes scheint mir für die folgende – wiederum sogleich modalisierte – Kombination zu gelten:

(5.4.5) Es ist kontrafaktisch möglich, daß ich will (oder: dafür bin), daß du dich an diesem Projekt beteiligst, daß ich aber nicht daran interessiert bin, daß du dich an diesem Projekt beteiligst.

---

[438] Vgl. o. 1.5 mit Anm. 56.

Die Sinnhaftigkeit dieses Satzes läßt sich, wenn ich recht sehe, nur auf eine der beiden folgenden Weisen erkaufen: Entweder faßt man die Worte „daß ich aber nicht daran interessiert bin" – in vergleichbarer Weise wie bei Satz (5.4.4) – mehr oder minder spontan im Sinne von „daß es aber nicht in meinem (wohlverstandenen) Interesse liegt" auf, oder aber man liest in sie automatisch einen Zusatz der Art „aus persönlichen Gründen", „aus egoistischen Gründen" usw. hinein.
Dagegen sind die beiden folgenden modalisierten Kombinationen – wie schon der bei (5.4.4) und (5.4.5) gleichermaßen mögliche ‚Fluchtweg' zeigt – in jeder Interpretation wahr:

(5.4.6) Es ist kontrafaktisch möglich, daß es in meinem (wohlverstandenen) Interesse liegt, daß du nach Berlin fliegst, daß ich aber nicht will (oder: nicht dafür bin), daß du nach Berlin fliegst.

(5.4.7) Es ist kontrafaktisch möglich, daß ich will (oder: dafür bin), daß du dich an diesem Projekt beteiligst, daß es aber nicht in meinem (wohlverstandenen) Interesse liegt, daß du dich an diesem Projekt beteiligst.

Denn mit diesen beiden Sätzen kann man erstens mögliche Situationen beschreiben, in denen man seine eigenen (wohlverstandenen) Interessen beispielsweise infolge der Unkenntnis faktischer Randbedingungen (noch) nicht kennt und daher in seinem empirisch-faktischen Wollen völlig quer zu seinen eigentlichen oder längerfristigen Interessen liegt; zweitens mögliche Situationen, in denen man ganz bewußt seine augenblicklichen Launen seinen längerfristigen Interessen vorgehen läßt; und drittens mögliche Situationen, in denen man seine eigenen Interessen den Interessen eines Mitmenschen unterordnet und sein empirisches Wollen an den Interessen des *anderen* orientiert.[439]

Wegen der zweiten und dritten Gruppe möglicher Situationen – ob diese Aufzählung vollständig sei, möchte ich hier dahinstehen lassen – kann man übrigens auch die schlichten (unmodalisierten) Ausgangskombinationen der Sätze (5.4.6) und (5.4.7) ohne weiteres äußern. Den standardisierten Wortlaut dieser Ausgangskombinationen dürfte der Leser inzwischen ohne Mühe rekonstruieren können; doch können an die Stelle der „und"- oder „aber"-Verbindungen in der alltäglichen Sprache auch Formulierungen wie die folgenden treten:[440]

(5.4.8) Obwohl es in meinem (wohlverstandenen) Interesse liegt, daß du nach Berlin fliegst, will ich nicht (oder: bin ich nicht dafür), daß du es tust.

(5.4.9) Es liegt nicht in meinem (wohlverstandenen) Interesse, daß du dich an diesem Projekt beteiligst, auch wenn ich will (oder: dafür bin), daß du es tust.

Nur in den Ohren eines im Sinne Max Webers idealtypisch zweckrationalen[441] ‚homo oeconomicus', für den ausschließlich mögliche Situationen der erstgenannten Gruppe in Betracht kommen, würden Äußerungen wie diese abwegig klingen. Denn ein solcher Mensch (oder Unmensch) würde ja mit der Behauptung, daß eine bestimmte Handlung in seinem wohlverstandenen Interesse liege, implizit zu verstehen geben, daß er sie ausgeführt wissen bzw. selber ausführen wolle, und entsprechend mit der Behauptung, daß er wolle, daß etwas Be-

---

439 Zu verschiedenen Formen der ‚Rationalität' und ‚Irrationalität' s. u. 5.10 mit Definition (D 4) und Anm. 476.

440 Siehe o. 1.6 mit Anm. 68; Anm. 100; 3.3 mit Anm. 270.

441 Zum Begriff des ‚Idealtypus' vgl. bes. Weber 1904: 190-207; 1917: 534 f.; zu Webers Rationalitäts-Begriffen s. u. 5.10 mit Anm. 476.

stimmtes getan werde, in diesem Sinn ‚implizieren' (‚imply'), daß er diese Handlung als in seinem eigenen wohlverstandenen Interesse liegend erachte. Jeder andere aber – jeder also, der Modalisierungen der Arten (5.4.6) und (5.4.7) aus welchen der drei genannten Gründe auch immer durchgehen läßt – behandelt Sätze der Formen

(5.4.1) Es liegt in meinem (wohlverstandenen) Interesse, daß z_0 a_0 tut.

und

(1.6.6) Ich will (oder: bin dafür; usw.), daß z_0 a_0 tut.

als solche, die einander weder in der einen noch in der anderen Richtung sei es logisch-semantisch, sei es auf irgendeine andere Art implizieren und in diesem Sinne voneinander gänzlich bedeutungsverschieden sind.[442] So besteht nicht der mindeste Grund, das Ergebnis unserer Analysen deswegen als suspekt zu empfinden, weil Verpflichtungs- und „sollte"-Sätze einen Wollenssatz der Form (1.6.6) pragmatisch, einen Interessensatz – unter Umständen auch einen solchen der Form (5.4.1) – dagegen semantisch implizieren.

5.5. „Sollte"-Sätze stimmen mit moralischen Verpflichtungssätzen nach unseren bisherigen Überlegungen in folgenden Hinsichten überein: (1) Sie implizieren Interessensätze semantisch (5.2); (2) sie implizieren „ich will"-Sätze pragmatisch und sind in diesem Sinn präskriptiv (5.3); (3) wer sie sprechakttheoretisch korrekt äußert, muß das Interessensubjekt benennen können (5.4); (4) dieses Interessensubjekt kann mit dem jeweili-

[442] Vgl. o. 3.3 mit den Sätzen (3.3.2) und (3.3.3); ferner Anm. 117, Anm. 220. – Eine Explikation des Interessenbegriffs über das oben in Abschnitt 3.3 Gesagte hinaus vermag und braucht in diesem Rahmen nicht geleistet zu werden; sie ist jedoch ein wichtiges sprachanalytisches Desiderat.

gen Sprecher identisch sein (ebenfalls 5.4). – In diesem Abschnitt möchte ich für zwei weitere Gemeinsamkeiten argumentieren: (5) Das Interessensubjekt kann auch mit dem Handlungs- oder Verpflichtungs- bzw. „sollte"-Subjekt identisch sein; (6) Verpflichtungs- und „sollte"-Sätze implizieren Könnens-Sätze semantisch.

Zu (5): Die mögliche Identität des Interessensubjekts mit dem „sollte"-Subjekt dürfte völlig unproblematisch sein; denn es kommt ja ausgesprochen oft vor, daß man von jemandem sagt, er sollte schon in seinem eigenen (oder: ‚ureigensten') Interesse das und das tun. Die mögliche Identität des Interessensubjekts mit dem Verpflichtungssubjekt ist dagegen schwieriger zu erkennen.[443] Man wird zwar so gut wie niemals ausdrücklich sagen, jemand sei in seinem eigenen Interesse moralisch dazu verpflichtet, das und das zu tun. Doch wenn man zum Beispiel, ungeachtet der verbreiteten Bedenken neuerer und zeitgenössischer Ethiker,[444] auch moralische Rechte und Pflichten gegenüber sich selbst zulassen will – und die Analysen der vorangegangenen Kapitel lassen nach meinem Verständnis eine solche Möglichkeit grundsätzlich offen[445] –, dann muß man in Fällen einer solchen Personalunion von Verpflichtungs- und Berechtigungssubjekt auch auf die Personalunion von Verpflichtungs- und Interessensubjekt gefaßt sein; denn in der überwiegenden Zahl der Fälle dürfte das Berechtigungs- mit dem Interessensubjekt koinzidieren.[446] Überdies kann das In-

---

443 Hare beispielsweise schließt sie (wenn ich recht sehe) *ohne*, Dudda hingegen aufgrund einer *unzulänglichen* Diskussion aus: s. o. 3.4 mit Anm. 282.

444 Vgl. etwa Schopenhauer 1840: § 5; Baier 1958: Kap. 9; Singer 1961: X.2.

445 Als Verpflichtungs- und Interessensubjekte müßten dann nicht Personen, sondern ‚Personen-Zeitscheiben' (vgl. Hoche 1990: 213 f.) fungieren. Zu einem analogen Problem vgl. Aristoteles, Eth. Nic. V, 1138b6-13 – nur zieht Aristoteles nicht ‚Personen-Zeitscheiben', sondern ‚Seelenteile' in Betracht.

446 Siehe o. 3.8, Kommentar (2).

teressensubjekt sogar dann mit dem Verpflichtungssubjekt identisch sein, wenn es mit dem Berechtigungssubjekt nicht zusammenfällt: Wenn man davon ausgehen darf, daß man aufgrund eines Versprechens oder Vertrages – insbesondere eines Versprechens am Totenbett oder eines Vertrages, der Verhaltensweisen nach dem Tode des Vertragspartners regeln soll – einem Verstorbenen gegenüber moralisch (und vielleicht sogar juristisch) zu etwas verpflichtet sein kann, dann ist der Verstorbene zwar Berechtigungs-, aber, wenn ich recht sehe,[447] nicht Interessensubjekt; und wenn jemand beispielsweise seiner sterbenden Frau verspricht, nach ihrem Tode ‚gut auf sich aufzupassen', ‚sein Lebenswerk noch zu Ende zu führen' usw., dann kommt unter bestimmten Umständen als Interessensubjekt niemand anders mehr in Betracht als das Verpflichtungssubjekt, nämlich der, der das Versprechen gegeben hat. In Fällen der letzten Art sind also nicht Verpflichtungs- und Berechtigungssubjekt, wohl aber Verpflichtungs- und Interessensubjekt identisch; und nur das wird ja mit These (5) gesagt.[448]

---

[447] Siehe o. 3.3, Schlußbemerkung (1) mit Anm. 272.

[448] Wenn man voraussetzt, daß man sich selbst nichts versprechen und mit sich selbst keinen Vertrag schließen kann – oder, weniger stark: daß man sich selbst nicht versprechen und mit sich selbst nicht vertraglich regeln kann, im Interesse eines *anderen* etwas zu tun –, dann kann, wenn ich nicht irre, das Verpflichtungssubjekt nur dann Berechtigungssubjekt sein, wenn es auch (primäres) Interessensubjekt ist. Unter den genannten Voraussetzungen, von denen mir zumindest die zweite (schwächere) vernünftig erscheint, gilt daher auch: Wenn das Verpflichtungssubjekt nicht (primäres) Interessensubjekt sein kann, dann kann es auch nicht Berechtigungssubjekt sein, und dann gibt es auch keine Pflichten gegen sich selbst. Oder kontraponiert: Wenn es überhaupt Pflichten gegen sich selbst gibt, dann muß man die Identität von Verpflichtungs- und (primärem) Interessensubjekt als Möglichkeit zulassen. Umgekehrt gilt aber nach dem im Text Gesagten natürlich nicht, daß die mögliche Identität von Verpflichtungs- und (primärem) Interessensubjekt etwas über die Möglichkeit von Pflichten gegen sich selbst präjudiziert.

Übrigens habe ich dieser These bei der Entwicklung unserer Verpflichtungssatz-Paraphrasen (1.6.5') und (1.6.5'') schon Rechnung getragen: Ich habe bewußt davon abgesehen, in den Wollensgrundsatz und die singuläre Randbedingung eine Nichtidentitäts-Klausel „$y \neq z$" bzw. „$y \neq z_0$" aufzunehmen. Auf eine solche Klausel müssen wir aber, wie gesagt, auch bei „sollte"-Sätzen verzichten; doch werden wir weiter unten (in den Abschnitten 5.8 und 5.10) feststellen, daß sie bei der Analyse von „soll"-Sätzen des deskriptiven Typs (a) und der präskriptiven Typen (b) bis (d) erforderlich ist.

Zu (6): Um zu zeigen, daß „sollte"-Sätze Könnens-Sätze semantisch implizieren – für Verpflichtungssätze habe ich den entsprechenden Nachweis ja schon in Abschnitt 3.2 geführt –, können wir unser Kriterium K-1 sogleich auf modalisierte Kombinationen der folgenden Form anwenden:

(5.5.1) Es ist kontrafaktisch möglich, daß z_0 a_0 tun sollte, daß z_0 aber nicht in der Lage ist, a_0 zu tun.

Können wir uns beispielsweise eine kontrafaktisch mögliche Welt vorstellen, in der jemand aufgrund besonderer Vorkommnisse sofort ein Polizeirevier, ein Krankenhaus oder einen Rechtsanwalt aufsuchen sollte, ohne dazu in der Lage zu sein (weil er sich z. B. in der Wildnis befindet)?

So gestellt, ist die Frage vielleicht nicht ganz einfach zu beantworten; deswegen müssen wir uns klarmachen, was damit sinnvollerweise nur gemeint sein kann: Würden wir beispielsweise von einem Geologen, der für drei Tage in der Außenstelle einer antarktischen Forschungsstation abgesetzt worden ist und dort auf einen kleinen Aktionsradius beschränkt ist, ernsthaft sagen, er sollte sich unverzüglich in ein Krankenhaus begeben, falls er das Pech gehabt hat, sich ausgerechnet in dieser Einsam-

keit den Arm zu brechen? Nun, ich wüßte nicht, was das anderes heißen könnte als ungefähr dies: es liege (oder läge) in seinem Interesse, sich unverzüglich in ein Krankenhaus zu begeben; aber der so verstandene „sollte"-Satz ist nach unseren Überlegungen in Abschnitt 5.3 weder präskriptiv noch für unsere gegenwärtigen Überlegungen von Belang.
Präskriptive „sollte"-Sätze implizieren daher nach K-1 entsprechende Könnens-Sätze logisch; und nach K-2 handelt es sich bei dieser logischen Implikation um die semantische Spielart: Denn ich würde dem präskriptiv aufgefaßten „sollte"-Satz in keiner vorstellbaren Situation zustimmen, wenn ich nicht auch dem entsprechenden Könnens-Satz zustimmen könnte. Wir dürfen also festhalten, daß ein präskriptiv verwendeter Satz der Form

(5.2.1) z_o sollte a_o tun.

einen Satz der Form

(3.2.18) z_o kann a_o tun.

logisch-semantisch impliziert.

5.6. Wir haben bisher sechs Gemeinsamkeiten zwischen „sollte"- und Verpflichtungssätzen konstatiert. Diese Gemeinsamkeiten – man vergleiche die Aufzählung zu Beginn des Abschnitts 5.5 – betreffen, grob gesagt, die folgenden Bestandteile bzw. Nicht-Bestandteile der Verpflichtungssatz-Paraphrase (1.6.5''): (1) „I_o"; (2) „(We)"; (3) die deskriptive Randbedingung könnte mit Hilfe von „y_o" formuliert werden; (4) es fehlt eine Nichtidentitäts-Klausel „$y_o \neq e$"; (5) es fehlt eine Nichtidentitäts-Klausel „$y_o \neq z_o$"; (6) „K_o".
Was in dieser sozusagen stenographischen Schreibweise von der Paraphrase (1.6.5'') noch nicht berücksichtigt ist, sind die drei Problemkreise „(y,z,a)" (Universalisier-

barkeit), „R_0" (dreistellige Relation zwischen zwei Personen und einer Handlung) und „I_1" (Schutzklausel zugunsten der ‚guten Sitten'). In diesen drei Hinsichten meine ich nun gravierende Unterschiede zwischen Verpflichtungs- und „sollte"-Sätzen entdecken zu können.
Ich möchte mit der These beginnen, daß ein präskriptiv verstandener „sollte"-Satz der Form (5.2.1) nicht in demselben Umfang universalisierbar ist wie ein Verpflichtungssatz, und die Begründung dieser These zunächst durch die folgende exemplarische Überlegung vorbereiten. Angenommen, es liege nach meiner Überzeugung im (objektiven) Interesse eines Freundes, daß ihm seine Tante, die ins Altersheim ziehen will, ihr Haus zu einem ungewöhnlich günstigen Preis verkauft, und daß sie ihn schon gefragt habe, ob er (subjektiv) daran interessiert sei.[449] Dann kann ich zu meinem Freund, wenn er mir davon erzählt, mit gutem Grund sagen:

(5.6.1) Da solltest du zugreifen.

Würde mich dieses Urteil logisch darauf festlegen („logically commit"), ceteris paribus ein entsprechendes, nämlich mutatis mutandis gleiches und in diesem Sinne ähnliches Urteil („similar judgement") beispielsweise auch bezüglich eines Vetters meines Freundes zu fällen?[450]
Nun, eines wird man wohl sofort zugeben müssen: Wenn ich den Satz (5.6.1) einmal gegenüber dem einen und einmal gegenüber dem anderen dieser beiden Vettern unter normalen Bedingungen *ausspreche*, dann wird

---

[449] Zu diesem Gegensatz von ‚objektivem' Interesse und ‚subjektivem' Interessiertsein s. o. Abschnitt 5.4; vgl. Patzig 1978.
[450] Vgl. Hare 1963, dt. 1973: 8.2 und 2.2. – Die in der ceteris-paribus-Klausel geforderte Gleichheit aller übrigen – relevanten – Umstände würde hier im wesentlichen darin bestehen, daß beide Vettern im gleichen Verwandtschaftsverhältnis und auf gleich gutem Fuß mit der prospektiven Hausverkäuferin stehen und daß es im gleichen Maße im Interesse eines jeden von ihnen liegt, das Haus zu bekommen.

man mich sicher mit Recht als unaufrichtig, ja hinterhältig einschätzen dürfen. Etwas anderes aber ist es, ob ich dieses Urteil, gegebenenfalls in die dritte grammatische Person transponiert, *stillschweigend für mich selbst* sowohl bezüglich des einen wie bezüglich des anderen fällen kann oder vielleicht sogar muß.

Hier ist es nun klar, daß ich unter der – in der Tat gemachten – Voraussetzung, daß sich die Fälle in allen relevanten Hinsichten gleichen, von jedem der beiden Vettern einräumen muß, daß es in seinem wohlverstandenen Interesse liegt, diese günstige Gelegenheit beim Schopfe zu fassen. Im Sinne eines rein deskriptiven, insbesondere ‚konventionellen Gebrauchs' von „sollte"[451] kann und muß ich also von jedem der beiden Vettern stillschweigend urteilen – und kann ich es sogar *aussprechen*, wenn ich nicht fürchte, mich dem Verdacht eines verlogenen Doppelspiels auszusetzen –, daß er „zugreifen sollte". Wenn ich das „sollte"-Urteil (5.6.1) dagegen so verwende, wie es bei den hier anzustellenden Überlegungen allein in Betracht kommen soll – nämlich im vollen Sinn präskriptiv –, dann impliziert es, wie sich in Abschnitt 5.3 gezeigt hat, das entsprechende Wollensurteil

(5.6.2) Ich will (bin dafür), daß du da zugreifst.

pragmatisch; und wenn ich aufrichtig will, daß mein Freund bei dem günstigen Angebot zugreift, dann kann ich wohl – wenigstens in der Regel – nicht gleichzeitig wollen, daß auch sein Vetter das tut.

Mit dieser Überlegung haben wir freilich eine umfassende Universalisierbarkeit von „sollte"-Sätzen noch nicht widerlegt; denn in analoger Weise könnte man auch gegen die Universalisierbarkeit von Verpflichtungsurteilen argumentieren wollen: Wenn z. B. für eine

---

451 Siehe o. 5.3.

dringend erforderliche Bluttransfusion zwei in gleicher Weise geeignete Spender zur Verfügung stehen, aber nur einer von ihnen gebraucht wird, dann würde man wohl, wenn man will, daß der eine spendet, nicht auch wollen, daß der andere spendet. Gleichwohl ist hier ein Unterschied zu bemerken: Wenn einer der beiden spendet, erlischt das Interesse des Transfusionsbedürftigen an einer weiteren Spende (und damit auch die entsprechende Verpflichtung des andern); doch wenn einem der beiden Vettern das Haus der gemeinsamen Tante zufällt, erlischt das Interesse des andern daran keineswegs. Doch um solche Fragen hier nicht vertiefen zu müssen, möchte ich unsere Überlegung einfach etwas abwandeln:

Angenommen, ich weiß von zwei Leuten, daß sie sich in der beschriebenen Lage meines Freundes und seines Vetters befinden, nur mit dem einen Unterschied: es handelt sich um zwei verschiedene Tanten; bin ich dann aufgrund der Tiefengrammatik von „sollte“ dazu gezwungen, den präskriptiv gemeinten Satz (5.6.1) entweder gegenüber beiden oder aber gegenüber keinem von ihnen zu vertreten? Ich meine: Nein. Denn es scheint mir in einem solchen Falle einen entscheidenden Unterschied zu machen, ob ich mit dem potentiellen „sollte“-Subjekt befreundet bin oder ob ich es gar nicht näher kenne (oder vielleicht auch kenne, aber zutiefst verabscheue). Wenn es um moralische Pflichten ginge, würde ich nicht ‚in Ansehung der Personen‘ urteilen; doch hier geht es nach meinem Sprachverständnis um etwas ganz anderes, nämlich um das „sollte“ der Klugheit, und nichts – nicht einmal ein entschieden durchgehaltener moralischer Standpunkt – dürfte mich hindern können, meinen Freunden mehr als anderen Menschen kluges Verhalten und darauf sich gründende Erfolge zu wünschen.

Wenn diese Überlegungen Zustimmung finden dürfen, dann hat sich ergeben, daß „sollte“-Sätze zwar als rein deskriptive, nicht hingegen als präskriptive in vollem Umfang verallgemeinerungsfähig sind. Das mag zwar den überraschen, der eine besondere Affinität zwischen Verallgemeinerungsfähigkeit und bestimmten – sei es moralischen, sei es außermoralischen – Präskriptionen zu vermuten gelernt hat; doch ist das Ergebnis insofern durchaus nicht verwunderlich, als Hare mit guten Gründen für die Auffassung argumentiert hat, daß alle deskriptiven, aber keineswegs alle präskriptiven Sätze universalisierbar sind.[452]

Wenn ich soeben sagte, daß präskriptiv verstandene bzw. verwendete „sollte"-Sätze der Form (5.2.1) nicht ‚in vollem Umfang' verallgemeinerungsfähig seien, so wollte ich damit andeuten, daß ihnen eine *eingeschränkte* Verallgemeinerungsfähigkeit jedenfalls zukommt. Denn wenn ich recht sehe, dann lasse ich als Sprecher eines präskriptiven „sollte"-Satzes mein Wollen durch das wohlverstandene Interesse irgendeiner Person motivieren:[453] durch mein eigenes, durch das des „sollte"-Subjekts oder durch das einer weiteren Person, und eine solche motivationsmäßige Bindung dürfte sich ihrer Natur nach nicht auf isolierte Einzelhandlungen, sondern auf Handlungen einer bestimmten Art oder Klasse beziehen: beispielsweise auf alle Handlungen, die in jeweils meinem, des Sprechers, wohlverstandenen Interesse liegen, oder auf alle Handlungen, die im Interesse eines mir nahestehenden Menschen liegen, sei dieser nun das „sollte"-Subjekt oder nicht – und dies entweder ohne weitere Einschränkung oder aber unter der Maßgabe, daß alle Handlungen der betreffenden Klasse weitere Qualifikationen erfüllen, z. B. keine höherrangigen Interessen verletzen.

---

[452] Siehe Hare 1963, dt. 1973: Sachregister s. v. „Universalizability" bzw. „Universalisierbarkeit", bes. aber 2.2-2.3, 3.1-3.2.
[453] Zu Fragen einer solchen Motivationskausalität s. u. 5.9.

Wenn das soeben Gesagte stimmt, dann muß man zweierlei festhalten: Im formalsprachlichen Analysans eines präskriptiv gemeinten „sollte"-Satzes der Form (5.2.1) muß über alle Handlungen einer bestimmten Art universell quantifiziert werden, aber diese Handlungsart oder Handlungsklasse wird nicht in jedem Fall durch eine ‚Nicht-Sittenwidrigkeits-Klausel' mitbestimmt, wie sie – Kürzel: „I_1" – in die Verpflichtungssatz-Paraphrase (1.6.5'') Eingang gefunden hat.
Jetzt läßt sich auch die noch offene ‚Relations'-Frage – Kürzel: „R_o" – ohne weiteres klären. Aus keiner unserer Überlegungen ist hervorgegangen, daß neben einer bestimmten Handlungsklasse oder Handlungseigenschaft – nennen wir sie „H_o" – auch noch eine bestimmte Personenrelation für das Fällen von „sollte"-Urteilen konstitutiv sei; vielmehr ist die interpersonale Beziehung zwischen dem „sollte"- und dem Interessensubjekt ganz beliebig, nämlich nicht begrifflich und allgemein, sondern individuell und ad hoc bestimmt: Sie entzieht sich in dem Maße einer Regel, wie dies unsere Sympathien und Antipathien tun.[454] Deshalb besteht hier kein Grund, die Handlungseigenschaft (die ‚einstellige Handlungsrelation') „H_o" mit irgendeiner Personenrelation zu einer dreistelligen Relation „R_o" zusammenzuziehen, wie wir dies im Falle der moralischen Verpflichtung getan haben.[455] Im übrigen sollten wir uns daran erinnern, warum wir im Verpflichtungsfall eine interpersonale Relation überhaupt in Betracht ziehen mußten: Dies war nur deswegen nötig, um die universelle Quantifizierung über Verpflichtungs- und Interessensubjekte in akzeptabler Weise zu beschränken.[456] Daher entfällt im „sollte"-Fall mit der Notwendigkeit jener Quantifizierung auch die Notwendigkeit dieser Beschränkung.

---

[454] Siehe auch u. S. 352 f.
[455] Siehe o. 3.6 mit Anm. 296.
[456] Siehe o. 3.7.

5.7. Durch die – großenteils vergleichenden – Überlegungen der Abschnitte 5.2 bis 5.6 haben wir uns in die Lage versetzt, im Ausgang von der Verpflichtungssatz-Paraphrase (1.6.5'') die folgende Paraphrase für „sollte"-Sätze der Form

(5.2.1) z_O sollte a_O tun.

heuristisch und zunächst natürlich rein hypothetisch zu konstruieren:

(5.2.1'') (We) : (a) . H_Oa & K_Oz_Oa & $I_Oy_Oz_Oa$
→ z_O tut a : & H_Oa_O & $K_Oz_Oa_O$ & $I_Oy_Oz_Oa_O$;

in Worten: „Ich will, daß für alle Handlungen a gelte, daß z_O a tut, wenn a der Handlungsklasse H_O angehört und wenn z_O a tun kann und wenn es im wohlverstandenen Interesse von y_O liegt, daß z_O a tut; und a_O gehört der Handlungsklasse H_O an, und z_O kann a_O tun, und es liegt im wohlverstandenen Interesse von y_O, daß z_O a_O tut."
Diese Deutungs- oder Bedeutungs-Hypothese für „sollte"-Sätze[457] muß nun in der Weise überprüft werden, die uns vom 4. Kapitel her schon bekannt ist: Wir müssen zeigen, daß aus Satz (5.2.1'') der Satz

(1.6.6') (We) z_O tut a_O

mit Hilfe eines wollenslogisch-pragmatischen, der Satz

(5.7.1') H_Oa_O & $K_Oz_Oa_O$ & $I_Oy_Oz_Oa_O$

– und damit natürlich auch jedes seiner Konjunktionsglieder – aber mit Hilfe eines aussagen- oder prädika-

[457] Es sei noch einmal betont, daß es sich um solche präskriptiven „sollte"-Sätze handelt, wie wir sie im täglichen Leben tatsächlich verwenden. Wenn Moralphilosophen glauben, das englische „ought" auch in seinen moralischen Verwendungsweisen mit „sollte" übersetzen zu dürfen (s. o. 5.1), dann liegt natürlich eine andere Verwendung – ich würde sagen: die Verwendung als unglücklich gewählter moralphilosophischer Terminus technicus – vor.

tenlogischen Kalküls des natürlichen Schließens deduziert werden kann.
Diese beiden Nachweise lassen sich in einem einzigen Arbeitsgang führen, nämlich im Zuge der folgenden Ableitung, die in ihrem rein aussagenlogischen Anfangsteil, und zwar in Zeile (3), den Satz (5.7.1') und aufgrund der pragmatischen Regel und der beiden wollenslogischen (Abtrennungs-) Regeln schließlich in Zeile (10) den Satz (1.6.6') ergibt:[458]

{1}	(1)	$(\text{We}) : (a) \,.\, H_oa \,\&\, K_oz_oa \,\&\, I_oy_oz_oa \rightarrow z_o \text{ tut } a : \&\, H_oa_o \,\&\, K_oz_oa_o \,\&\, I_oy_oz_oa_o$	P
{1}	(2)	$(\text{We}) : (a) \,.\, H_oa \,\&\, K_oz_oa \,\&\, I_oy_oz_oa \rightarrow z_o \text{ tut } a$	1 T
{1}	(3)	$H_oa_o \,\&\, K_oz_oa_o \,\&\, I_oy_oz_oa_o$	1 T
{4}	(4)	$(a) \,.\, H_oa \,\&\, K_oz_oa \,\&\, I_oy_oz_oa \rightarrow z_o \text{ tut } a$	P
{4}	(5)	$H_oa_o \,\&\, K_oz_oa_o \,\&\, I_oy_oz_oa_o \rightarrow z_o \text{ tut } a_o$	4 BE
Λ	(6)	$(a) \,.\, H_oa \,\&\, K_oz_oa \,\&\, I_oy_oz_oa \rightarrow z_o \text{ tut } a \,.\rightarrow.\, H_oa_o \,\&\, K_oz_oa_o \,\&\, I_oy_oz_oa_o \rightarrow z_o \text{ tut } a_o$	4,5 K
Λ	(7)	$(\text{Be}) : (a) \,.\, H_oa \,\&\, K_oz_oa \,\&\, I_oy_oz_oa \rightarrow z_o \text{ tut } a \,.\rightarrow.\, H_oa_o \,\&\, K_oz_oa_o \,\&\, I_oy_oz_oa_o \rightarrow z_o \text{ tut } a_o$	6 R_p
{1}	(8)	$(\text{We}) \,.\, H_oa_o \,\&\, K_oz_oa_o \,\&\, I_oy_oz_oa_o \rightarrow z_o \text{ tut } a_o$	2,7 $R_{wl}2$
{1}	(9)	$(\text{Be}) \,.\, H_oa_o \,\&\, K_oz_oa_o \,\&\, I_oy_oz_oa_o$	3 R_p
{1}	(10)	$(\text{We}) \,.\, z_o \text{ tut } a_o$	8,9 $R_{wl}1$

[458] Zu Erläuterungen zur folgenden Ableitung s. o. 4.1. – Falls man keine Bedenken trägt, in dem in Zeile (1) stehenden Satz (5.2.1'') bezüglich der Handlungsklasse H_o und des Interessensubjektes y_o eine Existenzverallgemeinerung zuzulassen, müßte man den resultierenden Existenzsatz zweiter Stufe mit seiner eigenen Prämissennummer voranstellen; alles Weitere entspräche sinngemäß dem, was im Schlußabsatz von 4.1 gesagt worden ist.

5.8. Im Unterschied zu „muß"- oder Verpflichtungssätzen der Moral und zu „sollte"-Sätzen der Klugheit stellen uns „soll"-Sätze bei dem Versuch ihrer logischen Analyse vor zusätzliche Probleme. Diese ergeben sich einmal daraus, daß wir in der Sprache des Alltags mindestens vier verschiedene Verwendungsweisen von „soll"-Sätzen kennen, und zum anderen daraus, daß sich in diesem Zusammenhang das Problem des Hineinquantifizierens in nicht-extensionale Kontexte aufs neue, und in neuer Form, stellt.[459]
Was zunächst die Vielfältigkeit des Gebrauchs von „soll"-Sätzen anbelangt, so erschwert sie die Anwendung pragmatisch-semantischer Kombinationstests ungemein. Am besten machen wir uns das sogleich anhand konkreter Fall-Untersuchungen klar, und zwar im Ausgang von der Frage, ob ein Sollenssatz der Form

(5.8.1) z_o soll a_o tun.

einen Wollenssatz der Form

(1.6.6) Ich will (oder: bin dafür; usw.), daß z_o a_o tut.

auf irgendeine der in unserem Kriterium K-1 genannten drei Weisen impliziert.
Das ist nach K-1 nur dann der Fall, wenn ich mir keine Situation vorstellen kann, in der ich eine Satzkonjunktion der Form

(5.8.2) z_o soll a_o tun, aber ich will nicht (bin nicht dafür; usw.) daß z_o a_o tut.

als eigenständige (isolierte) ernsthaft verwenden würde. Nun kann ich mir aber mühelos Situationen vorstellen, in denen ich z. B. die folgenden Sätze der Form (5.8.2) auf diese Art äußern würde:

---

459 Siehe o. 2.10 mit Anm. 235-238.

(5.8.3) Sie sollen ein Lösegeld zahlen, aber ich bin nicht dafür, daß Sie es tun.

(5.8.4) Ich soll ein Lösegeld zahlen, aber ich habe nicht die Absicht, es zu tun.

An der Äußerung solcher Sätze nehmen wir aber offenbar dann und nur dann keinen Anstoß, wenn wir dabei den jeweiligen Teilsatz der Form

(5.8.1) z_O soll a_O tun.

im Sinne eines schlichten Wollenssatzes der Form

(5.8.5) Jemand will (oder genauer: es gibt mindestens eine sowohl von mir, dem Sprecher, wie auch von z_O verschiedene Person, die will), daß z_O a_O tut.

verstehen;[460] und gemäß dem Prinzip der Sinnkonstanz drängt sich dieses Verständnis ganz spontan auf, wenn man Satzverbindungen wie (5.8.3) oder (5.8.4) begegnet. In solchen Fällen hat man es, wie ich in Parallele zu entsprechenden Verwendungsmöglichkeiten von „muß"- und „sollte"-Sätzen auch hier wieder sagen werde,[461] mit rein ‚deskriptiv' verwendeten Sollenssätzen zu tun. Auch hier aber läßt sich wiederum zeigen,[462] daß wir Sollenssätze auch ‚präskriptiv' verwenden, nämlich so, daß sie „ich will"-Sätze der Form (1.6.6) in irgendeiner Art implizieren.

Die einfachsten Fälle einer präskriptiven „soll"-Satz-Verwendung haben wir dann, wenn diese Verwendung aus rein sprachpragmatischen Gründen die Verwendung eines entsprechenden Imperativs ersetzt. In der ersten grammatischen Person ist eine solche Ersetzung nicht üblich, wohl aber in der zweiten und in der dritten. Be-

460 Siehe o. 1.4, Sätze (1.4.1) bis (1.4.5).

461 Siehe o. 1.5 und S. 308 f. mit Anm. 430 f.

462 Siehe o. 5.3, bes. Erörterung von Satz (5.3.2) und S. 310.

ginnen wir mit der zweiten Person: Wenn ich zum Beispiel den Imperativ

(5.8.6) Komm mal her!

unter geeigneten Umständen ausgesprochen habe und der Meinung bin, daß diese Aufforderung zwar gehört und verstanden wurde, aber nicht befolgt wird, dann wiederhole ich meine Aufforderung in der Regel nicht mit denselben Worten (5.8.6), sondern mit den Worten

(5.8.7) Du sollst mal herkommen.,

und das bedeutet dann, wenn ich recht sehe, nichts anderes als

(5.8.8) Ich will, daß du mal herkommst.

Dieser Satz (5.8.8) scheint mir also eine Paraphrase des unter ganz bestimmten Bedingungen geäußerten Satzes (5.8.7) zu sein; doch halte ich ihn, entgegen einer gelegentlich vertretenen Meinung,[463] ganz und gar nicht für eine Paraphrase des Imperativs (5.8.6). Wenn er das nämlich wäre, dann müßte Satz (5.8.8) – und mit ihm dann auch (5.8.7) – in der gleichen Weise ‚texteröffnend' gebraucht werden können wie Satz (5.8.6), und das ist offensichtlich nicht der Fall: Wer sich mit den Worten (5.8.7) oder (5.8.8) unvermittelt an einen anderen wendet, der erregt Befremden, wenn er zuvor nichts anderes gesagt – oder mit Gesten ‚bedeutet' – hat, und in diesem Sinne gibt man durch eine Äußerung jener Worte zu verstehen, daß es sich bereits um eine *wiederholte* Aufforderung handle.

Das läßt sich auch konstitutionstheoretisch gut verständlich machen: So, wie sich mein eigenes ernstliches Tunwollen unter bestimmten Umständen nur in einer vorbereitenden (und gegebenenfalls rein sprachlichen

---

[463] Vgl. etwa Schnelle 1973: 99, und oben 1.4 mit Anm. 44.

Verpflichtungs-) Handlung über jeden Zweifel erhaben für mich selbst und andere manifestiert (‚beurkundet'),[464] so kann nicht selten erst dann davon die Rede sein, daß ich wirklich wolle, daß ein anderer etwas tue, wenn ich ihn dazu schon aufgefordert habe – und die Rolle einer solchen Aufforderung, mit der ich mein ernstliches Wollen nicht bereits *konstatiere*, sondern allererst *konstituiere*, pflegen die Imperative zu übernehmen.
Was nun die dritte Person betrifft, für die es im Deutschen eine eigene Imperativ-Form überhaupt nicht gibt, so wird die imperativische Funktion seltener – und wohl nur in gehobener Sprache – von konjunktivischen oder optativischen Konstruktionen wie

(5.8.9) Richard komme einmal zu mir.
(5.8.10) Richard möge einmal zu mir kommen.
(5.8.11) Richard möchte einmal zu mir kommen.

ausgeübt, viel häufiger jedoch von „soll"-Sätzen wie

(5.8.12) Richard soll (ein)mal zu mir kommen.

All diese Sätze würden wir nur in Gegenwart eines potentiellen ‚Nachrichten-Übermittlers' – und vor allem *zu* einem solchen – äußern, und sie alle, insbesondere aber Satz (5.8.12), können wir auch durch die Worte

(5.8.13) Ich will (oder: bin dafür; wünsche; möchte; usw.), daß Richard einmal zu mir kommt.

ersetzen.
Daß alle diese Sätze, insbesondere auch der „soll"-Satz (5.8.12) und der ihn paraphrasierende „ich will"-Satz (5.8.13), als Imperative fungieren, kann man auch daraus ersehen, daß sie ‚texteröffnend' gebraucht werden können – und das wiederum dürfte sich dadurch erklären lassen, daß es in Fällen wie diesen in Ermangelung eines

---

[464] Vgl. Hoche 1973: §§ 29-31; zu „beurkunden" s. o. Anm. 378.

grammatischen Imperativs und wegen der Unanwendbarkeit wortloser Gesten keinen sozusagen ‚geborenen Texteröffner' gibt.
Wegen dieses Unterschiedes in der Verwendung von Sätzen wie (5.8.12) und (5.8.13) gegenüber der Verwendung von Sätzen wie (5.8.7) und (5.8.8) sollten wir zwei einfache Typen präskriptiver „soll"-Sätze auseinanderhalten und benennen. Bezeichnen wir zunächst einmal deskriptiv gebrauchte „soll"-Sätze, die sich durch Sätze der Form (5.8.5) bzw.

(5.8.5') $(Ey) . y \neq e \ \& \ y \neq z_o \ \& \ (Wy) \ z_o$ tut a_o

paraphrasieren lassen und in der ersten (dann gilt: $z_o = e$), zweiten oder dritten grammatischen Person stehen können, als „soll"-Sätze des Typs (a), dann können wir einfache präskriptive „soll"-Sätze der Art (5.8.7), die auf die zweite Person beschränkt sind, als „soll"-Sätze des Typs (b) und einfache präskriptive „soll"-Sätze der Art (5.8.12), die auf die dritte Person beschränkt sind, als „soll"-Sätze des Typs (c) bezeichnen.

5.9. Es soll und kann hier nicht unsere Aufgabe sein, eine vollständige Übersicht über alle möglichen Verwendungsweisen von Sollenssätzen zu geben. Doch interessiert uns neben Sollenssätzen der in Abschnitt 5.8 kurz besprochenen Typen (a), (b) und (c) hier vor allem ein vierter oder (d)-Typ von Sollenssätzen, der in heteronomen Moralsystemen eine große Rolle zu spielen scheint und interessante strukturelle Ähnlichkeiten mit „sollte"- und mit „muß"- oder Verpflichtungs-Sätzen aufweist.
Daß es neben den besprochenen drei Typen von Sollenssätzen einen vierten Typ überhaupt gibt, kann man daraus ersehen, daß Sollenssätze in der ersten grammatischen Person nicht durchweg deskriptiv, also vom (a)-Typ, sind, sondern auch präskriptiv sein können. Als

Sätze in der ersten Person müssen sie dann aber in einer anderen Weise präskriptiv sein als (b)-Sätze, die auf die zweite Person, und (c)-Sätze, die auf die dritte Person beschränkt sind. „Soll"-Sätze dieses präskriptiven (d)-Typs kommen zwar keineswegs bloß in der ersten Person vor; doch das Studium von Sätzen in dieser grammatischen Person bietet sich als günstigster Einstieg an. Daß ein Satz der speziellen Form

(5.9.1) Ich soll a_0 tun.

auch präskriptiv und mithin weder in der (a)- noch in der (b)- noch in der (c)-Deutung gebraucht wird, zeigt sich besonders deutlich in Fällen, in denen es zu einer Art von Konflikt zwischen Sätzen der Form (5.9.1) kommt. Ein solcher Konflikt deutet sich etwa an, wenn ein Schuljunge sagt:

(5.9.2) Heute nachmittag soll ich mich auf die Lateinarbeit vorbereiten, und ich soll zum Training in den Schwimmclub kommen, und ich soll meiner Mutter auch noch im Garten helfen; was in aller Welt soll ich denn nun tun?

Wenn hier mit den ersten drei Teilsätzen bloß gemeint wäre, daß irgend jemand will, daß der Junge heute nachmittag Latein pauke, und daß irgend jemand will, daß er heute nachmittag für einen Wettkampf trainiere, und daß irgend jemand will, daß er heute nachmittag seiner Mutter im Garten helfe, dann würde das für den Jungen überhaupt kein Problem sein; denn er braucht sich ja nicht zu eigen zu machen, was Hinz oder Kunz von ihm will, und dann kann ein Konflikt, wie er sich in der Frage „Was in aller Welt soll ich denn nun tun?" Luft macht, überhaupt nicht entstehen. Doch die Tatsache, daß Konflikte dieser Art im menschlichen Leben immer wieder auftreten, zeigt eben, daß man mit Sätzen der Form (5.9.1) nicht nur rein deskriptiv, neutral oder desengagiert über das Vorliegen eines fremden Wollens berichten kann; vielmehr kann man mit ihnen auch zum Ausdruck bringen, daß man das Wollen eines anderen Menschen – oder auch die Weisungen, Beschlüsse usw. einer Körperschaft oder sonstigen juristischen Person[465] – als für sich in dem Sinn ‚verbindlich' betrachtet, daß man sein eigenes Wollen an das einer anderen Person motivationsmäßig ‚bindet': daß man innerhalb eines näher zu bestimmenden Rahmens ein für allemal das zu tun gewillt ist, was bestimmte andere natürliche oder juristische Personen – insbesondere Eltern, Lehrer, Vorgesetzte, Gremien usw. – in konkreten Fällen von einem wollen.

Ich spreche hier – wie schon im Falle der Willensbindung an Interessen, die der Verwendung präskriptiver „sollte"-Sätze zugrunde liegt[466] – von einer ‚motivationsmäßigen' Bindung, um deutlich zu machen, daß in solcherlei Fällen das Wollen einer Person durch das Wollen einer *anderen* Person – bzw. durch das wohlverstandene Interesse *irgendeiner* Person – nicht im Sinne einer blinden (z. B. durch Suggestion wirkenden oder gar als magisch vorgestellten) Naturkausalität, sondern im Sinne einer prinzipiell bewußten oder bewußt zu machenden Motivationskausalität bestimmt wird.

Einer solchen motivationalen oder intentionalen Kausalität – die von meinen ‚intentionalen Gegenständen', meinen ‚subjektiven Bezogenheitsgegenständen', ausgeht[467] – bin ich nun zwar nicht vollkommen passiv ausgeliefert (wie der natürlichen Kausalität, der Kausalität

---

465 Wie Wittgenstein, Schriften 5: 99 („Zettel" Nr. 48), mit Recht sagt, „kann eine Regierung eine Absicht haben, die kein *Mensch* hat" (Hervorheb. v. Wittgenstein). In diesem Zusammenhang wäre auch an den Begriff der ‚volonté générale', des ‚allgemeinen Willens' oder ‚Gemeinwillens', zu denken, den Rousseau 1762 a konzipiert hat.

466 Siehe o. 5.6 mit Anm. 453.

467 Vgl. Hoche 1973: 159-162, 166 f., 189; 1990: 6.8; zu „subjektiver Bezogenheitsgegenstand": Weber 1913: 439.

im engeren Sinn des Wortes). Aber trotzdem steht es keineswegs immer in meinem unbeschränkten Belieben, an wessen Willen ich meinen eigenen Willen unter diesen oder jenen Voraussetzungen motivationsmäßig binde – mit anderen Worten: durch welche anderen Wollenssubjekte ich mich selber innerhalb welches bedingenden Rahmens wollensmäßig bestimmen (‚motivieren') zu lassen bereit bin. Denn persönliche Bindungen sind zumindest nicht immer ganz frei gewählt – man denke vor allem an das so ungeheuer subtile soziale Verhältnis zwischen Eltern und Kindern – und können im Extremfall sogar durch Autoritätsgläubigkeit, ja durch Hörigkeit gekennzeichnet sein.

Auf der anderen Seite sind solche Bindungen nicht nur objektiv kündbar und, bildlich gesprochen, bei Überdehnung auch reißbar; sie werden auch subjektiv als von der eigenen Zustimmung abhängig und in diesem Sinne als frei empfunden.[468] Schon die Rede von ‚sich bestimmen lassen' deutet ja darauf hin, daß ich an diesem Verhältnis der Bindung selber aktiv beteiligt bin: Ich *werde* nicht einfach in meinem Wollen durch das fremde Wollen bestimmt – wenn dies so wäre, dann könnte ja ebensogut auch eine natürliche Kausalität, wie im Falle von hypnotischen Suggestionen oder posthypnotischen Aufträgen, vorliegen –, sondern ich *lasse* mich durch das fremde Wollen in dem Sinn bestimmen, daß ich es zur Kenntnis nehme und mir zu eigen mache. Das fremde Wollen ist für mein eigenes Wollen also nicht Ursache wie im Falle hypnotischer Eingriffe in das Willensleben anderer Personen oder wie im Falle jener bekannten Tricks, mit denen Betrüger ihre Opfer zu ganz be-

[468] Das gilt grundsätzlich auch für das Verhältnis des Erpreßten zu seinem Erpresser, des Genötigten zu dem, der ihn nötigt, und sogar – wie besonders eindrucksvoll etwa Paul Schneider in Buchenwald vorgelebt hat – des KZ-Häftlings zu seinen Wächtern. Hierin besteht zumindest ein Teil der ‚Freiheit des Gefangenen'.

stimmten Handlungen bringen, sondern *Motiv* oder *Grund*: Es bestimmt mich dadurch, daß ich es *anerkenne* sowohl wie *erkenne*, nämlich dadurch, daß ich erkenne oder wenigstens zu erkennen glaube, was der andere sei es von einem Dritten, sei es von mir will, und daß ich zudem sein Wollen als mich bindend – für mich verbindlich – anerkenne.

Dabei kann diese Anerkennung – wenn man von der Unterscheidung Max Webers zwischen drei reinen Typen der legitimen Herrschaft ausgehen darf[469] – drei Arten von Gründen haben: ‚legale', ‚traditionelle' und ‚charismatische'.

‚*Legale*' Gründe sind insbesondere (einseitige) Versprechen und (mehrseitige) Verträge; die Anerkennung des fremden Wollens aus solchen Gründen führt das präskriptiv aufgefaßte Sollen des Typs (d) daher wohl am engsten an das moralische und das rechtliche Müssen heran.

Zu den ‚*traditionellen*' Gründen im Sinne Max Webers gehört nicht zuletzt die natürlich gewachsene und niemals ernstlich in Frage gestellte ‚Pietät' der Kinder gegenüber der Eltern. Wenn ein Junge, den seine Mutter ruft, zu seinen Freunden im präskriptiven oder engagierten (d)-Sinne sagt:

(5.9.3) Ich soll jetzt nach Hause kommen.,

dann braucht er sich einer Institution wie der – im moralischen oder im rechtlichen Sinne verstandenen – elterlichen Weisungsbefugnis überhaupt nicht bewußt zu sein; vielmehr ist es denkbar (und möglicherweise sogar die Regel), daß er sein Verhältnis zur Mutter gar nicht auf allgemeine Begriffe bringt, sondern daß die Mutter für ihn – nicht als Mutter, sondern als diese einmalige, ‚unaussprechlich individuelle' Persönlichkeit – eine der-

---

469 Weber 1922 b.

art unbestrittene Autorität ist, daß er sich ihrem Willen ganz selbstverständlich und fraglos unterordnet. Eine solche Haltung von Kindern gegenüber den Eltern mag heutzutage seltener sein als früher; aber in seiner Autobiographie „Why Not the Best?" hat sie noch der damalige amerikanische Präsidentschaftskandidat (und spätere Präsident) Jimmy Carter mit dem lapidaren Bekenntnis bezeugt: „Es ist mir nie eingefallen, meinem Vater nicht zu gehorchen."[470] ‚Traditionelle' Gründe brauchen mithin, im Unterschied zu ‚legalen', nicht verallgemeinerungsfähig zu sein.

Zu den *‚charismatischen'* Gründen schließlich zählt Max Weber die „affektuelle Hingabe" etwa an einen Führer oder Propheten, und hier kommt Universalisierbarkeit in der Regel überhaupt nicht mehr in Betracht.

Nach diesen Überlegungen zur Motivationskausalität dürfte man kaum noch geneigt sein, in einem engagierten oder präskriptiven Sollenssatz des Typs (d) eine Art

---

[470] Zitiert nach dem Vorabdruck in der Wochenzeitung „Die Zeit", Nr. 34, 13. August 1976, S. 3. – Diese nicht verallgemeinerungsfähige und gänzlich reflexionslose (‚naive' und ‚unreflektierte') Haltung des Kindes gegenüber den Eltern sollte man freilich nicht in Bausch und Bogen abwerten. Im Gegenteil wird sie etwa im Taoismus des Lao-tse als erstrebenswert hingestellt. „*Tugenden* werden als moralische Forderungen von außen dem Menschen vor Augen gestellt, aber eben darin, daß Tugend *gefordert* werden muß, zeigt sich symptomatisch, daß in der Wurzeltiefe menschlicher Existenz etwas nicht in Ordnung ist. Mit anderen Worten: es zeigt sich, daß der Mensch das Tao verloren hat und die Beziehung zu ihm" (Mensching [2]1949: 148; Hervorheb. v. Mensching). In diesem Sinne heißt es in Lao-tses „Tao-Tê-King" (Reclam-Ausgabe, Stuttgart 1974, übers. v. Günther Debon): „Wenn der Große Weg ist aufgegeben [das heißt: wenn das Große Tao in Verfall gerät], gibt es ‚Menschlichkeit und Rechtlichkeit' […] Wenn die Sechs Blutsverwandten nicht in Einklang leben, gibt es die ‚Kindes-Ehrerbietigkeit'" (Kap. 18); „Brich ab die Menschlichkeit, verwirf die Rechtlichkeit! So kehrt das Volk zu Kindgehorsam, Elternliebe" (Kap. 19). Und ebenso kindlich-unreflektiert soll sich der Mensch auch gegenüber der „Mutter der Welt", dem Großen Tao – oder gemäß der Forderung Jesu: zum „Vater im Himmel" – verhalten (vgl. Tao-Tê-King: Kap. 10, 25, 28, 52, 55; Matthäus 18: 3 ff.; 19: 14; Markus 10: 14 f.; Lukas 18: 16 f.).

ganz gewöhnlichen – auf Naturkausalität zugeschnittenen – Kausalgefüges zu sehen, nämlich zu meinen, ein (d)-gedeuteter Sollenssatz der speziellen Form (5.9.1) besage soviel wie ein Kausalgefüge der Form

(5.9.4) Ich habe die Absicht, a_o zu tun, (und zwar zumindest deshalb,) weil jemand anders (von mir) will, daß ich a_o tue.[471]

Daß eine solche Annahme falsch wäre, können wir aber auch – und zwar sicherer sowohl wie einfacher – auf folgendem Weg erkennen: Angenommen, ein Satz der Form (5.9.1) besagte soviel wie ein Satz der Form (5.9.4), dann würde nicht nur aus einem Satz der Form (5.9.4), sondern eben auch aus einem so verstandenen Satz der Form (5.9.1) ein Satz der Form

(5.9.5) Ich habe die Absicht, a_o zu tun.

logisch-semantisch folgen; denn mit Hilfe pragmatisch-semantischer Kombinationstests kann man zeigen, daß Sätze der Form

(5.9.6) p, weil q.

Sätze der Form

(5.9.7) p und q.

und diese wiederum jedes einzelne ihrer beiden Konjunktionsglieder logisch-semantisch implizieren. Nun impliziert aber ein (d)-gedeuteter Satz der Form (5.9.1), sagen wir: der Satz

(5.9.8) Ich soll den Kommissionsvorsitz übernehmen.,

einen Satz der Form (5.9.5), sagen wir: den Satz

---

[471] Zur Analyse solcher „zumindest deshalb, weil"-Sätze vgl. Hoche 1977 a: Abschnitte VII-IX; s. auch oben das Vorwort.

(5.9.9) Ich habe die Absicht, den Kommissionsvorsitz zu übernehmen.,

nur pragmatisch; denn die modalisierte Kombination

(5.9.10) Es ist kontrafaktisch möglich, daß ich den Kommissionsvorsitz übernehmen soll, daß ich aber nicht die Absicht habe, den Kommissionsvorsitz zu übernehmen.

ist nicht nur unter der desengagierten oder deskriptiven (a)-Deutung des darin enthaltenen Teilsatzes (5.9.8), sondern auch unter seiner engagierten oder präskriptiven (d)-Deutung im Sinne von K-1 in jeder Interpretation wahr: Ich kann mir ja ohne weiteres eine kontrafaktisch mögliche Welt vorstellen, in der ich nur deswegen nicht die Absicht habe, den Vorsitz der Kommission zu übernehmen, weil ich noch nicht weiß (und vielleicht auch niemals für möglich gehalten hätte), daß mich die Kommission in meiner Abwesenheit und auf eine Verfahrensweise, die ich als für mich verbindlich akzeptiere, zum Vorsitzenden gewählt hat.
Da ich nur aus Gründen der Einfachheit – um mögliche (b)- oder (c)-Deutungen von vornherein auszuschließen – einen Sollenssatz in der ersten Person zum Ausgangspunkt gewählt, von Besonderheiten dieser grammatischen Person aber keinen argumentativen Gebrauch gemacht habe, können wir auch schon ohne weitere Beispiel-Analysen das folgende Ergebnis festhalten: Ein präskriptiver Sollenssatz der allgemeineren Form

(5.8.1-d) z_o soll a_o tun.

– der Zusatz „d“ in der Satz-Nummer soll auf die (d)-Deutung hinweisen – impliziert einen Wollenssatz der Form

(1.6.6) Ich will (beabsichtige; bin gewillt; bin dafür; usw.), daß z_o a_o tut.

pragmatisch.

5.10. Im letzten Abschnitt habe ich davon gesprochen, daß man bei „soll“-Sätzen des Typs (d) sein eigenes Wollen an das *Wollen* einer *anderen* Person motivationsmäßig bindet. Darin liegt ein charakteristischer Unterschied zu präskriptiv verwendeten „sollte“-Sätzen; denn bei diesen bindet man, wie sich in den Abschnitten 5.2 und 5.4 bis 5.7 gezeigt hat, sein eigenes Wollen an das *wohlverstandene Interesse irgendeiner* Person. Diesen Unterschied wollen wir nun etwas genauer studieren.
Beginnen wir mit der Frage, ob ein Sollenssatz des Typs (d), sagen wir: Satz

(5.9.8-d) Ich soll den Kommissionsvorsitz übernehmen.,

einen Wollenssatz wie in diesem Fall

(5.10.1) Jemand will, daß ich den Kommissionsvorsitz übernehme.

auf die eine oder andere Art impliziert.
Nun haben wir im letzten Abschnitt bereits gesehen, daß Satz (5.9.8-d) den Wollenssatz

(5.9.9) Ich habe die Absicht, den Kommissionsvorsitz zu übernehmen.

pragmatisch impliziert. Doch jetzt geht es um die Frage, ob außer mir auch ein *anderer* will, daß ich den Kommissionsvorsitz übernehme; und das ist offensichtlich der Fall; denn würde ich das als einziger wollen, dann könnte weder in der präskriptiven (d)- noch in der deskriptiven (a)-Deutung füglich davon die Rede sein, daß ich den Vorsitz der Kommission übernehmen *‚soll‘*: Unsere Verwendung des Wortes „sollen“ läßt keinen Zweifel daran, daß nur ein *fremdes* Wollen ein Sollen konstituiert. In diesem Sinne vermag ich mir keine kontrafaktisch mögliche Welt vorzustellen, in der ich den

Vorsitz irgendeiner Kommission übernehmen soll, ohne daß ein anderer das will; und das besagt nach K-1, Fall (3), daß der Satz (5.9.8) in jedem Fall – das heißt: unabhängig davon, ob er im Sinne der (a)- oder im Sinne der (d)-Deutung interpretiert wird – den Satz

(5.10.2) Jemand anders will, daß ich den Kommissionsvorsitz übernehme.

logisch impliziert. Daß diese logische Implikation des näheren von *semantischer* Art ist, ergibt sich nach K-2 aber daraus, daß ich mir keine Situation vorstellen kann, in der ich zwar (5.9.8), nicht aber (5.10.2) für wahr halten würde.

Wie aus einem Verpflichtungs- oder aus einem „sollte"-Satz ein Interessensatz der Form

(5.2.2) Es liegt in jemandes (wohlverstandenem) Interesse, daß z_o a_o tut.

semantisch folgt, so folgt mithin aus einem „soll"-Satz des Typs (d) semantisch ein Wollenssatz der Art (5.10.2). Aber mit diesem Ergebnis ist natürlich noch nichts bezüglich der Frage präjudiziert, ob unser Beispielsatz (5.9.8-d) nicht vielleicht außerdem noch den folgenden Satz der Form (5.2.2) logisch-semantisch (oder auf andere Art) impliziere:

(5.10.3) Es liegt in jemandes (wohlverstandenem) Interesse, daß ich den Kommissionsvorsitz übernehme.

Stellen wir uns daher nach unserem Kriterium K-1 zunächst die Frage, ob wir uns aufgrund unserer je eigenen Phantasie- und Idiolekt-Kompetenz eine Situation vorstellen können, in der wir die Satzkonjunktion

(5.10.4) Ich soll den Kommissionsvorsitz übernehmen, aber es liegt in niemandes Interesse, daß ich das tue.

als eigenständige oder isolierte ernsthaft verwenden würden.
Wenn wir das erste Glied dieser Konjunktion als einen Sollenssatz des rein deskriptiven Typs (a) verstehen, liegt natürlich überhaupt keine Schwierigkeit vor: Man könnte so etwas naheliegenderweise sagen, um sich von einem entsprechenden Beschluß der Kommission mit der Begründung zu distanzieren, man sei für die Bewältigung der mit dem Vorsitz verbundenen Aufgaben beim besten Willen nicht der geeignete Mann. Aber wir wollen ja wissen, ob wir unter bestimmten Bedingungen die Kombination (5.10.4) auch äußern könnten, wenn wir den darin enthaltenen Sollenssatz nicht in der distanzierenden (a)-Deutung, sondern in der engagierten (d)-Deutung nehmen. Wir müssen uns also fragen, ob ich mein Wollen auch dann an den Kommissionsbeschluß binden kann, den Vorsitz zu übernehmen, wenn ich davon überzeugt bin, daß dies in niemandes Interesse liegt – weder in meinem eigenen noch in dem der Kommission und derer, die sie eingesetzt haben.
Was uns geneigt machen könnte, diese Möglichkeit zu bezweifeln, ist die starke Tendenz, die Worte „es liegt nicht im Interesse von dem und dem" im Sinne von „es verstößt gegen das Interesse von dem und dem" zu verstehen. Mit dieser Tendenz scheint die ebenfalls starke Tendenz zusammenzuhängen, in der Kombination (5.10.4), wenn man sie liest, das Wort „Interesse" hervorzuheben. Aber man könnte statt dessen auch das Wort „ich" an der Stelle seines zweiten Vorkommens kontrastiv betonen, so daß es soviel besagt wie „gerade ich" oder „ich und kein anderer". Wenn ich Satz (5.10.4) auf diese Weise betone, gebe ich nicht zu verstehen, daß ich für das Amt des Vorsitzenden nicht geeignet sei, sondern nur, daß ein anderer es genauso gut ausüben könnte; das aber ist kein Grund, den Kommissionsbeschluß – der vielleicht auf einem bloßen Turnus-Prinzip

beruht, im Falle vermuteter Qualifikations-Gleichheiten aber theoretisch sogar durch eine Losentscheidung oder Geschlechts-,Quotierung' zustande gekommen sein könnte – nicht als für mich verbindlich zu akzeptieren.

Ich meine daher, daß eine Satzverbindung der Art (5.10.4) auch dann nicht ,sprachwidrig' im Sinn von K-1 ist, wenn der darin enthaltene Sollenssatz in der präskriptiven und engagierten (d)-Deutung steht. Der Sollenssatz (5.9.8-d) impliziert daher nach K-1 den Interessensatz (5.10.3) in der Tat weder semantisch noch auf andere Art.

Nach den Überlegungen des vorletzten Absatzes (S. 343 f.) könnte man aber vielleicht auf den Gedanken verfallen, er impliziere den Satz

(5.10.5) Es läuft niemandes (wohlverstandenem) Interesse zuwider, daß ich den Kommissionsvorsitz übernehme.

Aber auch das ist natürlich nicht der Fall; denn ich kann Satz (5.9.8-d) äußern und mir gleichzeitig dessen bewußt sein (und das vielleicht auch aussprechen), daß meine Übernahme des Kommissionsvorsitzes zwar nicht dem (wohlverstandenen) Interesse der Kommission und ihrer übergeordneten Organe, wohl aber dem (wohlverstandenen) Interesse eines genauso gut qualifizierten, aber unterlegenen Kandidaten oder dem (wohlverstandenen) Interesse eines Menschen zuwiderläuft, der eine größere Summe darauf verwettet hat, daß ich der Kommission niemals vorsitzen würde.[472]

---

[472] Falls Satz (5.9.8-d) von einem tüchtigen Kriminalisten geäußert wird, der einer Kommission zur Bekämpfung des organisierten Verbrechens vorsitzen soll, so läuft seine Amtsübernahme ganz gewiß auch ,den Interessen' der, sagen wir, Rauschgift-Mafia zuwider; aber auf solche Fälle sollten wir uns nicht stützen, weil ,die (Geschäfts-) Interessen' eines Rauschgifthändlers vermutlich – wenigstens aber: möglicherweise – etwas ganz anderes sind als sein ,wohlverstandenes Interesse'.

Doch jetzt dürfte klar sein, was die Überlegungen des drittletzten Absatzes (S. 343 f.) *wirklich* nahelegen: nämlich den Gedanken, daß der Sollenssatz (5.9.8-d) den folgenden Satz auf irgendeine Art impliziert:

(5.10.6) Es läuft dem wohlverstandenen Interesse der von mir verschiedenen Person, die will, daß ich den Kommissionvorsitz übernehme, nicht zuwider, daß ich den Kommissionsvorsitz übernehme.

Dieser Satz, der offensichtlich auf den Wollenssatz (5.10.2) Bezug nimmt, ist ziemlich umständlich, und wir könnten ihn daher auch durch den folgenden ersetzen:

(5.10.7) Es läuft dem wohlverstandenen Interesse des sollenskonstituierenden Wollenssubjekts nicht zuwider, daß ich den Kommissionsvorsitz übernehme.

Doch wie man einen Verpflichtungs- und einen „sollte"-Satz sprechakttheoretisch korrekt nur äußert, wenn man imstande ist, das Interessensubjekt zu identifizieren,[473] so äußert man einen sei es (a)-, sei es (d)-gedeuteten Sollenssatz nur dann begründet, wenn man angeben kann, wessen Wollen für das Sollen konstitutiv ist. Wenn wir nun dieses ‚sollenskonstituierende Wollenssubjekt' wieder als „y_0" bezeichnen, können wir an die Stelle von (5.10.2) den Satz

(5.10.8) Die (von mir verschiedene) Person y_0 will, daß ich den Kommissionsvorsitz übernehme.

treten lassen und an die Stelle von (5.10.6) und (5.10.7) den Satz

(5.10.9) Es läuft dem wohlverstandenen Interesse der (von mir verschiedenen) Person y_0 nicht zu-

---

473 Siehe o. S. 173 f. mit Anm. 242; S. 206, 231, 312.

wider, daß ich den Kommissionsvorsitz übernehme.

Folgt dieser Satz aus dem Sollenssatz (5.9.8-d) also vielleicht semantisch?
Da wir dies schon vermuten, können wir in der abgekürzten Anwendung des Kriteriums K-1 sogleich fragen,[474] ob die modalisierte Kombination

(5.10.10) Es ist kontrafaktisch möglich, daß ich den Kommissionsvorsitz übernehmen soll, daß es aber dem wohlverstandenen Interesse der (von mir verschiedenen) Person y_0 zuwiderläuft, daß ich das tue.

in jeder Interpretation falsch ist. Nun, ich wenigstens kann mir keine kontrafaktisch mögliche Welt vorstellen, bezüglich deren ich im Sinne der präskriptiven (d)-Lesart sagen würde, daß ich den Kommissionsvorsitz übernehmen soll, daß es aber dem wohlverstandenen Interesse des sollenskonstituierenden Wollenssubjekts y_0 zuwiderläuft, daß ich das tue. Nach K-1, Fall (3), meine ich also eine logische Implikation des Interessensatzes (5.10.9) in dem Sollenssatz (5.9.8-d) diagnostizieren zu müssen. Da ich mir weiterhin keine Situation vorstellen kann, in der ich zwar diesem Sollenssatz zustimmen würde, jenem Interessensatz aber nicht, komme ich nach K-2 zu dem Resultat, daß der Sollenssatz (5.9.8-d) den Interessensatz (5.10.9) logisch-semantisch impliziert.
Da der genannte Sollenssatz aber auch den Wollenssatz (5.10.8) logisch-semantisch impliziert, impliziert er auf diese Weise auch die Konjunktion der beiden Sätze (5.10.8) und (5.10.9), mithin den Satz

(5.10.11) Die (von mir verschiedene) Person y_0 will, daß ich den Kommissionsvorsitz übernehme,

---

[474] Siehe o. 2.6, Kommentar zu den Sätzen (2.6.2) und (2.6.3).

und es läuft dem wohlverstandenen Interesse der (von mir verschiedenen) Person y_0 nicht zuwider, daß ich den Kommissionsvorsitz übernehme.

Das mit diesem Satz Gemeinte möchte ich kürzer so formulieren:

(5.10.12) Die (von mir verschiedene) Person y_0 will rational, daß ich den Kommissionsvorsitz übernehme.

Den Begriff des ‚rationalen Wollens' möchte ich also so definieren:[475] y will rational, daß z a tut, dann und nur dann, wenn y (im gewöhnlichen, empirisch-faktischen Sinne) will, daß z a tut, und wenn es dem wohlverstandenen Interesse von y nicht zuwiderläuft (oder: mit diesem Interesse vereinbar ist), daß z a tut. Im Hinblick auf die angestrebte formalsprachliche Paraphrase für Sollenssätze des Typs (d) können wir dies gleich so schreiben:

(D 4) $(W_r y)$ z tut a $=_{def}$ (Wy) z tut a & $I_2 yza$.

Das so bestimmte rationale Wollen hat, wenn man es mit zwei bekannten Grundbegriffen der verstehenden Soziologie Max Webers vergleicht, nichts mit ‚Zweck-', wohl aber sehr viel mit ‚Richtigkeitsrationalität' zu tun:[476] ‚Zweckrational' handelt auch, wer im konkreten Fall (oder ‚fortgesetzt') das getan wissen oder selber tun will, was seine wohlverstandenen Interessen verletzt – solange er nur selbst davon *überzeugt ist*, daß es sie im Gegenteil befördert; doch ‚richtigkeitsrational' handelt der (und nur der), der im Einzelfall oder überwiegend

[475] Zu ähnlichen Begriffsbestimmungen vgl. Mally 1926: 245 f., 271-273; Patzig 1971: 120-123. Mehr im Sinne dieser Autoren habe ich 1977 b: bes. 380, 382 f.; 1985 a: 140 von einem „rationalen Wollen" gesprochen; s. o. S. 203.
[476] Vgl. Weber 1913: Abschnitt II; 1921: § 2.

das (getan wissen oder selber tun) will, was seinen wohlverstandenen Interessen *tatsächlich* nützt oder wenigstens nicht schadet – wer also das will, was er auch dann wollen (können) würde, wenn er alle notwendigen Voraussetzungen, Phasen, Folgen, Nebenfolgen usw. des von ihm gewollten Handelns wie ein allwissender Geist überblicken könnte.

Da wir bei der Erzielung des Resultats, daß der Sollenssatz (5.9.8-d) den Satz (5.10.12) semantisch impliziert, von Besonderheiten des Beispiels – insbesondere von der Tatsache, daß unser exemplarisches Sollens-Subjekt jeweils ich selbst, der Sprecher, war – keinen Gebrauch gemacht haben, können wir ganz allgemein konstatieren, daß ein präskriptiver Sollenssatz der Form

(5.8.1-d) z_0 soll a_0 tun.

einen Satz der Form

(5.10.13) Die von mir (dem Sprecher) verschiedene Person y_0 will rational, daß z_0 a_0 tut.

semantisch impliziert.

Der in einem Satz dieser Form enthaltenen ‚Nichtidentitäts-Klausel' können wir aber sogleich noch eine weitere hinzufügen. Denn wir würden von niemandem – und in keiner unserer vier Deutungen (a) bis (d) – aufgrund dessen, was er *selbst* will, behaupten, daß er das und das tun ‚solle'. Machen wir uns dieses sprachliche Faktum insbesondere für den hier interessierenden Fall eines (d)-gedeuteten Sollens zusätzlich klar: Wenn ich generell (‚ein für allemal') will, daß ein bestimmter Mensch alles tue, was er selber rational will, dann würde ich deswegen niemals sagen, daß er das und das ‚solle'; dazu bedarf es vielmehr eines Wollenssubjekts, das sowohl von mir (dem Sprecher) wie vom Sollenssubjekt verschieden ist. Wir können den in Satz (5.8.1-d) semantisch implizierten Wollenssatz also wie folgt präzisieren:

(5.10.14) Die von mir (dem Sprecher) und von z_0 verschiedene Person y_0 will rational, daß z_0 a_0 tut.

5.11. Erinnern wir uns nun an das in den beiden ersten Absätzen des Abschnitts 5.6 festgehaltene ‚Stenogramm' des Strukturvergleichs zwischen Verpflichtungs- und „sollte"-Sätzen, dann können wir feststellen, daß wir bezüglich der „soll"-Sätze des präskriptiven Typs (d) die Punkte (1) bis (5) schon geklärt haben. Es bleiben also noch die Fragen des Könnens, der Universalisierbarkeit, einer auch Personen involvierenden Beziehung und schließlich die der ‚guten Sitten' zu untersuchen.
Daß ein präskriptiver Sollenssatz der Form

(5.8.1-d) z_0 soll a_0 tun.

einen Satz der Form

(3.2.18) z_0 kann a_0 tun.

logisch-semantisch impliziert, erhellt aus der folgenden Überlegung. Wenn wir Satzverbindungen wie z. B.

(5.11.1) Richard soll den Zehntonner in den Hof fahren, aber das kann er (doch) gar nicht.

hören oder verwenden, dann können wir nicht umhin, die darin enthaltenen Sollens-Sätze als rein deskriptive, das heißt als (a)-gedeutete, zu verstehen – den ersten Teilsatz unserer Beispiels-Verbindung etwa im Sinne von

(5.11.2) Der Alte will, daß Richard den Zehntonner in den Hof fährt.

Diesen unmittelbaren Befund aufgrund meiner kombinierten Phantasie- und Idiolekt-Kompetenz könnte man außerdem durch den Hinweis darauf absichern, daß es im Beispiels-Fall den Interessen ‚des Alten' zuwiderliefe

– daß dieser daher auch nicht *rational* wollen könnte –, daß Richard, der den Zehntonner gar nicht fahren kann (das heißt: der das weder gelernt noch jemals erfolgreich versucht hat), den Lastwagen auf den Hof zu fahren versucht; und weiterhin durch den Hinweis darauf, daß auch ich selbst, der Sprecher, nicht ernsthaft wollen könnte, daß irgend jemand etwas tut, von dem ich überzeugt bin, daß er es gar nicht kann.[477] Ich vermag mir also keine Situation vorzustellen, in der ich den für sich genommenen Satz (5.11.1) als – im ersten Teilsatz – präskriptiven, das heißt entweder (c)- oder (d)-gedeuteten, ernsthaft verwenden würde; und seine ebenfalls präskriptiv gemeinte Modalisierung

(5.11.3) Es ist kontrafaktisch möglich, daß Richard den Zehntonner in den Hof fahren soll, daß er das aber gar nicht kann.

ist in der (c)-Deutung aus tiefengrammatischen Gründen unsinnig, in der uns hier interessierenden (d-)-Deutung aber in jeder Interpretation falsch. Nach K-1, Fall (3), impliziert der Satz

(5.11.4-d) Richard soll den Zehntonner in den Hof fahren.

den Satz

(5.11.5) Richard kann den Zehntonner in den Hof fahren.

also logisch; und diese logische Implikation ist nach K-2 des näheren semantisch; denn ich kann mir keine Situation vorstellen, in der ich den Satz (5.11.4-d) für wahr halten würde, den Satz (5.11.5) aber nicht. Da auch bei diesen Überlegungen die Besonderheiten des Beispiels wiederum keine Rolle gespielt haben (also austauschbar

---

[477] Um dies zu zeigen, müßten wir ganz ähnliche Kombinationstests anwenden wie oben in Abschnitt 3.2.

waren), können wir in der Tat ganz allgemein behaupten, daß ein „soll“-Satz der Form (5.8.1-d) einen „kann“-Satz der Form (3.2.18) semantisch impliziert.

5.12. Es bleiben bezüglich der „soll“-Sätze des Typs (d) noch die drei eng miteinander zusammenhängenden Fragen der Universalisierbarkeit, der Relation und der Interessenschutz-Klausel zu klären. Zu diesem Zweck scheint es sich zu empfehlen, von Beispielen auszugehen, die leider auch gegenwärtig noch immer (und neuerdings sogar wieder zunehmend) aktuell sind.
Wenn ein Divisionskommandeur aufgrund höherer Weisung einem Bataillonskommandeur angesichts heranrükkender feindlicher Panzerverbände im präskriptiven Sinn sagt:

(5.12.1-d) Ihr bester Spreng-Experte soll die Brücke in dem Augenblick hochgehen lassen, in dem die ersten feindlichen Panzer sie überqueren.,

dann hindert ihn das natürlich nicht, aufgrund entsprechender Informationen von einem anderen Frontabschnitt, in dem die eigenen Truppen im Vormarsch sind, in der neutralen (a)-Deutung zu sagen:

(5.12.2) Der beste Spreng-Experte der gegnerischen Nachhut soll die Brücke in dem Augenblick hochgehen lassen, in dem unsere ersten Panzer sie überqueren.,

es dürfte ihn aber sehr wohl daran hindern – und legt ihn also erst recht nicht darauf fest –, diesen Satz (5.12.2) auch in der engagierten (d)-Deutung zu verwenden. In diesem Sinne verwendet er den präskriptiven Sollenssatz (5.12.1-d) offensichtlich nicht implizit allgemein oder vollständig universalisierbar.
Trotzdem ist auch bei solchen Sollenssätzen – ähnlich wie bei präskriptiv verwendeten „sollte“-Sätzen – eine gewisse Allgemeinheit im Spiel: Ich binde mein Wollen

im Falle des (d)-gedeuteten Sollens ja generell oder ein für allemal an das, was ein anderer rational will, und wähle nicht nach meinem eigenen Gut-Dünken aus. Auch so etwas kann es natürlich geben, aber dann liegt kein (d)-gedeutetes Sollen vor. Etwa kann in einem leicht abgewandelten Beispiel ein dem Widerstand angehörender Divisionskommandeur auch dann, wenn höhere Weisung vorliegt, die Worte (5.12.1) äußern, ohne dies aber *aufgrund* der höheren Weisung zu tun; dann sind diese Worte im Sinne der ebenfalls präskriptiven (c)-Deutung zu verstehen, also als ein zu übermittelnder Imperativ in der dritten Person,[478] und durch den Befehl des Oberkommandos selbst dann nicht in dem hier relevanten Sinn motiviert, wenn dieser Befehl dem Divisionskommandeur vielleicht erst den Anstoß gegeben hat, in eine bestimmte Richtung hin Überlegungen anzustellen. Da in einem solchen Fall jedoch, wie gesagt, kein Sollen des Typs (d) vorliegt, ist für dieses eine *eingeschränkte* Universalisierbarkeit zu fordern, nämlich eine Quantifizierung über alle Handlungen, die das Wollenssubjekt rational will.

Mit einer *vollständigen* Universalisierbarkeit, in der auch über Wollenssubjekte auf der einen und Sollenssubjekte auf der anderen Seite quantifiziert werden müßte, entfällt nun auch die Notwendigkeit, eine noch eigens zu benennende interpersonale Beziehung in Rechnung zu stellen.[479] Denn so, wie ich bei der Verwendung eines präskriptiven „sollte“-Satzes mein Wollen motivationsmäßig an das wohlverstandene Interesse irgendeiner Person binden kann, ohne daß dabei eine allgemeinbegrifflich faßbare Relation zwischen dieser Person (also dem Interessensubjekt) und dem „sollte“-Subjekt für mich eine Rolle spielt, so kann ich im Falle eines präskriptiven, und zwar (d)-gedeuteten, Sollenssatzes mein

---

478 Siehe o. 5.8.

479 Siehe o. 3.7; S. 326.

Wollen motivationsmäßig an das rationale Wollen eines anderen Menschen – etwa eines Menschen, dem ich hörig bin, oder einer charismatischen Führerpersönlichkeit – binden, ohne zu fragen, wie dessen Beziehung zum Sollenssubjekt auf Begriffe gebracht werden könnte:[480] Es genügt mir vielmehr, daß hier ‚der große Boss' oder ‚der große Diktator' (und vielleicht auch ‚der große Prophet' oder ‚der große Gott') ist, der von irgendeinem anderen etwas will, und die einzigen interpersonalen Beziehungen, die hier tatsächlich ins Spiel kommen – daß er nämlich weder mit mir, dem Sprecher des Sollenssatzes, noch mit dem Sollenssubjekt identisch ist – haben wir in Abschnitt 5.10 schon fixiert.
Daß jemand, der einen präskriptiven Sollenssatz vom Typ (d) verwendet, immer darauf bedacht sein müsse, höherrangige Interessen anderer Personen (als des Subjekts des rationalen Wollens) zu respektieren und seine Sollens-Überzeugung dadurch in Übereinstimmung mit den ‚guten Sitten' zu halten, das wird man gerade nach den zuletzt besprochenen Beispielen wohl nicht ernstlich annehmen können. Ein Divisionskommandeur, der mit den Worten (5.12.1-d) einen Befehl des Oberkommandos billigend und ‚vorschreibend' (präskriptiv) weitergibt, *kann* dabei die Frage nach höherrangigen Interessen durchaus berücksichtigt haben – aber er *muß* es nicht (wie aus der Kriegsgeschichte unseres Jahrhunderts nur allzugut bekannt ist); und Gefolgsleuten eines charismatischen Führers dürften Interessen, die mit dem rationalen Wollen, den Interessen oder den Idealen[481] ihres Idols unvereinbar sind, kaum einen Deut wert sein.

5.13. Nach den Überlegungen der Abschnitte 5.9 bis 5.12 sind wir nun in der Lage, eine formalsprachliche Deutungs-Hypothese für Sollenssätze der Form

---

480 Siehe auch o. S. 326.
481 Vgl. bes. Hare 1963, dt. 1973: Kap. 8-9; s. o. 3.4, „Zu (2)".

(5.8.1-d) z_o soll a_o tun.

aufzustellen, nämlich den folgenden Satz, zu dessen Aufbau man die Verpflichtungssatz-Paraphrase (1.6.5'') und die „sollte"-Satz-Paraphrase (5.2.1'') vergleiche:

(5.8.1-d'') $(We) : (a) . H_o a \ \& \ K_o z_o a \ \& \ (W_r y_o) \ z_o$ tut a
$\& \ y_o \neq e \ \& \ y_o \neq z_o \rightarrow z_o$ tut a :
$\& \ H_o a_o \ \& \ K_o z_o a_o \ \& \ (W_r y_o) \ z_o$ tut a_o
$\& \ y_o \neq e \ \& \ y_o \neq z_o$;

in Worten etwa: „Ich will, daß für alle Handlungen a gelte, daß z_o a tut, wenn a zur Handlungsklasse H_o gehört und wenn z_o a tun kann und wenn y_o rational will, daß z_o a tut, und wenn y_o weder mit mir (dem Sprecher) noch mit z_o identisch ist; und a_o gehört zur Handlungsklasse H_o, und z_o kann a_o tun, und y_o will rational, daß z_o a_o tut, und y_o ist weder mit mir noch mit z_o identisch."

An dieser Paraphrase könnten die Bestandteile „$H_o a$" und „$H_o a_o$" möglicherweise als unmotiviert erscheinen; zu ihrer Notwendigkeit vergleiche man aber Abschnitt 5.6: Auch die Rede von einem präskriptiven Sollen des Typs (d) schließt natürlich gewisse Beschränkungen der Handlungsklasse – z. B. auf Handlungen, die ‚zumutbar' sind, die nicht gegen höherrangige Interessen anderer verstoßen, usw. – nicht grundsätzlich aus; deswegen ist für solche Handlungsbeschränkungen sozusagen ein ‚Schubfach' bereitzuhalten, und dieses ist niemals vollkommen ‚leer', da gewisse triviale Bedingungen allemal als erfüllt anzusehen sind.

Außerdem dürfte an dieser Paraphrase auffallen, daß in dem in ihr enthaltenen ‚Wollensprinzip' der Allquantor „(a)" die Handlungsvariable „a" auch über den Operator „$(W_r y_o)$" – „die Person y_o will rational, daß" – hinweg bindet, und das könnte als ein Verstoß gegen das ‚Hin-

einquantifizierungs'-Verbot[482] erscheinen. Doch dieser Schein trügt; denn da hier nicht von einem bloß empirischen oder tatsächlichen, sondern von einem rationalen, also interessenkonformen, Wollen die Rede ist, liegt hier kein nicht-extensionaler Kontext vor: Nicht-Extensionalität aufgrund subjektiv-personaler Operatoren beruht ja darauf, daß das in Rede stehende personale Subjekt Wissens- und Glaubens-Beschränkungen unterliegt, und genau dies ist hier wegen der Rationalitätsannahme – bei der es sich, wie gesagt, um die Annahme einer Art ‚Richtigkeitsrationalität' handelt – nicht der Fall.[483]
Um die Deutungs-Hypothese (5.8.1-d'') zu überprüfen, müssen wir zeigen, daß sich aus ihr Satz

(1.6.6') (We) z_o tut a_o

in einem wollenslogisch-pragmatischen und Satz

(5.13.1') H_oa_o & $K_oz_oa_o$ & (W_ry_o) z_o tut a_o & $y_o \neq e$ & $y_o \neq z_o$

– und mit diesem jedes einzelne seiner Konjunktionsglieder – in einem aussagen- oder prädikatenlogischen Kalkül des natürlichen Schließens ableiten läßt. Diese Ableitung(en) brauche ich hier aber nicht eigens vorzuführen, da es sich Schritt für Schritt um eine rein mechanisch reproduzierbare Variante der am Ende von Abschnitt 5.7 aufgezeichneten (Doppel-) Ableitung handelt; auch Satz (5.13.1') ergibt sich jetzt in der dritten und Satz (1.6.6') wiederum in der zehnten Zeile.

5.14. Es wäre nun eine reizvolle Aufgabe, auf der einen Seite die drei normalsprachlichen Sätze

(1.6.5) z_o ist (nach meinen normativen Maßstäben moralisch) verpflichtet, a_o zu tun.

---

[482] Siehe o. 2.10 mit Anm. 235-238.

[483] Vgl. Hoche 1982: bes. 1.6.2-1.6.3, und o. Anm. 238; zur ‚Richtigkeitsrationalität' s. o. 5.10 mit Anm. 476.

(5.2.1) z_o sollte a_o tun.
(5.8.1-d) z_o soll a_o tun.

und auf der anderen Seite ihre formalsprachlichen Paraphrasen

(1.6.5'') $(We) : (y,z,a) . R_oyza \& K_oza \& I_oyza \& (x)I_1xyza \rightarrow z \text{ tut } a : \& (Ey) . R_oyz_oa_o \& K_oz_oa_o \& I_oyz_oa_o \& (x)I_1xyz_oa_o;$
(5.2.1'') $(We) : (a) . H_oa \& K_oz_oa \& I_oy_oz_oa \rightarrow z_o \text{ tut } a : \& H_oa_o \& K_oz_oa_o \& I_oy_oz_oa_o;$
(5.8.1-d'') $(We) : (a) . H_oa \& K_oz_oa \& (W_ry_o)\, z_o \text{ tut } a \& y_o \neq e \& y_o \neq z_o \rightarrow z_o \text{ tut } a : \& H_oa_o \& K_oz_oa_o \& (W_ry_o)\, z_o \text{ tut } a_o \& y_o \neq e \& y_o \neq z_o$

einmal ganz systematisch auf ihre wechselseitigen Implikationsverhältnisse hin zu vergleichen, um von dieser Seite her unsere bisherigen Befunde zu bestätigen oder vielleicht auch zu modifizieren. Eine solche Aufgabe würde jedoch eine vollständig durchgeführte Wollenslogik erfordern und insofern nicht mehr zu den bloßen ‚Elementen einer Anatomie der Verpflichtung‘ gehören. Doch wollen wir hier zum Abschluß die Paraphrasen (1.6.5''), (5.2.1'') und (5.8.1-d'') wenigstens noch ganz grob auf ihre unmittelbar erkennbaren Struktureigentümlichkeiten hin vergleichen. Wir sehen dann, daß sie einige auffällige Züge miteinander teilen: Sie alle sind aussagenlogische Konjunktionen eines mehr oder minder allgemeinen Wollensprinzips mit einer deskriptiven Randbedingung, und zwar so, daß jede von ihnen den Wollenssatz

(1.6.6') $(We)\, z_o \text{ tut } a_o$

pragmatisch und den Könnenssatz

(3.2.18') $K_oz_oa_o$

(„z_o kann a_o tun.“) logisch-semantisch impliziert.

Wenn wir uns jetzt erinnern, daß es möglich sein muß, in der deskriptiven Randbedingung der Verpflichtungssatz-Paraphrase (1.6.5'') auf die Existenzquantifikation zu verzichten und von dem individuell bestimmten Interessensubjekt y_o zu sprechen,[484] dann sehen wir überdies, daß nicht nur aus Satz (5.2.1''), sondern auch aus Satz (1.6.5'') der Interessensatz

(3.4.4') $I_o y_o z_o a_o$

(„Es liegt im wohlverstandenen Interesse von y_o, daß z_o a_o tut.") logisch-semantisch folgt; und aus diesem wiederum folgt in gleicher Art offenbar der andere Interessensatz

(5.14.1') $I_2 y_o z_o a_o$

(„Es läuft dem wohlverstandenen Interesse von y_o nicht zuwider – oder: es ist mit dem wohlverstandenen Interesse von y_o vereinbar –, daß z_o a_o tut."), der logisch-semantisch ebenfalls aus dem Satz (5.8.1-d'') folgt, da wir in dessen singulärer Randbedingung (und mutatis mutandis auch in seinem ersten Konjunktionsglied, also dem Wollensprinzip) den Ausdruck „$(W_r y_o)$ z_o tut a_o" nur als definitorische Abkürzung für die Konjunktion „$(W y_o)$ z_o tut a_o & $I_2 y_o z_o a_o$" verwenden.[485]
Verpflichtungssätze, präskriptive „sollte"-Sätze und (d)-gedeutete Sollenssätze stimmen also miteinander unter den Gesichtspunkten ‚Wollen' (der redenden Person) und ‚Können' (der in Rede stehenden Person) vollständig und unter dem Gesichtspunkt ‚Interesse' (irgendeiner mehr oder minder unbestimmten Person) immerhin weitgehend überein, und dies ist eine so starke Gemeinsamkeit, daß man vielleicht versucht sein könnte, die übrigen Unterschiede gering zu achten. Dadurch läßt sich möglicherweise erklären, warum deutschsprachige

---

484 Siehe o. S. 173 f. mit Anm. 242; S. 206, 231, 312, 345.
485 Siehe o. 5.10, Definition (D 4).

Ethiker immer wieder geneigt sind, statt von einer moralischen Verpflichtung – oder einem moralischen Müssen – von einem moralischen ‚Sollen' oder einem moralischen ‚Sollte' zu sprechen.[486]
Auf der anderen Seite hat sich in diesem Schlußkapitel gezeigt, daß die Unterschiede zwischen „muß", „sollte" und „soll" – der Typen (a) bis (d) – so mannigfaltig sind, daß man es nicht hinnehmen sollte, wenn diese im Alltag meist recht genau beachteten Bedeutungs-Nuancen in der allzu traditionsgebundenen und papierenen Sprache der mit moralischen Fragen befaßten Philosophen und Theologen einfach ignoriert werden. Über den Nutzen und Nachteil der historisch gewordenen wissenschaftlichen Terminologien für das Leben möchte ich hier nicht grundsätzlich streiten; aber der Nachteil scheint mir deutlich zu überwiegen, wenn die Fachausdrücke in einer Wissenschaft wie der Ethik, die alle Menschen unmittelbar angeht, kaum noch ‚Kontakt zur Basis' haben. In dieser – wie vielleicht in manch anderer – Hinsicht würde sich die bei Philosophen so beliebte Überbetonung des Historischen selbst ad absurdum führen; denn nicht nur die Philosophie und die übrigen Wissenschaften, sondern auch das außerwissenschaftliche Leben und seine Sprache haben ihre Geschichte, und auch – wenn nicht sogar vor allem – aus *dieser* Geschichte heraus entstehen immer neue wissenschaftliche und nicht zuletzt auch philosophische Fragen.
Der Strukturvergleich der Paraphrasen (1.6.5''), (5.2.1'') und (5.8.1-d'') lehrt uns aber noch mehr. Denn es besteht kein Grund zu der Annahme, daß mit diesen drei Paraphrasen das gesamte ‚moralisch-praktische Wortfeld' schon vollständig abgedeckt sei, und auch kein Grund zu der Annahme, daß es zu diesen drei formalsprachlichen Analysantia nicht nur im Deutschen und

---

[486] Siehe o. 5.1.

seinen Idiolekten, sondern auch in anderen – oder gar *allen* anderen – natürlichen Sprachen einfache und geläufige Analysanda gebe. Im Gegenteil scheint mir der Verdacht begründet zu sein, daß es sich nicht so verhält. Dies zeigt bereits der Vergleich mit der so nahe verwandten englischen Sprache, der uns in den Untersuchungen dieses Buches nicht selten beschäftigt und vor größere Übersetzungsschwierigkeiten gestellt hat. Für diesen Verdacht scheint aber auch zu sprechen, daß sich die heute oft esoterisch wirkende Moralsprache unserer Theologen und historisierenden Philosophen ursprünglich an Gepflogenheiten des Lateinischen, des Griechischen und des Hebräischen orientiert haben dürfte.

Daher könnte man neben dem Forschungsprogramm einer idiolektbezogenen Analyse unserer im täglichen Leben wirklich verwendeten Moralsprache, die ich hier in ihren ersten Elementen zu leisten versuchte, auch noch ein von der entgegengesetzten Richtung her in Gang zu setzendes Forschungsprogramm für angezeigt halten, nämlich die systematische Abwandlung formalsprachlicher Sätze wie der drei hier untersuchten Verpflichtungs-, „sollte"- und Sollenssatz-Paraphrasen, verbunden mit der empirischen Frage, in welchen historisch gewordenen Sprachen und Kulturkreisen es geläufige normalsprachliche Gegenstücke für die einzelnen Varianten gibt.

Aber ein solches Forschungsprogramm gehört mit Sicherheit nicht mehr zu den ‚Elementen einer Anatomie der Verpflichtung'.

Literaturverzeichnis

Seitenzahlen in den Anmerkungen oder im Text beziehen sich in Zweifelsfällen stets auf die jeweils *letzte nicht in Klammern gesetzte* Auflage oder Ausgabe, die im Literaturverzeichnis genannt wird. Ausnahme: Wo sich der Hinweis auf die „Orig.-Pag." im Literaturverzeichnis findet, folge ich bei den Stellenangaben der *ursprünglichen* Seitenzählung, die dann aus den jeweils genannten neueren Ausgaben immer ersichtlich ist. – Gelegentlich herangezogene Texte der europäischen und außereuropäischen Antike und des Mittelalters werden in diesem Literaturverzeichnis nicht genannt; in solchen Fällen gebe ich die Quellen in den Anmerkungen selbst in üblicher oder geeigneter Weise an.

Albert, H. (1961): Ethik und Meta-Ethik. Wieder abgedruckt in: Albert/Topitsch 1971: 472-517.

Albert, H. und Topitsch, E. (Hrsg.) (1971): Werturteilsstreit (= Wege der Forschung Bd. 175), Darmstadt.

Anscombe, G. E. M. (1957): Intention, Oxford. Dt.: Absicht, Freiburg/München 1986.

Austin, J. L. (1946): Other Minds. Wieder abgedruckt in: Austin 1961: 44-81.

– (1950): Truth. Wieder abgedruckt in: Pitcher 1964: 18-31. Dt.: Wahrheit, in: Skirbekk 1977: 226-245.

– (1956): A Plea for Excuses. Wieder abgedruckt in: Austin 1961: 123-152. Dt.: Ein Plädoyer für Entschuldigungen, in: Grewendorf/Meggle 1974: 32-64; Meggle/Beckermann 1977: Bd. I, 8-42.

– (1961): Philosophical Papers, hrsg. von J. O. Urmson und G. J. Warnock, Oxford. (2., erweiterte Aufl. 1970.)

– (1962): How to do things with Words. The William James Lectures delivered at Harvard University in 1955, hrsg. von J. O. Urmson, Oxford.

– (1966): Three Ways of Spilling Ink, in: Philosophical Review 75 (1966) 427-440. (Wieder abgedruckt in: Austin 1961, [2]1970: 272-287.) Dt.: Drei Möglichkeiten, Tinte zu verschütten, in: Austin 1975: 325-342, 391 f.

– (1972): Zur Theorie der Sprechakte, deutsche Bearbeitung (von Austin 1962) von E. von Savigny, Stuttgart.

– (1975): Wort und Bedeutung. Philosophische Aufsätze. (Übers. v. Austin 1961, ²1970.) Mit einem Nachwort von J. Schulte, München.
Ayer, A. J. (1936): Language, Truth, and Logic, London. Dt.: Sprache, Wahrheit und Logik, Stuttgart 1970.
Baier, K. (1958): The Moral Point of View, Ithaca/London.
Bar-Hillel, Y. (1946): Analysis of ‚Correct' Language, in: Mind 55 (1946) 328-340.
Barnett, D. (1974): A New Semantical Theory of Egocentric Particulars, in: Synthese 28 (1974) 533-547.
Beardsworth, T. (1970): ‚Ought' and Rules, in: Philosophy 45 (1970) 240-243.
Beck, L. W. (1975): The Actor and the Spectator, New Haven. Dt.: Akteur und Betrachter. Zur Grundlegung der Handlungstheorie, Freiburg/München 1976.
Berlet, W. (1968): Das Verhältnis von Sollen, Dürfen und Können, Bonn.
Bieri, P. (Hrsg.) (1981): Analytische Philosophie des Geistes, Königstein, Ts.
Biesenbach, H. (1982): Zur Logik der moralischen Argumentation. Die Theorie Richard M. Hares und die Entwicklung der Analytischen Ethik, Düsseldorf.
Birnbacher, D. (1974): Die Logik der Kriterien. Analysen zur Spätphilosophie Wittgensteins, Hamburg.
– (Hrsg.) (1980): Ökologie und Ethik, Stuttgart.
Birnbacher, D. und Hoerster, N. (Hrsg.) (1976): Texte zur Ethik, München.
Blau, U. (1969): Glauben und Wissen. Eine Untersuchung zur epistemischen Logik, Diss. München 1969.
Boolos, G. S. (1975): On Second-Order Logic, in: Journal of Philosophy 72 (1975) 509-527.
Bosshardt, H.-G. (Hrsg.) (1986): Perspektiven auf Sprache. Interdisziplinäre Beiträge zum Gedenken an Hans Hörmann, Berlin/New York.
– (1988): Subjektive Realität und konzeptuelles Wissen. Sprachpsychologische Untersuchungen zum Begriff der Belästigung durch Lärm, Münster.
Braithwaite, R. B. (1955): An Empiricist's View of the Nature of Religious Belief. Wieder abgedruckt in: Mitchell 1971: 72-91. Dt.: Die Ansicht eines Empiristen über die Natur des religiösen Glaubens, in: Dalferth 1974: 167-189.
Bratzler, K. (1984): Die Evolution des sittlichen Verhaltens, Berlin.

Brülisauer, B. (1980): Die Goldene Regel. Analyse einer dem Kategorischen Imperativ verwandten Grundnorm, in: Kant-Studien 71 (1980) 325-345.
Bubner, R. (Hrsg.) (1968): Sprache und Analysis. Texte zur englischen Philosophie der Gegenwart, Göttingen.
Cameron, J. R. (1971): ‚Ought' and Institutional Obligations, in: Philosophy 46 (1971) 309-323.
– (1972): The Nature of Institutional Obligation, in: Philosophical Quarterly 22 (1972) 318-332.
Carnap, R. (1928): Der logische Aufbau der Welt, Hamburg ³1966.
– (1931 a): Überwindung der Metaphysik durch logische Analyse der Sprache, in: Erkenntnis 2 (1931) 219-241. (Auch in Schleichert 1975, mit Orig.-Pag.)
– (1931 b): Die physikalische Sprache als Universalsprache der Wissenschaft, in: Erkenntnis 2 (1931) 432-465.
– (1932/1933): Psychologie in physikalischer Sprache, in: Erkenntnis 3 (1932/1933) 107-142.
– (1947): Meaning and Necessity. A Study in Semantics and Modal Logic, Chicago/London ²1956. (Dt.: Bedeutung und Notwendigkeit. Eine Studie zur Semantik und modalen Logik, Wien/New York 1972.)
– (1959): Induktive Logik und Wahrscheinlichkeit, bearbeitet von W. Stegmüller, Wien.
Cavell, S. (1958): Must We Mean What We Say? Dt.: Müssen wir meinen, was wir sagen?, in: Grewendorf/Meggle 1974: 168-219.
Chomsky, N. (1966 a): Cartesian Linguistics. A Chapter in the History of Rationalist Thought, New York/London.
– (1966 b): Topics in the Theory of Generative Grammar. Wieder abgedruckt in: Searle 1971 b: 71-100.
– (1968 a): Recent Contributions to the Theory of Innate Ideas. Wieder abgedruckt in: Searle 1971 b: 121-129.
– (1968 b): Language and Mind. Enlarged Edition New York u. a. 1972.
Clocksin, W. F. und Mellish, C. S. (1981): Programming in Prolog, Berlin u. a. ³1987.
Dalferth, I. U. (Hrsg.) (1974): Sprachlogik des Glaubens. Texte analytischer Religionsphilosophie und Theologie zur religiösen Sprache (= Beiträge zur evangelischen Theologie Bd. 66), München.
Darwin, Ch. (1871): The Descent of Man, and Selection in Relation to Sex, London, Nachdruck Princeton (N. J.) 1981.

Davidson, D. und Harman, G. (Hrsg.) (1972): Semantics of Natural Language, Dordrecht.
Dennett, D. C. (1971): Intentional Systems, in: Journal of Philosophy 68 (1971) 87-106. (Wieder abgedruckt in: D. C. Dennett: Brainstorms, 1978.) Dt.: Intentionale Systeme, in: Bieri 1981: 162-183.
Dudda, F. (1992): Ein erneuter Versuch zur Sprache der Moral. Analytische Ethik im Anschluß an Hare (Arbeitstitel; in Vorbereitung befindliche philosophische Dissertation, Ruhr-Universität Bochum).
Dummett, M. (1973): Frege: Philosophy of Language, London.
Ebbinghaus, H.-D., Flum, J. und Thomas, W. (1978): Einführung in die mathematische Logik, Darmstadt ²1986.
Edwards, P. (1955): The Logic of Moral Discourse, New York/London.
Engelkamp, J., Merdian, F. und Hörmann, H. (1972): Semantische Faktoren beim Behalten der Verneinung von Sätzen, in: Psychologische Forschung 35 (1971/1972) 93-116.
Essler, W. K. (1970): Wissenschaftstheorie I: Definition und Reduktion, Freiburg/München (²1982).
Fehige, Ch. und Meggle, G. (Hrsg.) (1992): Zum Moralischen Denken, Frankfurt a. M.
Feinberg, J. (Hrsg.) (1969): Moral Concepts, Oxford: University Press.
– (1974): The Rights of Animals and Unborn Generations, in: W. T. Blackstone (Hrsg.): Philosophy and Environmental Crisis, Athens (Georgia) 1974: 43-68. Dt.: Die Rechte der Tiere und zukünftiger Generationen, in: Birnbacher 1980: 140-179.
Fichte, I. H. von (1851): System der Ethik. 2. Band, 1. Teil: Die allgemeinen ethischen Begriffe und die Tugend- und Pflichtenlehre, Leipzig. Neudruck Aalen 1969.
Foot, Ph. (Hrsg.) (1967): Theories of Ethics, Oxford: University Press.
Frege, G. (1879): Begriffsschrift, eine der arithmetischen nachgebildete Formelsprache des reinen Denkens. Nachgedruckt in: Frege 1964 (Orig.-Pag.).
– (1882): Über die wissenschaftliche Berechtigung einer Begriffsschrift. Nachgedruckt in: Frege 1962 und 1964 (Orig.-Pag.).
– (1891): Funktion und Begriff. Wieder abgedruckt in: Frege 1962 und 1967 (Orig.-Pag.).

– (1892): Über Sinn und Bedeutung. Wieder abgedruckt in: Frege 1962 und 1967 (Orig.-Pag.).
– (1892-1895): Ausführungen über Sinn und Bedeutung, in: Frege 1969: 128-136 (und 1971: 25-34).
– (1902): Brief an Russell vom 28. 12. 1902, in: Frege 1976: 234-237.
– (1904): Was ist eine Funktion? Wieder abgedruckt in: Frege 1962 und 1967 (Orig.-Pag.).
– (1906): Kurze Übersicht meiner logischen Lehren, in: Frege 1969: 213-218.
– (1914): Logik in der Mathematik, in: Frege 1969: 219-270 (und 1971: 92-165).
– (1918): Logische Untersuchungen. Erster Teil: Der Gedanke. Wieder abgedruckt in: Frege 1966 und 1967 (Orig.-Pag.).
– (1919): Logische Untersuchungen. Zweiter Teil: Die Verneinung. Wieder abgedruckt in: Frege 1966 und 1967 (Orig.-Pag.).
– (1923): Logische Untersuchungen. Dritter Teil: Gedankengefüge. Wieder abgedruckt in: Frege 1966 und 1967 (Orig.-Pag.).
– (1962): Funktion, Begriff, Bedeutung. Fünf logische Studien, hrsg. und eingeleitet von G. Patzig, Göttingen.
– (1964): Begriffsschrift und andere Aufsätze, hrsg. von I. Angelelli, Darmstadt.
– (1967): Kleine Schriften, hrsg. von I. Angelelli, Darmstadt.
– (1969): Nachgelassene Schriften, hrsg. von H. Hermes, F. Kambartel und F. Kaulbach, Hamburg.
– (1971): Schriften zur Logik und Sprachphilosophie. Aus dem Nachlaß, hrsg. von G. Gabriel, Hamburg.
– (1976): Wissenschaftlicher Briefwechsel, hrsg. von G. Gabriel, H. Hermes, F. Kambartel, Ch. Thiel und A. Veraart, Hamburg.
Frey, R. G. (1980): Interests and Rights, Oxford.
Fuchs, H.-J. (1976): Interesse I, in: Ritter/Gründer 1971 ff.: Bd. 4, Sp. 479-485.
Geach, P. T. (1960): Ascriptivism, in: Philosophical Review 69 (1960) 221-225. Dt.: Der Askriptivismus, in: Meggle/Beckermann 1977: I, 239-245.
Genova, A. C. (1970/1971): Institutional Facts and Brute Values, in: Ethics 81 (1970/1971) 36-54.
Gerhardt, V. (1976): Interesse II, in: Ritter/Gründer 1971 ff.: Bd. 4, Sp. 485-494.

Ginters, R. (1973): Versprechen und Geloben. Begründungsweisen ihrer sittlichen Verbindlichkeit, Düsseldorf.
Grant, C. K. (1958): Pragmatic Implication, in: Philosophy 33 (1958) 303-324.
Grewendorf, G. und Meggle, G. (Hrsg.) (1974): Linguistik und Philosophie, Frankfurt a. M.
Grice, H. P. (1961): The Causal Theory of Perception. Wieder abgedruckt in: G. J. Warnock (Hrsg.): The Philosophy of Perception, Oxford: University Press 1967: 87-112.
– (1975): Logic and Conversation, in: P. Cole und J. L. Morgan (Hrsg.): Syntax and Semantics, Vol. 3, New York 1975: 41-58.
Haack, S. (1978): Philosophy of Logics, Cambridge.
Hanson, N. R. (1958): Patterns of Discovery. An Inquiry into the Conceptual Foundations of Science, Cambridge.
Hare, R. M. (1949): Imperative Sentences. Wieder abgedruckt (mit „Appendix" von 1950) in: Hare 1971: 1-24.
– (1952): The Language of Morals, Oxford.
– (1960): Ethics. Wieder abgedruckt in: Hare 1972 c: 39-54.
– (1963): Freedom and Reason, Oxford.
– (1967): Some Alleged Differences between Imperatives and Indicatives. Wieder abgedruckt in: Hare 1971: 25-43.
– (1970): Meaning and Speech Acts. Wieder abgedruckt in: Hare 1971: 74-99.
– (1971): Practical Inferences, London/Basingstoke.
– (1972 a): Die Sprache der Moral, deutsche Übersetzung (von Hare 1952) von P. von Morstein, Frankfurt a. M.
– (1972 b): Wrongness and Harm, in: Hare 1972 c: 92-109.
– (1972 c): Essays on the Moral Concepts, London/Basingstoke.
– (1973): Freiheit und Vernunft, deutsche Übersetzung (von Hare 1963) von G. Meggle, Düsseldorf.
– (1975): Abortion and the Golden Rule, in: Philosophy and Public Affairs 4 (1975) 201-222. (Wieder abgedruckt in: R. Baker und F. Elliston [Hrsg.]: Philosophy and Sex, Buffalo [N.Y.] 1975.)
– (1981): Moral Thinking. Its Levels, Method, and Point, Oxford. (Dt.: Moralisches Denken: Seine Ebenen, seine Methode, sein Witz, Frankfurt a. M. 1992.)
– (1987): Moral Reasoning about the Environment, in: Journal of Applied Philosophy 4 (1987) 3-14.
– (1989): Some Sub-Atomic Particles of Logic, in: Mind 98 (1989) 23-37.

Hart, H. L. A. (1958): Legal and Moral Obligation, in: Melden 1958: 82-107.
Harweg, R. (1970): „Derselbe“ oder „der gleiche“?, in: Linguistische Berichte 7 (1970) 1-12.
Heede, R. (1971): Abduktion, in: Ritter/Gründer 1971 ff.: Bd. 1, Sp. 3 f.
Helvétius, C. A. de (1758): De l'esprit, Paris.
Hintikka, J. (1962): Knowledge and Belief. An Introduction to the Logic of the Two Notions, Ithaca/London.
Hinton, J. M. (1967): Illusions and Identity. Wieder abgedruckt in: C. V. Borst (Hrsg.): The Mind-Brain Identity Theory, London/New York 1970: 242-257.
Hoche, A. E. (1932): Das Rechtsgefühl in Justiz und Politik, Berlin.
Hoche, H. U. (1964): Nichtempirische Erkenntnis. Analytische und synthetische Urteile a priori bei Kant und bei Husserl, Meisenheim am Glan.
– (1973): Handlung, Bewußtsein und Leib. Vorstudien zu einer rein noematischen Phänomenologie, Freiburg/München.
– (1975 a): Über die Rolle von Substanzbegriffen beim Zeigen und Zählen von Gegenständen, in: Zeitschrift für philosophische Forschung 29 (1975) 337-348.
– (1975 b): Zur logischen Analyse von Verpflichtungssätzen (Vortrags-Ms.; Universität Innsbruck, 6. Februar 1975).
– (1977 a): Kausalgefüge, irreale Bedingungssätze und das Problem der Definierbarkeit von Dispositionsprädikaten, in: Zeitschrift für allgemeine Wissenschaftstheorie 8 (1977) 257-291.
– (1977 b): Sollen und Wollen, in: G. Patzig et al. (Hrsg.): Logik, Ethik, Theorie der Geisteswissenschaften, Hamburg 1977: 378-386.
– (1978 a): Die Goldene Regel. Neue Aspekte eines alten Moralprinzips, in: Zeitschrift für philosophische Forschung 32 (1978) 355-375.
– (1978 b): Institutionelle Tatsachen und moralische Pflichten (Vortrags-Ms.; Universität Duisburg, 8. Mai 1978).
– (1978 c): Verifikation und Falsifikation in der Normenbegründung, in: 16. Weltkongreß für Philosophie, Düsseldorf 1978, Sektionsvorträge: 319-322.
– (1979 a): Husserls Phänomenbegriff im Lichte sprachanalytischen Philosophierens, in: Studien zur Sprachphänomenologie (= Phänomenologische Forschungen Bd. VIII), Freiburg/München 1979: 65-90.

– (1979 b): Dient Goodmans „grue“ seinem Zweck? (Does Goodman's ‚Grue‘ Serve its Purpose?), in: Ratio 21 (1979) 162-172.
– (1981 a): Analytische Ethik. Hares Theorie des moralischen Argumentierens, in: Philosophie. Anregungen für die Unterrichtspraxis, hrsg. von J. Hengelbrock, Heft 5 (Ethik II), Frankfurt a. M. 1981: 10-38.
– (1981 b): Zur Methodologie von Kombinationstests in der analytischen Philosophie, in: Zeitschrift für allgemeine Wissenschaftstheorie 12 (1981) 28-54.
– (1982): Beziehungen zwischen der Semantik Freges und der Noematik Husserls, in: Archiv für Geschichte der Philosophie 64 (1982) 166-197.
– (1983): Zur logischen Struktur von „Goldene-Regel“-Argumenten im Sinne Hares, in: Kant-Studien 74 (1983) 453-478.
– (1984): Neustik/Phrastik II, in: Ritter/Gründer 1971 ff.: Bd. 6, Sp. 775-777.
– (1985 a): Grundzüge und Möglichkeiten der analytischen Philosophie, in: Hoche/Strube 1985: Teil A, 21-203.
– (1985 b): Sein und Heißen. Modalprobleme der Identität, in: Zeitschrift für allgemeine Wissenschaftstheorie 16 (1985) 287-303.
– (1986): Do Illocutionary or Neustic Negations Exist? (Vervielfältigtes Ms.).
– (1990): Einführung in das sprachanalytische Philosophieren, Darmstadt.
– (1992 a): Ein Problem des universellen Präskriptivismus: Implizieren Verpflichtungssätze Imperative logisch-semantisch oder „ich will“-Sätze pragmatisch? Demnächst in: Fehige/Meggle 1992.
– (1992 b): Die Goldene Regel seit Kant. Demnächst in: Ritter/Gründer 1971 ff.: Bd. 8.
– (1992 c): Analytische Philosophie und das psychophysische Grundproblem (Analitičeskaja filosofija i psicho-fiziologičeskaja problema). Für: A. Michailov (Hrsg.): [Titel noch nicht festgelegt], Minsk [voraussichtl. 1992].
– (1992 d): Intentionalität: Die naturalistische Alternative [Kritik an A. Beckermann]. Voraussichtlich in: Ethik und Sozialwissenschaften 3 (1992).
Hoche, H. U. und Strube, W. (1985): Analytische Philosophie (= Handbuch Philosophie, hrsg. von E. Ströker und W. Wieland), Freiburg/München.

Höffe, O. (1977): Kants kategorischer Imperativ als Kriterium des Sittlichen, in: Zeitschrift für philosophische Forschung 31 (1977) 354-384.
Hörmann, H. (1967): Psychologie der Sprache. Verbesserter Neudruck Berlin/Heidelberg/New York 1970.
– (1971): Semantic Factors in Negation, in: Psychologische Forschung 35 (1971/1972) 1-16.
– (1976 a): The Concept of Sense Constancy, in: Lingua 39 (1976) 269-280.
– (1976 b): Meinen und Verstehen. Grundzüge einer psychologischen Semantik, Frankfurt a. M.
Hoerster, N. (1969): Zum Problem der Ableitung eines Sollens aus einem Sein in der analytischen Moralphilosophie, in: Archiv für Rechts- und Sozialphilosophie 55 (1969) 11-39.
– (1971): Utilitaristische Ethik und Verallgemeinerung, Freiburg/München.
– (1974): Kants kategorischer Imperativ als Test unserer sittlichen Pflichten, in: M. Riedel (Hrsg.): Rehabilitierung der praktischen Philosophie, Bd. II, Freiburg i. Br. 1974: 455-475.
Hubmann, H. (1954): Naturrecht und Rechtsgefühl. Wieder abgedruckt in: W. Maihofer (Hrsg.): Naturrecht oder Rechtspositivismus? (= Wege der Forschung Bd. 16), Darmstadt 1962: 339-383.
Hudson, W. D. (Hrsg.) (1969): The Is-Ought Question. A Collection of Papers on the Central Problem in Moral Philosophy, London/Basingstoke.
– (1970): Modern Moral Philosophy, London/Basingstoke.
Humboldt, W. von (1830-1835): Über die Verschiedenheit des menschlichen Sprachbaues und ihren Einfluss auf die geistige Entwicklung des Menschengeschlechts, in: Werke in fünf Bänden, Bd. III: Schriften zur Sprachphilosophie, Darmstadt 1963: 368-756.
Hume, D. (1739/1740): A Treatise of Human Nature, London. Neuausgabe von L. A. Selby-Bigge Oxford 1888.
Hungerland, I. C. (1960): Contextual Implication, in: Inquiry 3 (1960) 211-258.
Husserl, E. (1900): Logische Untersuchungen. I. Band: Prolegomena zur reinen Logik, hrsg. von E. Holenstein (= Husserliana Bd. XVIII), Den Haag 1975.
– (1901): Logische Untersuchungen. II. Band: Untersuchungen zur Phänomenologie und Theorie der Erkenntnis. I. Teil.

Halle [4]1928. (Hrsg. von U. Panzer [= Husserliana Bd. XIX/ I], Den Haag 1984.)
– (1912-1928): Ideen zu einer reinen Phänomenologie und phänomenologischen Philosophie. 2. Buch: Phänomenologische Untersuchungen zur Konstitution, hrsg. von M. Biemel (= Husserliana Bd. IV), Den Haag 1952.
– (1923/1924): Erste Philosophie. 1. und 2. Teil, hrsg. von R. Boehm (= Husserliana Bd. VII-VIII), Den Haag 1956, 1959.
– : Husserliana I ff., Den Haag 1950 ff.
Inciarte, F. (1973): Eindeutigkeit und Variation, Freiburg/ München.
Isay, H. (1928): Rechtsnorm und Entscheidung, Berlin. Neudruck Aalen 1970.
Kalinowski, G. (1973): Einführung in die Normenlogik, übers. von W. Klein, Frankfurt a. M. (Original: Logique des Normes, 1971.)
Kant, I. (1781): Kritik der reinen Vernunft, in: Werke, Bd. 3-4.
– (1783): Prolegomena zu einer jeden künftigen Metaphysik, die als Wissenschaft wird auftreten können, in: Werke, Bd. 5.
– (1785): Grundlegung zur Metaphysik der Sitten, in: Werke, Bd. 6.
– (1788): Kritik der praktischen Vernunft, in: Werke, Bd. 6.
– (1800): Immanuel Kants Logik, ein Handbuch zu Vorlesungen, hrsg. von G. B. Jäsche, in: Werke, Bd. 5.
– (1804): Immanuel Kant über die von der Königl. Akademie der Wissenschaften zu Berlin für das Jahr 1791 ausgesetzte Preisfrage: Welches sind die wirklichen Fortschritte, die die Metaphysik seit Leibnitzens und Wolf's Zeiten in Deutschland gemacht hat?, hrsg. von F. T. Rink, in: Werke, Bd. 5.
– : Werke in zehn Bänden, hrsg. von W. Weischedel, Darmstadt 1975.
Kese, R. (1990): Zur Methodologie und Logik von „Goldene-Regel"-Argumenten. Eine Gegenposition zu Hoches Hare-Exhaustion, in: Kant-Studien 81 (1990) 89-98.
Klein, J. (1987): Die konklusiven Sprechhandlungen, Tübingen.
Klein, W. (1973): Vorwort des Übersetzers zu Kalinowski 1973.
Kneale, W. und Kneale, M. (1962): The Development of Logic, Oxford.
Kripke, S. A. (1971): Identity and Necessity, in: Munitz 1971: 135-164.
– (1972): Naming and Necessity, in: Davidson/Harman 1972: 253-355, 763-769.

– (1981): Name und Notwendigkeit, deutsche Übersetzung (von Kripke 1972) von Ursula Wolf, Frankfurt a. M.
Künne, W. (1981): Verstehen und Sinn. Eine sprachanalytische Betrachtung, in: Allgemeine Zeitschrift für Philosophie 6 (1981) Heft 1: 1-16.
– (1983): Abstrakte Gegenstände. Semantik und Ontologie, Frankfurt a. M.
Kutschera, F. von (1973): Einführung in die Logik der Normen, Werte und Entscheidungen, Freiburg/München.
Kutschera, F. von und Breitkopf, A. (1971): Einführung in die moderne Logik, Freiburg/München (⁶1992).
Langford, C. H. (1942): The Notion of Analysis in Moore's Philosophy, in: Moore 1942: 321-342.
Lao-tse: Tao-Tê-King. Das heilige Buch vom Weg und von der Tugend, übers. von G. Debon, Stuttgart 1961.
Leinfellner, W. (1967): Einführung in die Erkenntnis- und Wissenschaftstheorie, Mannheim.
Lenk, H. (1967): Kann die sprachanalytische Moralphilosophie neutral sein? Wieder abgedruckt in: Albert/Topitsch 1971: 533-552.
– (Hrsg.) (1974): Normenlogik. Grundprobleme der deontischen Logik, Pullach bei München.
Lenzen, W. (1980): Glauben, Wissen und Wahrscheinlichkeit. Systeme der epistemischen Logik, Wien/New York.
Lewis, C. I. und Langford, C. H. (1932): Symbolic Logic, New York ²1959.
Linsky, L. (Hrsg.) (1971): Reference and Modality, Oxford: University Press.
Locke, J. (1690): An Essay Concerning Human Understanding. Neuausgabe von P. H. Nidditch Oxford 1975.
Lorenzen, P. (²1962): Formale Logik, Berlin ²1962.
Lyons, J. (1968): Introduction to Theoretical Linguistics, Cambridge.
Macdonald, M. (Hrsg.) (1954): Philosophy and Analysis, Oxford.
MacIntyre, A. (1969): A Mistake about Causality in Social Science, in: P. Laslett und W. Runciman (Hrsg.): Philosophy, Politics and Society, 2nd Series, Oxford 1969: 48-70.
Mackie, J. L. (1956): Contemporary Linguistic Philosophy. Its Strength and its Weakness, Otago (Neuseeland).
– (1965): Causes and Conditions. Wieder abgedruckt in: E. Sosa (Hrsg.): Causation and Conditionals, Oxford: University Press 1975: 15-38.

– (1977): Ethics. Inventing Right and Wrong, Harmondsworth. Dt.: Ethik. Auf der Suche nach dem Richtigen und Falschen, Stuttgart 1981.
Malcolm, N. (1959): Dreaming, London.
– (1962): Memory and the Past. Wieder abgedruckt in: N. Malcolm: Knowledge and Certainty. Essays and Lectures, Englewood Cliffs (N. J.) 1963: 187-202.
Mally, E. (1926): Grundgesetze des Sollens. Elemente der Logik des Willens, in: E. Mally: Logische Schriften, hrsg. von K. Wolf und P. Weingartner, Dordrecht 1971: 227-324.
Mates, B. (1965): Elementary Logic, Oxford. Dt.: Elementare Logik (Prädikatenlogik der ersten Stufe), Göttingen ²1978.
Meggle, G. und Beckermann, A. (Hrsg.) (1977): Analytische Handlungstheorie. Bd. I und II, Frankfurt a. M.
Melden, A. I. (Hrsg.) (1958): Essays in Moral Philosophy, Seattle.
– (1959): Rights and Right Conduct, Oxford.
Menne, A. (1966): Einführung in die Logik, München ²1973.
Mensching, G. (²1949): Allgemeine Religionsgeschichte, Heidelberg.
Mish'alani, J. K. (1969): ‚Duty', ‚Obligation' and ‚Ought', in: Analysis 30 (1969/1970) 33-40.
Mitchell, B. (Hrsg.) (1971): The Philosophy of Religion, Oxford: University Press.
Mohr, H. (1987): Natur und Moral. Ethik in der Biologie, Darmstadt.
Moore, G. E. (1903): Principia Ethica, Cambridge. Dt.: Principia Ethica, Stuttgart 1970.
– (1912): Ethics, Oxford: University Press ²1966. (Dt.: Grundprobleme der Ethik, München 1975.)
– (1922): The Nature of Moral Philosophy, in: G. E. Moore: Philosophical Studies, London 1922: 310-339.
– (1925): A Defence of Common Sense. Wieder abgedruckt in: Moore 1959: 32-59. Dt.: Eine Verteidigung des Common Sense, in: Moore 1969: 113-151.
– (1942): The Philosophy of G. E. Moore, hrsg. von P. A. Schilpp, La Salle (Ill.)/London ³1968.
– (1944): Russell's ‚Theory of Descriptions'. Wieder abgedruckt in: Moore 1959: 151-195.
– (1959): Philosophical Papers, London/New York.
– (1969): Eine Verteidigung des Common Sense. Fünf Aufsätze aus den Jahren 1903-1941, mit einer Einleitung von H. Delius, Frankfurt a. M.

Munitz, M. (Hrsg.) (1971): Identity and Individuation, New York.
Nelson, L. (1913): Die Theorie des wahren Interesses und ihre rechtliche und politische Bedeutung. Wieder abgedruckt in: L. Nelson: Gesammelte Schriften in neun Bänden, Bd. 8, Hamburg 1971: 3-26.
Nietzsche, F. (1874): Unzeitgemässe Betrachtungen. Zweites Stück: Vom Nutzen und Nachtheil der Historie für das Leben. Wieder abgedruckt in: F. Nietzsche: Werke (Kritische Gesamtausgabe), hrsg. von G. Colli und M. Montinari, 3. Abteilung, 1. Bd., Berlin/New York 1972: 239-330.
Nisbett, R. E. et al. (1973): Behavior as Seen by the Actor and as Seen by the Observer, in: Journal of Personality and Social Psychology 27 (1973) 154-164.
Nowell-Smith, P. H. (1954): Ethics, Harmondsworth.
Patzig, G. (1964): Satz und Tatsache. Wieder abgedruckt in: Patzig 1970: 39-76.
– (1970): Sprache und Logik, Göttingen.
– (1971): Ethik ohne Metaphysik, Göttingen.
– (1978): Der Unterschied zwischen subjektiven und objektiven Interessen und seine Bedeutung für die Ethik, Göttingen.
– (Hrsg.) (1991): Der Evolutionsgedanke in den Wissenschaften. Kolloquium der Akademie der Wissenschaften zu Göttingen am 9. Februar 1990, Göttingen.
Peirce, C. S. (1931-1935): Collected Papers, Bd. 1-6, hrsg. von C. Hartshorne u. P. Weiss, Cambridge (Mass.). [Zitiert nach Band und Abschnitt!]
– (1967/1970): Schriften I und II, mit einer Einführung hrsg. von K.-O. Apel, Frankfurt a. M.
Perry, R. B. (1926): General Theory of Value. Its Meaning and Basic Principles Construed in Terms of Interest, Cambridge (Mass.) [4]1967.
Pfeil, L. (1986): Die Neutralitätsthese in der Metaethik (Unveröffentlichte philosophische Magisterarbeit, Ruhr-Universität Bochum).
– (1990): Künstliche Intelligenz und sprachanalytische Philosophie. Ein praktischer Versuch zur computerunterstützten Begriffsanalyse, durchgeführt am Beispiel der metaethischen Verpflichtungstheorie Hans-Ulrich Hoches, Trier.
Philippidis, L. J. (1929): Die ‚goldene Regel' religionsgeschichtlich untersucht, Leipzig.
Pitcher, G. (Hrsg.) (1964): Truth, Englewood Cliffs.

Plantinga, A. (1974): The Nature of Necessity, Oxford.
Popper, K. R. (1934): Logik der Forschung. 2. erw. Aufl. Tübingen 1966.
Prauss, G. (1971): Erscheinung bei Kant. Ein Problem der „Kritik der reinen Vernunft", Berlin.
Putnam, H. (1968): The ‚Innateness Hypothesis' and Explanatory Models in Linguistics. Wieder abgedruckt in: Searle 1971 b: 130-139.
– (1975 a): Mind, Language and Reality. Philosophical Papers, Vol. 2, Cambridge.
– (1975 b): The Meaning of ‚Meaning'. Wieder abgedruckt in: Putnam 1975 a: 215-271. Dt.: Die Bedeutung von „Bedeutung" (= Klostermann Texte Philosophie), Frankfurt a. M. 1979.
Quine, W. V. O. (1948): On What There Is. Wieder abgedruckt in: Quine 1953: 1-19. Dt.: Was es gibt, in: Quine 1979: 9-25.
– (1950): Methods of Logic, New York. Dt.: Grundzüge der Logik, Frankfurt a. M. 1969; (stw 65) 1974.
– (1951): Two Dogmas of Empiricism. Wieder abgedruckt in: Quine 1953: 20-46. Dt.: Zwei Dogmen des Empirismus, in: Quine 1979: 27-50.
– (1953): From a Logical Point of View. 9 Logico-philosophical Essays, Cambridge (Mass.) [2]1961.
– (1956): Quantifiers and Propositional Attitudes. Wieder abgedruckt in: Quine 1966: 183-194; Linsky 1971: 101-111.
– (1960): Word and Object, Cambridge (Mass.). Dt.: Wort und Gegenstand, Stuttgart 1980.
– (1966): The Ways of Paradox and Other Essays, New York.
– (1969): Ontological Relativity and Other Essays, New York. Dt.: Ontologische Relativität und andere Schriften, Stuttgart 1975.
– (1970): Philosophy of Logic, Englewood Cliffs. Dt.: Philosophie der Logik, Stuttgart u. a. 1973.
– (1979): Von einem logischen Standpunkt. Neun logisch-philosophische Essays, mit einem Nachwort von Peter Bosch (Übers. von Quine 1953), Frankfurt a. M./Berlin/Wien.
Ramsey, F. P. (1931): The Foundations of Mathematics and other Logical Essays, hrsg. von R. B. Braithwaite, London.
Rawls, J. (1972): A Theory of Justice, Oxford.
– (1975): Eine Theorie der Gerechtigkeit (Übers. von Rawls 1972), Frankfurt a. M.

Reichenbach, H. (1951): The Rise of Scientific Philosophy, Berkeley/Los Angeles. Dt.: Der Aufstieg der wissenschaftlichen Philosophie. Wieder abgedruckt in: H. Reichenbach: Gesammelte Werke in 9 Bänden, Bd. 1, Braunschweig 1977 (Orig.-Pag.).
Reid, Th. (1785): Essays on the Active Powers of Man. Wieder abgedruckt in: Th. Reid: Philosophical Works. With notes and supplementary dissertations by Sir William Hamilton, Vol. II, Edinburgh [8]1895. Nachdruck Hildesheim 1967: 513-679.
Reiner, H. (1978): Was heißt und wie übersetzt man „right" und „wrong" als Grundbegriffe der Moral ins Deutsche?, in: Archiv für Rechts- und Sozialphilosophie 64 (1978) 243-268.
Ritter, J. und Gründer, K. (Hrsg.) (1971 ff.): Historisches Wörterbuch der Philosophie, Basel/Stuttgart (bisher Bd. 1-7).
Robinson, R. (1971): Ought and Ought Not, in: Philosophy 46 (1971) 193-202.
Ross, W. D. (1930): The Right and the Good, Oxford.
Rousseau, J.-J. (1762 a): Du contrat social; ou, Principes du droit politique, in: Oeuvres complètes, Vol. III, Paris 1964: 347-470. Dt.: Der Gesellschaftsvertrag oder Die Grundsätze des Staatsrechtes, Stuttgart 1975.
– (1762 b): Emil oder über die Erziehung, übers. von L. Schmidts, Paderborn 1971.
Ruben, D. H. (1972): Searle on Institutional Obligation, in: The Monist 56 (1972) 600-611.
Rümelin, G. ([2]1948): Rechtsgefühl und Gerechtigkeit, Frankfurt a. M.
Russell, B. (1940): An Inquiry into Meaning and Truth, London.
Ryle, G. (1949): The Concept of Mind, London. Dt.: Der Begriff des Geistes, Stuttgart 1969.
– (1951): Ludwig Wittgenstein. Wieder abgedruckt in: G. Ryle: Collected Papers, Vol. I: Critical Essays, London 1971: 249-257.
– (1954): Dilemmas, Cambridge. Dt.: Begriffskonflikte, Göttingen 1970.
Saussure, F. de (1916): Cours de linguistique générale, Lausanne/Paris. Dt.: Grundfragen der allgemeinen Sprachwissenschaft, Berlin 1931, [2]1967.
Savigny, E. von (1967): Die Überprüfbarkeit der Strafrechtssätze. Eine Untersuchung wissenschaftlichen Argumentierens, Freiburg/München.

– (1969): Die Philosophie der normalen Sprache. Eine kritische Einführung in die „ordinary language philosophy", Frankfurt a. M. Völlig neu bearbeitete Ausgabe Frankfurt a. M. 1974.
– (Hrsg.) (1976): Probleme der sprachlichen Bedeutung. Unter besonderer Berücksichtigung des Verhältnisses Fachsprache – Umgangssprache. Grundlagenforschung in Artikeln 1968-1973, Kronberg/Ts.
Schiller, F. von (1784): Was kann eine gute stehende Schaubühne eigentlich wirken?, in: Schillers Werke. Nationalausgabe, 20. Band, Philos. Schriften, Erster Teil, unter Mitwirkung von Helmut Koopmann hrsg. von Benno von Wiese, Weimar 1962: 87-100.
Schirn, M. (Hrsg.) (1976): Studien zu Frege/Studies on Frege. Bd. I-III, Stuttgart.
Schleichert, H. (Hrsg.) (1975): Logischer Empirismus – der Wiener Kreis. Ausgewählte Texte mit einer Einleitung, München.
Schnelle, H. (1973): Sprachphilosophie und Linguistik. Prinzipien der Sprachanalyse a priori und a posteriori, Reinbek bei Hamburg.
Schopenhauer, A. (1836): Über den Willen in der Natur, in: Werke, Bd. V: 183-342.
– (1840): Preisschrift über die Grundlage der Moral, in: Werke, Bd. VI: 143-315.
– : Werke in zehn Bänden, hrsg. von Arthur Hübscher, Zürich 1977.
Searle, J. R. (1969): Speech Acts. An Essay in the Philosophy of Language, Cambridge.
– (1971 a): Sprechakte. Ein sprachphilosophischer Essay. Deutsche Übersetzung (von Searle 1969) von R. und R. Wiggershaus, Frankfurt a. M.
– (Hrsg.) (1971 b): The Philosophy of Language, Oxford: University Press.
– (1975): A Taxonomy of Illocutionary Acts. Wieder abgedruckt in: Searle 1979: 1-29.
– (1978): Prima Facie Obligations, in: J. Raz (Hrsg.): Practical Reasoning, Oxford: University Press 1978: 81-90.
– (1979): Expression and Meaning. Studies in the Theory of Speech Acts, Cambridge.
– (1983): Intentionality. An Essay in the Philosophy of Mind, Cambridge. (Dt.: Intentionalität. Eine Abhandlung zur Philosophie des Geistes, Frankfurt a. M. 1987.)

Sidgwick, H. (1874): The Methods of Ethics, London [6]1901.
Singer, M. G. (1961): Generalization in Ethics, New York. Dt.: Verallgemeinerung in der Ethik. Zur Logik moralischen Argumentierens, Frankfurt a. M. 1975.
Sinnreich, J. (Hrsg.) (1972): Zur Philosophie der idealen Sprache, München.
Skirbekk, G. (Hrsg.) (1977): Wahrheitstheorien, Frankfurt a. M.
Spencer, H. (1893): The Principles of Ethics, Vol. II, London. Nachdruck Osnabrück 1966.
Sprute, J. (1979): Das moralische Urteil in der neueren ethischen Diskussion, in: Allgemeine Zeitschrift für Philosophie 4 (1979) Heft 2: 37-64.
Stegmüller, W. (1956): Glauben, Wissen und Erkennen, in: Zeitschrift für philosophische Forschung 10 (1956) 509-549. Sonderausgabe Darmstadt 1965.
– (1969): Probleme und Resultate der Wissenschaftstheorie und Analytischen Philosophie, Band I: Wissenschaftliche Erklärung und Begründung, Berlin/Heidelberg/New York.
Stevenson, C. L. (1944): Ethics and Language, New Haven/London.
Stevenson, L. (1973): Frege's Two Definitions of Quantification, in: Philosophical Quarterly 23 (1973) 207-223. Dt.: Freges zwei Definitionen der Quantifikation, in: Schirn 1976: II, 103-124.
Stratenwerth, G. (1971): Strafrecht, Allgemeiner Teil I. Die Straftat, Köln [3]1981.
Strawson, P. F. (1949): Truth. Wieder abgedruckt in: Macdonald 1954: 260-277. Dt.: Wahrheit, in: Bubner 1968: 96-116.
– (1952): Introduction to Logical Theory. Als University Paperback Bd. 72: London 1967.
Strube, W. (1985): Spezifische Methoden der analytischen Philosophie, in: Hoche/Strube 1985: Teil B, 205-303.
Stuhlmann-Laeisz, R. (1983): Logisches Schließen und wahrheitsdefinite Basis im moralischen Argument. Ein Beitrag zur Theorie des praktischen Diskurses, in: Allgemeine Zeitschrift für Philosophie 8 (1983) Heft 1: 29-43.
Thiel, Ch. (1965): Sinn und Bedeutung in der Logik Gottlob Freges, Meisenheim am Glan.
Urmson, J. O. (1958): Saints and Heroes, in: Melden 1958: 198-216. Wieder abgedruckt in: Feinberg 1969: 60-73.
Vendler, Z. (1967): Linguistics in Philosophy, Ithaca/London.

Vollmer, G. (1990): Kann der Evolutionsgedanke erkenntnistheoretische und ethische Probleme lösen helfen?, in: Patzig 1991: 321-335 (Diskussion: 336-346).
Waismann, F. (1976): Logik, Sprache, Philosophie, hrsg. von G. P. Baker und B. McGuinness, Stuttgart.
Warnock, G. J. (1967): Contemporary Moral Philosophy, London/Basingstoke.
Weber, M. (1904): Die „Objektivität" sozialwissenschaftlicher und sozialpolitischer Erkenntnis. Wieder abgedruckt in: Weber 1922 a: 146-214.
– (1913): Über einige Kategorien der verstehenden Soziologie, in: Weber 1922 a: 427-474.
– (1917): Der Sinn der „Wertfreiheit" der soziologischen und ökonomischen Wissenschaften, in: Weber 1922 a: 489-540.
– (1919): Wissenschaft als Beruf, in: Weber 1922 a: 582-613.
– (1921): Soziologische Grundbegriffe. Wieder abgedruckt in: Weber 1922 a: 541-581.
– (1922 a): Gesammelte Aufsätze zur Wissenschaftslehre, Tübingen [3]1968.
– (1922 b): Die drei reinen Typen der legitimen Herrschaft, in: Weber 1922 a: 475-488.
Whitehead, A. N. und Russell, B. (1910): Principia Mathematica, Bd. I. Cambridge [2]1927. Paperback Edition to *56, Cambridge 1962.
Whiteley, C. H. (1952): On Duties, in: Proceedings of the Aristotelian Society 53 (1952/1953) 97-104. Wieder abgedruckt in: Feinberg 1969: 53-59.
Williams, B. (1966): Imagination and the Self, in: B. Williams: Problems of the Self, Cambridge 1973: 26-45. Dt.: Vorstellungskraft und Selbst, in: B. Williams: Probleme des Selbst, Stuttgart 1978: 47-77.
Winch, P. (1972): Was heißt „Eine primitive Gesellschaft verstehen"? Dt. in: R. Wiggershaus (Hrsg.): Sprachanalyse und Soziologie, Frankfurt a. M. 1975: 59-102.
Wittgenstein, L. (1921): Tractatus logico-philosophicus (Logisch-philosophische Abhandlung). Wieder abgedruckt in: L. Wittgenstein: Schriften 1.
– (1930): Soll, in: Schriften 3: 118.
– (1933/1934): The Blue Book, hrsg. von R. Rhees. Dt.: Das Blaue Buch, übersetzt von P. von Morstein, in: Schriften 5.
– (1934-1936): Wittgenstein's Notes for Lectures on ‚Private Experience' and ‚Sense Data', hrsg. von R. Rhees. Dt.: Auf-

zeichnungen für Vorlesungen über „privates Erlebnis“ und „Sinnesdaten“, in: Wittgenstein 1989: 47-100.
– (1953): Philosophische Untersuchungen, hrsg. von G. E. M. Anscombe und R. Rhees, in: Schriften 1 (Erstveröffentlichung des Mitte der dreißiger Jahre begonnenen und 1949 abgeschlossenen Werkes: Philosophical Investigations, Oxford 1953).
– (1989): Vortrag über Ethik und andere kleine Schriften, hrsg. und übers. von J. Schulte (= stw 770), Frankfurt a. M.
– : Schriften 1-8, Frankfurt a. M. 1960-1982.
Wright, G. H. von (1971): Explanation and Understanding, London.
– (1974 a): Handlungslogik, in: Lenk 1974: 9-24.
– (1974 b): Normenlogik, in: Lenk 1974: 25-38.
Wuttich, K. (1987): An Epistemic Logic without Normality Presuppositions, in: I. Ruzsa und A. Szabolcsi (Hrsg.): Proceedings of the ’87 Debrecen Symposium on Logic and Language, Budapest 1987: 209-220.

Personenregister

Sachregister

Satzregister

Herausgehobene normalsprachliche Sätze und Satzformen werden durch in Klammern gesetzte Zahlentripel wie z. B. „(1.6.5)“ bezeichnet; dabei geben die beiden ersten Zahlen den Abschnitt des ersten Vorkommens an. Sind solche Bezeichnungen durch Striche (oder, in kontroversen Fällen, Sternchen) erweitert, so handelt es sich um jeweils entsprechende formalsprachliche Paraphrasen. Grundsätzlich gilt: Je mehr Striche, desto mehr formale Struktur ist entfaltet.

Sofern ‚gestrichene‘ oder ‚gestirnte‘ Sätze nicht *unmittelbar* eingeführt werden, kann man ihnen die Stelle ihres ersten Vorkommens nicht ansehen; die betroffenen Sätze werden auf den folgenden Seiten eingeführt:

Satz:	Seite:	Satz:	Seite:
(1.6.5')	234	(3.2.18')	356
(1.6.5'')	233	(3.4.4')	357
(1.6.5''')	232	(3.7.6')	227
(1.6.5*)	260	(5.2.1'')	327
(1.6.6')	154	(5.8.1-d'')	354

Symbolregister

Zur Verwendung von Junktoren und Quantoren s. Abschnitt 1.2, bes. Anm. 33; zur Verwendung von Punktgruppen anstelle von Klammern s. Anm. 217; zu Symbolen der deontischen Logik s. Abschnitt 1.3. – Die wichtigsten anderen Symbole, die in diesem Buch vorkommen, werden auf den folgenden Seiten eingeführt:

S_0	(einstellig, für die Situation, die alle für eine bestimmte moralische Verpflichtung relevanten persönlichen Eigenschaften und Lebensumstände eines Subjekts umfaßt)	166
S_1	(wie S_0, doch ohne Berücksichtigung des Könnens)	192
S_2	(wie S_0, doch ohne Berücksichtigung von Können und Interesse)	207

D. Prädikatenvariable:

P	(dreistellig, für Relationen zwischen zwei Personen und einer Handlung)	232 Anm. 308
R	(dreistellig, für Relationen zwischen zwei Personen und einer Handlung)	232 Anm. 308
S	(einstellig, für Situationen)	170

E. Doxastische und buletische Operatoren:

(Be)	(„Ich glaube [bin überzeugt], daß ...")	148
(We)	(„Ich will [bin dafür; beabsichtige; usw.], daß ...")	154
$(W_r y)$	(„y will rational, daß ...")	347

F. Grundformen von (offenen; geschlossenen; Teil-) Sätzen:

G_0yza	(„S_2z & z kann a tun & es liegt in y's Interesse, daß z a tut")	217
$I_0yz_0a_0$	(„Es liegt im [wohlverstandenen] Interesse von y, daß z_0 a_0 tut")	233
$I_1xyz_0a_0$	(„Das Interesse von x, daß z_0 a_0 unterläßt, ist nicht höherrangig als das Interesse von y, daß z_0 a_0 tut")	233
I_2yza	(„Es ist mit dem wohlverstandenen Interesse von y vereinbar, daß z a tut")	347
$K_0z_0a_0$	(„z_0 kann a_0 tun")	233
P_0yza	(„R_0yza & K_0za & I_0yza & $(x)I_1xyza$")	234
R_0yza	(„Das Interessensubjekt y steht zu dem Verpflichtungssubjekt z und der Handlung a in der R_0-Beziehung", z. B.: „z hat y versprochen, a zu tun")	226
S_0z_0	(„z_0 befindet sich in der Situation S_0")	166

Hans-Ulrich Hoche und Werner Strube
Analytische Philosophie

Sechster Band des Handbuchs Philosophie,
herausgegeben von Elisabeth Ströker und Wolfgang Wieland
1985. 360 Seiten. Gebunden. ISBN 3-495-47491-9

Thema des Buches ist eine bestimmte Art und Weise zu philosophieren: die „sprach-“ oder „begriffsanalytische“ Philosophie. Diese Philosophie untersucht *auch* (aber keineswegs *nur*) die Verwendung der sprachlichen Ausdrucksmittel, die an der Entstehung und Formulierung philosophischer Fragen und Thesen beteiligt sind. Dadurch erweist sie sich für die Präzisierung und wissenschaftlich verantwortbare Behandlung von Problemen aus *allen* philosophischen Disziplinen als fruchtbar. Verschiedene Methoden eines solchen Philosophierens – z. B. Kombinations-, Substitutions-, Sequenzbildungs-Tests; informal-logische, linguistisch-phänomenologische, performative Analyse – werden anhand von ontologischen, bewußtseinstheoretischen, sprachphilosophischen, ethischen, ästhetischen und anderen philosophischen Beispielen erstmals konkret herausgearbeitet, auf ihre sachlichen Möglichkeiten hin überprüft und in ihrer oft engen Beziehung zu phänomenologischen Methoden kritisch gewürdigt.

Verlag Karl Alber, Freiburg/München